临床护理技术与常见疾病护理

主 编 刘 敏 袁 巍 王 慧

吉林科学技术出版社

图书在版编目（ＣＩＰ）数据

临床护理技术与常见疾病护理 / 刘敏，袁巍，王慧
主编. -- 长春 ：吉林科学技术出版社，2021.7
　　ISBN 978-7-5578-8342-3

　　Ⅰ．①临… Ⅱ．①刘… ②袁… ③王… Ⅲ．①常见病
—护理 Ⅳ．①R47

中国版本图书馆 CIP 数据核字(2021)第 125661 号

临床护理技术与常见疾病护理

主　　编	刘　敏　袁　巍　王　慧
出 版 人	宛　霞
责任编辑	刘健民
封面设计	长春美印图文设计有限公司
制　　版	长春美印图文设计有限公司
幅面尺寸	185mm×260mm
字　　数	310 千字
印　　张	13.25
印　　数	1—1500 册
版　　次	2021 年 7 月第 1 版
印　　次	2022 年 5 月第 2 次印刷

出　　版	吉林科学技术出版社
发　　行	吉林科学技术出版社
地　　址	长春市净月区福祉大路 5788 号
邮　　编	130118
发行部电话/传真	0431-81629530 81629530 81629531
	81629532 81629533 81629534
储运部电话	0431-86059116
编辑部电话	0431-81629518
印　　刷	保定市铭泰达印刷有限公司

书　　号	ISBN 978-7-5578-8342-3
定　　价	60.00 元

编 委 会

主　编　刘　敏（北京中医药大学枣庄医院）
　　　　袁　巍（潍坊市人民医院）
　　　　王　慧（宁津县中医院）

前　言

　　临床护理随着现代医学与护理学的进步飞跃向前发展。在临床工作中护理人员要为患者提供安全、舒适、专业、满意的护理服务，需要护理人员不但具备扎实的专业理论、技能，更需要具备丰富的临床经验。本书编者结合自己在工作岗位上多年来的临床经验和体会，并参考国内外相关最新文献资料，编写本书，供护理人员参考。

　　本书从临床护理的实际出发，内容涵盖各个系统，充分吸收近几年的护理新知识，新理论和新技术结合临床护理实践行之有效的经验，对各系统疾病的一般护理、特殊护理等进行了总结提炼。全书条理清晰，重点突出，简洁实用，适合广大基层护理专业人员参考阅读。

　　全书由多位护理专家在总结自身临床经验并参考大量国内外相关文献的基础上精心编撰而成，在此，特别感谢编者们做出的巨大努力。由于本书编者水平有限，加之编写时间仓促，书中难免存在疏漏或不足之处，恳请广大读者批评指正。

目　　录

第一章　基础护理技术

第一节　无菌技术

无菌技术是预防医院感染的一项基本而重要的技术,其基本操作方法根据科学原则制订,每个医护人员都必须掌握并严格遵守。

一、概念

(1)无菌技术:指在医疗、护理操作过程中,防止一切微生物侵入人体和防止无菌物品、无菌区域被污染的技术。

(2)无菌区:指经灭菌处理且未被污染的区域。

(3)非无菌区:指未经灭菌处理,或虽经灭菌处理但又被污染的区域。

(4)无菌物品:指通过灭菌处理后保持无菌状态的物品。

(5)非无菌物品:指未经灭菌处理,或虽经灭菌处理后又被污染的物品。

二、无菌技术操作原则

(1)环境:清洁、宽敞,定期消毒,操作前30分钟需停止扫地、更换床单等工作,减少走动,避免不必要的人员走动,防止尘埃飞扬。

(2)工作人员着装:符合无菌操作要求,衣帽整齐、洗手、戴口罩。

(3)物品管理有序:①无菌物品必须与非无菌物品分开放置,且有明显标志;②无菌物品不可暴露于空气中,应存放于无菌包或无菌容器中;③无菌包外需标明物品名称、灭菌日期,按失效先后顺序摆放;④取用无菌物品时应使用无菌持物钳;⑤无菌物品一经取出不得放回无菌容器内;⑥物品疑被污染或已经污染,不得再使用。

(4)明确无菌区和非无菌区:①操作者身体应与无菌区保持一定距离;②操作时面向无菌区;③操作时手臂保持在腰部或操作台面上,不可跨越无菌区,手不得接触无菌物品;④避免面对无菌区咳嗽、打喷嚏;⑤未消毒的物品不可触及无菌物品或跨越无菌区。

(5)一套无菌物品只供给一个患者使用,防止交叉感染。

三、基本无菌操作技术

(一)无菌持物钳

1.目的

取放和传递无菌物品。

2.操作前准备

(1)操作者准备:着装整洁、修剪指甲、洗手、戴口罩。

(2)用物准备:无菌持物钳、盛放无菌持物钳的容器。常用的持物钳有卵圆钳、三叉钳和长镊子、短镊子四种。

(3)环境准备:清洁、宽敞、明亮、定期消毒。

3.操作步骤(表1-1-1)

表 1-1-1　无菌持物钳实施步骤

步骤	要点与说明
1.查对:检查并核对名称、有效期、灭菌标识	确保在灭菌有效期内使用
2.取钳:打开容器盖,手持无菌持物钳上 1/3 处,闭合钳端,将钳移至容器中央,垂直取出	盖闭合时不可从盖孔中取、放无菌持物钳 取、放时,不可触及容器口边缘
3.使用:保持钳端向下,在腰部以上视线范围内活动,不可倒转向上	保持无菌持物钳的无菌状态
4.放钳:用后,钳端闭合,快速垂直放回容器(见图1-1-1),关闭容器盖	防止无菌持物钳在空气中暴露过久而被污染 第一次使用,应记录打开日期、时间并签名 4 小时内有效

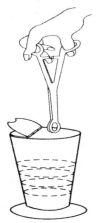

图 1-1-1　取放无菌持物钳

4.注意事项

(1)严格遵循无菌操作原则。

(2)不可用无菌持物钳夹取油纱布、换药或消毒皮肤。

(3)如到远处夹取物品,应将持物钳放入容器内移至操作处。

(4)无菌持物钳一旦污染或可疑污染时应重新灭菌。

(5)无菌持物钳和保存容器需要定期消毒,浸泡保存时,一般病房 7 天更换一次,使用频率高的部门适当缩短周期;临床主要使用干燥保存法,即将盛有无菌持物钳的无菌干罐保存在无菌包内,使用前开包,4 小时更换一次。每个容器只放一把无菌持物钳。

(二)无菌容器

1.目的

用于盛放无菌物品并保持其无菌状态。

2.操作前准备

(1)操作者准备:着装整洁、修剪指甲、洗手、戴口罩。

(2)用物准备:常用的无菌容器有无菌盒、罐、盘等,无菌容器内盛灭菌器械、棉球、纱布等。

(3)环境评估:清洁、宽敞、明亮、定期消毒。

3.操作步骤(表1-1-2)

表 1-1-2　无菌容器操作步骤

步骤	要点与说明
1.查对:检查并核对无菌容器名称、灭菌日期、失效期、灭菌标识	应同时查对无菌持物钳,以确保在有效期内
2.开盖:取物时,打开容器盖,内面向上置于稳妥处或拿在手中	开、关盖时,手不可触及盖的边缘及内面,以防止污染
3.取物:用无菌持物钳从无菌容器内夹取无菌物品	无菌持物钳及物品不可触及容器边缘
4.关盖:取物后,立即将盖盖严	避免容器内无菌物品在空气中暴露过久
5.手持容器:手持无菌容器(如治疗碗)时,应托住容器底部	第一次使用,应记录开启日期、时间并签名,24小时内有效

4.注意事项

(1)严格遵循无菌操作原则。

(2)从无菌容器内取出的物品,即使未用,也不可再放回无菌容器中。

(3)无菌容器应定期消毒灭菌;一经打开,使用时间不超过24小时。

(三)无菌包

1.目的

用无菌包布包裹无菌物品用以保持物品的无菌状态。

2.操作前准备

(1)操作者准备:着装整洁、修剪指甲、洗手、戴口罩。

(2)用物准备:盛有无菌持物钳的无菌罐、盛放无菌包内物品的容器或区域;无菌包内放无菌治疗巾、敷料、器械等;记录纸、笔。

(3)环境准备:清洁、宽敞、明亮、定期消毒。

3.操作步骤(表1-1-3)

表 1-1-3　无菌包实施步骤

步骤	要点与说明
1.查对检查并核对无菌包名称、灭菌日期、有效期、灭菌标识,无潮湿或破损	· 应同时查对无菌持物钳,以确保在有效期内 · 如超过有效期或有潮湿破损,不可使用

步骤	要点与说明
2.使用无菌包	
▲取出包内部分物品	
(1)放置:无菌包平放在清洁、干燥、平坦处	·不可放在潮湿处,以免污染
(2)开包:依次揭开四角	·打开包布时手不可触及包布内面
(3)取物:用无菌钳夹取所需物品,放在备妥的无菌区内	·不可跨越无菌面
(4)回包:按原折痕包好,系带横向扎好	
(5)记录:注明开包日期及时间并签名	·有效期为 24 小时
▲取出包内全部物品	
(1)开包:将包托在手上,另一手打开包布四角并捏住	
(2)放物:稳妥地将包内物品放在备妥的无菌区内(图 1-1-2)	·投放时,手托住包布使无菌面朝向无菌区域
(3)整理:将包布折叠放妥	

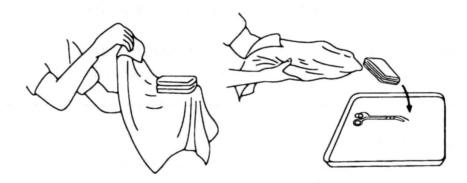

图 1-1-2 一次性取出无菌包内物品

4.注意事项

(1)严格遵循无菌操作原则。

(2)无菌包应定期消毒灭菌,有效期为 7～14 天;如包内物品超过有效期、被污染或包布受潮,必须重新灭菌。

(四)无菌盘

无菌盘是将无菌治疗巾铺在洁净、干燥的治疗盘内,形成无菌区以供无菌操作使用。无菌治疗巾的折叠有横折法和纵折法两种。

1.目的

形成无菌区域以放置无菌物品,供治疗、护理使用。

2.操作前准备

(1)操作者准备:着装整洁、修剪指甲、洗手、戴口罩。

(2)用物准备:盛有无菌持物钳的无菌罐、无菌包、无菌物品;治疗盘、记录纸、笔。

(3)环境准备:清洁、宽敞、明亮、定期消毒。

3.操作步骤(表1-1-4)

表1-1-4　无菌盘铺法

步骤	要点与说明
1.查对:检查并核对无菌包名称、灭菌日期、有效期、灭菌标识,有无潮湿或破损	· 同无菌包使用法 · 无菌物品应确保在有效期内
2.取巾:打开无菌包,取一块治疗巾置于治疗盘内	
3.铺盘	
(1)铺巾:双手捏住无菌巾一边外面两角,轻轻抖开,双折平铺于治疗盘上,将上层呈扇形折至对侧,开口向外(图1-1-3)	· 治疗巾内面构成无菌区 · 不可跨越无菌区 · 手不可触及无菌巾内面
(2)放入无菌物品	· 保持物品的无菌状态
(3)覆盖:双手捏住扇形折叠层治疗巾外面,遮盖于物品上,对齐上下层边缘,将开口处向上翻折两次,两侧边缘分别向下折一次,露出治疗盘边缘	· 调整无菌物品的位置,使之尽可能居中
(4)记录:注明铺盘日期及时间并签名	· 铺好的无菌盘4小时内有效

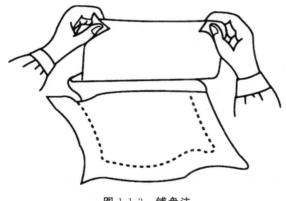

图1-1-3　铺盘法

4.注意事项

(1)严格遵循无菌操作原则。

(2)铺盘时,非无菌物品和身体应与无菌盘保持适当距离,手不可触及无菌巾内面,不可跨越无菌区。

(五)无菌溶液

1.目的

保持无菌溶液的无菌状态,供治疗、护理使用。

2.操作前准备

(1)操作者准备:着装整洁、修剪指甲、洗手、戴口罩。

(2)用物准备:无菌溶液、启瓶器、弯盘;盛装无菌溶液的容器;棉签、消毒液、记录纸、笔等;必要时备盛有无菌持物钳的无菌罐、无菌纱布罐。

（3）环境准备：清洁、宽敞、明亮、定期消毒。

3.操作步骤（表 1-1-5）

表 1-1-5　倒取无菌溶液的步骤

步骤	要点与说明
1.清洁：取盛有无菌溶液的密封瓶,擦净瓶外灰尘	
2.查对：检查并核对：①瓶签上的药名、剂量、浓度和有效期；②瓶盖有无松动；③瓶身有无裂缝；④溶液有无沉淀、浑浊或变色	• 确定溶液正确、质量可靠 • 对光检查溶液质量
3.开瓶塞：用启瓶器撬开瓶盖,消毒瓶塞,待干后打开瓶塞	• 手不可触及瓶口及瓶塞内面,防止污染
4.倒溶液：手持溶液瓶,瓶签朝向掌心,倒出少量溶液,旋转冲洗瓶口,再由原处倒出溶液至无菌容器中	• 避免沾湿瓶签 • 倒溶液时,勿使瓶口接触容器口周围,勿使溶液溅出
5.盖瓶塞：倒好溶液后立即塞好瓶塞	• 必要时消毒后盖好,以防溶液污染
6.记录：在瓶签上注明开瓶日期及时间并签名,放回原处	• 已开启的溶液瓶内剩余溶液,可保存 24 小时,余液只做清洁操作用
7.处理	

4.注意事项

（1）严格遵循无菌操作原则。

（2）不可将物品伸入无菌溶液瓶内蘸取溶液；倾倒液体时不可直接接触无菌溶液瓶口；已倒出的溶液不可再倒回瓶内以免污染剩余溶液。

（六）无菌手套

1.目的

预防病原微生物通过医护人员的手传播疾病和污染环境。

2.操作前准备

（1）操作者准备：着装整洁、修剪指甲、取下手表、洗手、戴口罩。

（2）用物准备：无菌手套。

（3）环境准备：清洁、宽敞、明亮、定期消毒。

3.操作步骤（表 1-1-6）

表 1-1-6　无菌手套实施步骤

步骤	要点与说明
1.查对检查并核对无菌手套袋外的号码、灭菌日期；包装是否完整、干燥	• 选择适合的手套号码
2.打开手套袋将手套袋平放于清洁、干燥的桌面上打开	
3.取、戴手套两手同时掀开手套袋开口处,用一手拇指和示指同时捏住两只手套的反折部分,取出手套,戴好	• 手套外面（无菌面）不可触及任何非无菌物品 • 不可强拉手套

步骤	要点与说明
4.调整将手套的翻边扣套在工作服衣袖外面,双手对合交叉检查是否漏气,并调整手套位置	
5.脱手套用戴着手套的手捏住另一手套腕部外面,翻转脱下;再将脱下手套的手伸入另一手套内,捏住内面边缘将手套向下翻转脱下	• 勿使手套外面(污染面)接触到皮肤
6.处理按要求整理用物并处理	• 弃置手套于黄色医疗垃圾袋内
7.洗手,脱口罩	

4.注意事项

(1)严格遵循无菌操作原则。

(2)修剪指甲以防刺破手套。

(3)戴手套时手套外面(无菌面)不可触及任何非无菌物品;已戴手套的手不可触及未戴手套的手及另一手套的内面;未戴手套的手不可触及手套的外面。

(4)戴手套后,双手应始终保持在腰部或操作台面以上视线范围内的水平,如发现有破损或可疑污染应立即更换。

(5)脱手套时,应翻转脱下,避免强拉,注意勿使手套外面(污染面)接触到皮肤;脱手套后应洗手。

(6)诊疗护理不同患者之间应更换手套;一次性手套应一次性使用;戴手套不能替代洗手,必要时进行手消毒。

第二节 给药法

给药是药物治疗的具体执行过程,是临床最常用的一种治疗方法。其目的包括协助诊断、减轻症状、维持正常生理功能以及预防和治疗疾病。为保证合理、有效、安全、正确给药,医护人员必须了解药理学知识,掌握各种给药的方法和技术,指导患者合理、正确用药,保证药物治疗的最佳效果。

一、给药的基本知识

作为给药的直接执行者,医护人员要确保药物的质量,认真做好药物的保管;要熟悉药物的性能、作用及不良反应,掌握药物的剂型、剂量和给药方法及时间,及时观察用药效果,防止或减少不良反应的发生。

(一)药物的种类及保管

1.药物的种类

常用药物依据给药途径不同可分为以下几类:

(1)内服药:有溶液、合剂、片剂、酊剂、粉剂、胶囊、散剂、丸剂及纸型等。

（2）注射药：有溶液、油剂、混悬剂、结晶、粉剂。

（3）外用药：有软膏、溶液、酊剂、粉剂、搽剂、洗剂、滴剂、栓剂、涂膜剂等。

2.药物的保管

（1）病区的常备药应由专人负责，新领药物要认真核对，定期检查药物质量，防止积压、变质。特殊药物应有明显标记，加锁保管，使用后及时登记，做好交班。

（2）药柜应放在通风、干燥、光线明亮处，但不宜透光，保持整齐清洁。药品应分类定点放置。

（3）药瓶标签完整，药名中英文对照，字迹清晰，凡没有瓶签或瓶签模糊不能辨认，以及药物有变色、混浊、发霉、沉淀或异味等现象，均不得使用。

（4）药物应按有效期的先后顺序排列使用，避免过期浪费。

（5）个人专用的特种药物，应注明床号、姓名，并单独存放。

（6）各类药物根据不同性质妥善保存。

①容易氧化和遇光变质的药物应装在有色密盖瓶中，放于阴冷处或用黑纸遮盖，如维生素C、盐酸肾上腺素、氨茶碱等。

②容易挥发、潮解或风化的药物应装瓶盖紧，如溴片、甘草片、糖衣片、硫酸亚铁等。

③容易燃烧爆炸的药物，应密闭瓶盖，置于阴凉处，并远离明火，如乙醚、酒精、环氧乙烷等。

④容易被热破坏的生物制品和抗生素，应置于干燥阴凉处（约 20℃）或冷藏于 2～10℃ 处保存，如疫苗、胎盘球蛋白、青霉素皮试液等。

（二）给药的原则

1.根据医嘱给药

应熟悉药物的作用、用法和不良反应，给药时必须严格依据医嘱，对有疑问的医嘱应及时查对核实，不可盲目执行，也不可擅自更改。

2.严格查对制度

认真检查药物质量，凡是过期或变质的药物不得使用，做到"三查八对"，杜绝差错事故的发生。

三查——操作前、操作中、操作后查。

八对——对床号、姓名、药名、浓度、剂量、方法、时间、有效期。

3.安全用药

核查准确的药物以及药物的剂量、浓度、方法和时间。指导患者合理正确地使用药物。备好的药品应及时分发或使用，避免放置过久而使药效降低或污染。对易发生过敏反应的药物，应询问过敏史，做过敏试验，阴性方可用药。

4.观察用药反应

用药后应监测患者病情变化，评价药物疗效和不良反应。

（三）给药的途径、次数和时间

1.给药的途径

不同的给药途径可产生不同的药物效应，应根据药物的性质、剂型、组织对药物的吸收情况及治疗需要而决定给药途径。常用给药途径有口服、舌下含化、吸入、外敷、直肠给药、注射（皮内、皮下、肌内、静脉、动脉注射）等。动脉、静脉注射给药可使药物直接进入血液循环,其余给药方法的药物吸收速度由快至慢的顺序为:吸入＞舌下含化＞直肠给药＞肌内注射＞皮下注射＞口服＞皮肤。

2.给药的次数和时间

给药的次数和时间取决于药物的半衰期,以维持药物在血液中的有效浓度为最佳选择。同时,要考虑药物的特性及人体的生理节奏,详见表 1-2-1～1-2-3。

表 1-2-1　医院常用给药方法的外文缩写和中文译意对照表

外文缩写	中文译意
qh	每 1 小时一次
q2h	每 2 小时一次
q3h	每 3 小时一次
q4h	每 4 小时一次
q6h	每 6 小时一次
qd	每日一次
bid	每日二次
tid	每日三次
qid	每日四次
qod	隔日一次
biw	每周两次
qm	每晨一次
qn	每晚一次
am	上午
pm	下午
12n	中午 12 点
12mn	午夜 12 点
hs	睡前
ac	饭前
pc	饭后
st	立即
prn	需要时（长期）
sos	必要时（限用一次,12 小时内有效）
DC	停止
aa	各

外文缩写	中文译意
ad	加至
Rp，R	处方
po	口服
OD	右眼
OS	左眼
OU	双眼
AD	右耳
AS	左耳
AU	双耳
ID	皮内注射
H	皮下注射
IM/im	肌内注射
IV/iv	静脉注射
ivgtt/ivdrip	静脉滴注

表 1-2-2　医院常用药物剂型的外文缩写和中文译意对照表

外文缩写	中文译意
tab	片剂
sol	溶液
mist	合剂
inj	注射剂
syr	糖浆剂
pulv	粉剂/散剂
comp	复方
cap	胶囊
supp	栓剂
ung	软膏
pil	丸剂
tr	酊剂

表 1-2-3　医院常用给药时间与安排表

给药时间	安排
q2h	6am，8am，10am，12n，2pm，4pm…

给药时间	安排
q3h	6am,9am,12n,3pm,6pm…
q4h	8am,12n,4pm,8pm,12mn…
q6h	8am,2pm,8pm,2am
qm	6am
qd	8am
bid	8am,4pm
tid	8am,12n,4pm
qid	8am,12n,4pm,8pm
qn	8pm

(四)影响药物作用的因素

1.药物因素

(1)药物剂量:在安全范围内,药物的作用因剂量大小而不同,即剂量愈大,血药浓度愈高,作用愈强。当剂量超过一定限度时则会产生中毒反应。在连续给药时还须考虑两次给药之间的间隔时间,如果在一定时间内给药总剂量不变,两次给药间隔时间长,则每次的用药量就较大,而且血药浓度的波动也较大。

(2)药物剂型:把药物制成便于应用和保存的各种形态,称为剂型。同一药物的不同剂型吸收速率和分布的范围可以不同,从而影响药物起效时间、作用强度和维持时间等。

(3)给药途径和时间:不同的给药途径一般主要影响药物的吸收速度、吸收量以及血药浓度,也影响药物作用的快慢与强弱。个别药物会因给药途径不同,影响药物作用的性质。

(4)联合用药:联合用药是指为了达到治疗目的而采取的两种或两种以上的药物同时或先后应用。联合用药可影响药物的吸收、分布、生物转化、排泄及作用效应等,从而改变药物的效应和毒性。因此,联合用药时应依据药效学、药动学及机体情况综合判断,还应注意药物的物理性和化学性的配伍禁忌。要遵守“常见药物配伍禁忌”的规定。

2.机体因素

(1)生理因素:一般来说,药物用量与体重成正比,但儿童与老年人对药物的反应与成年人不同,除体重因素外,还与生长发育、机体的功能状态有关。性别不同对药物的反应一般无明显差异,但女性需注意特殊生理时期用药。

(2)病理状态:疾病可影响机体对药物的敏感性,改变药物在体内的代谢过程,从而影响药物的效应。药物治疗时应特别注意患者肝肾功能受损程度。

(3)心理行为因素:心理行为因素在一定程度上可影响药物效应,其中以患者情绪、对药物的信赖程度、对药疗的配合程度、医护人员的语言及暗示作用等最为重要。

3.饮食因素

(1)促进药物吸收增加疗效:高脂饮食可促进脂溶性维生素 A、D、E 的吸收,宜在餐后服用;酸性食物可增加铁剂的溶解度,促进铁的吸收。

（2）干扰药物吸收减低疗效：钙剂不宜与菠菜同食，因菠菜中的草酸会与钙结合成草酸钙，影响钙的吸收；铁剂不能与茶水、高脂饮食同服，茶叶中的鞣酸可与铁结合形成铁盐，脂肪抑制胃酸分泌，都会影响铁的吸收。

（3）改变尿液的 pH 酸碱度而影响药效：鱼、肉等在体内代谢产生酸性物质，豆制品、蔬菜等素食在体内代谢产生碳酸氢盐，从而影响尿液的 pH 酸碱度。例如，氨苄西林在酸性尿液中杀菌力强，治疗泌尿系感染时应多吃荤食；磺胺类药物在碱性尿液中抗菌力较强，用药时应多吃素食。

二、各种给药技术

（一）口服给药技术

口服给药是临床最常用、方便、经济、安全的给药技术。药物经口服后，通过胃肠黏膜吸收进入血液循环，起到局部或全身的治疗作用。但口服给药时，药物吸收慢而不规则，由肠道吸收后首先进入肝脏代谢使药效受到影响，某些药物有胃肠道的刺激性而不能口服，病危、昏迷或呕吐不止的患者则不宜口服。

1.目的

协助患者正确服用药物，达到减轻症状、治疗疾病、维持正常生理功能、协助诊断、预防疾病的目的。

2.操作前准备

（1）评估并解释：评估患者的病情及治疗情况，有无自理能力及合作程度，有无影响口服用药的疾病，有无吞咽困难、呕吐状况；向患者解释给药的目的和服药的注意事项。

（2）患者准备：了解服药目的、方法、注意事项和配合要点，取舒适卧位。

（3）操作者准备：着装整洁，修剪指甲，洗手，戴口罩。

（4）用物及药物准备：服药本、小药卡、药车、饮水管、水壶（内装 40～60℃温开水）、速干手消毒剂、污物桶；药物由中心药房准备。

（5）环境准备：环境清洁、安静、光线充足。

3.操作步骤（表 1-2-4）

表 1-2-4　口服给药技术实施步骤

步骤	要点与说明
1.备齐用药	· 严格查对
2.发药	
（1）按规定时间,送药至患者床前	
（2）核对床号、姓名,确认无误后发药	· 如患者有疑问,应重新核对后再发药 · 若患者不在或因故不能当时服药者,将药品带回保管,适时再发或交班
（3）协助患者取舒适卧位,解释服药目的和注意事项	

步骤	要点与说明
(4)协助患者用温开水服药,待服下后方可离开	·对危重患者,护士应予喂服;婴幼儿、上消化出血患者、鼻饲患者必须将药物碾碎溶解后,从胃管注入,再用少许温开水冲净胃管
(5)再次核对	
3.处理用物	
4.观察,洗手,记录	·观察药物疗效及不良反应

4.注意事项

(1)更换药物或停药应及时告诉患者,如患者提出疑问,应耐心解释。

(2)抗生素及磺胺类药物需在血液内保持有效浓度,必须准时给药。

(3)健胃药宜在饭前服,助消化药及对胃黏膜有刺激性的药物宜在饭后服用,催眠药在睡前服用,驱虫药宜在空腹或半空腹服用。

(4)对牙齿有腐蚀作用或使牙齿染色的药物,如酸类或铁剂,服用时避免与牙齿接触,可将药液由饮水管吸入,服后再漱口。

(5)某些磺胺类药物经肾脏排出,尿少时即析出结晶,引起肾小管堵塞,服药后应指导患者多饮水。

(6)对呼吸道黏膜起保护性作用的止咳合剂,服后则不宜立即饮水,以免冲淡药物,降低药效。

(7)服用强心苷类药物如洋地黄、地高辛等,应先测脉率、心率,并注意其节律变化,脉率低于60次/分钟或节律不齐时则不可继续服用。

(8)缓释片、肠溶片、胶囊吞服时不可嚼碎;舌下含片应放舌下或两颊黏膜与牙齿之间待其融化。

(二)雾化吸入技术

雾化吸入是应用雾化装置将药液分散成细小雾滴,以气雾状喷出,使其悬浮在空气中经鼻或口由呼吸道吸入的治疗技术。吸入的药物既可对呼吸道局部产生作用,也可经肺组织吸收而产生全身性疗效。其特点为起效快、用药剂量小、不良反应轻。常用雾化吸入技术有超声雾化吸入、氧气雾化吸入、压缩雾化吸入、手压式雾化器雾化吸入。

1.目的

(1)湿化气道:用于呼吸道干燥、痰液黏稠、气道不畅、气管切开术后患者。

(2)控制呼吸道感染:消除炎症,减轻呼吸道黏膜水肿,稀化痰液,帮助祛痰。

(3)改善呼吸功能:解除支气管痉挛,保持呼吸道通畅。

(4)预防呼吸道感染:胸部手术前后的患者。

2.操作前准备

(1)评估并解释:评估患者的病情、治疗情况、用药史、意识状况、合作程度、呼吸道状况;向患者解释雾化吸入的目的、方法、注意事项、配合要点。

（2）患者准备：了解雾化吸入法的目的、方法、注意事项及配合要点。

（3）操作者准备：着装整洁，修剪指甲，洗手，戴口罩。

（4）用物及药物准备

①用物准备：a.超声雾化吸入器一套、水温计、冷蒸馏水、生理盐水。超声雾化吸入器的构造主要有超声波发生器、水槽和晶体换能器、雾化罐和透声膜。超声波发生器通电后输出的高频电能通过水槽底部的晶体换能器转换成超声波声能，声能振动并透过雾化罐底部的透声膜作用于罐内的药液，使药物表面张力破坏而形成细微雾滴，再通过导管吸入呼吸道。b.氧气雾化吸入器、氧气装置一套、弯盘。氧气雾化吸入是借助高速氧气气流，通过毛细管在管口产生负压，将药液由邻近的小管吸出至毛细管口，被高速气流撞击成细小雾滴喷出。

②药物准备：a.抗生素：控制呼吸道感染，消除炎症。常用卡那霉素、庆大霉素等。b.解痉药物：解除支气管痉挛。常用氨茶碱、沙丁胺醇等。c.通畅呼吸道：稀释痰液，帮助祛痰。常用α-糜蛋白酶等。d.减轻水肿：减轻呼吸道黏膜水肿。常用地塞米松等。

（5）环境准备：清洁、安静、光线充足。

3.操作步骤（表1-2-5）

表1-2-5　雾化吸入技术实施步骤

步骤	要点与说明
1.检查雾化器	·检查雾化器各部件是否完好，确保无漏气、松动、脱落等异常问题
2.利用不同雾化装置进行雾化吸入	
▲超声雾化吸入法	
（1）加水：水槽内加冷蒸馏水，盖紧水槽盖	·液面要求浸没雾化罐底部的透声膜；水温<50℃
（2）加药：核对药物并稀释至30～50mL，倒入雾化罐内，检查无漏水后放入水槽	·操作中注意保护水槽底部的晶体换能器及雾化罐底部的透声膜
（3）核对、解释：携用物至患者床旁，核对患者床号、姓名，向患者说明操作目的及配合方法	
（4）取舒适卧位	
（5）雾化吸入：接通电源，打开开关，调定雾化时间（一般为15～20分钟）；调节雾量；将口含嘴放入患者口中（或使用面罩），嘱患者深呼吸	
（6）雾化完毕：取下口含嘴（或面罩），关闭雾化开关及电源开关	·连续使用超声雾化器时，需间隔30分钟
▲氧气雾化吸入法	·注意用氧安全
（1）加药：核对药物并稀释至5mL，注入雾化器药杯内	
（2）核对、解释	
（3）取舒适卧位	
（4）连接：连接雾化器接气口与氧气装置	·氧气湿化瓶内勿放水，以免药液被稀释

步骤	要点与说明
(5)雾化吸入:调节氧气流量,将口含嘴放入患者口中,嘱患者闭紧嘴唇深吸气,用鼻呼气,直至药液吸完	• 氧气流量:6~8L/min
(6)雾化完毕:取下口含嘴,关闭氧气开关	
3.整理床单位,协助患者取舒适卧位	
4.处理用物	• 按规定消毒处理用物
5.观察,记录,洗手	• 记录雾化时间,患者反应及效果;协助患者排痰

(三)注射给药技术

注射给药法是将一定量的无菌药液或生物制剂注入体内的方法。适用于各种原因不宜或不能口服给药的患者。其具有药物吸收快、发挥疗效快的优点;但注射给药也会造成组织一定程度的损伤,引起疼痛,产生感染等并发症;以及由于药物吸收快,某些药物的不良反应出现迅速,处理相对困难。根据患者治疗的需要,注射给药法分为皮内注射、皮下注射、肌内注射、静脉注射及动脉注射。

1.注射原则

注射原则是注射给药的总则,执行护士必须严格遵守。

(1)严格遵守无菌操作原则

①护士必须戴口罩,保持衣帽整洁,注射前后应洗手。

②保持注射环境整洁、安静。

③注射部位的皮肤按要求进行消毒,并保持无菌。皮肤常规消毒方法:用棉签浸润2%碘酊,以注射点为中心由内向外螺旋式旋转涂擦,直径≥5cm;待干后,用70%乙醇以同法脱碘,待乙醇挥发后即可注射或用0.5%碘伏以同法涂擦消毒两遍,无须脱碘。

④注射器空筒的内壁、活塞、乳头和针头的针梗、针尖、针栓内壁必须保持无菌。

(2)严格执行查对制度

①严格做好"三查八对""五准备",仔细检查药物质量,如发现药液变质、变色、混浊、沉淀、过期或安瓿有裂痕等现象,不可使用。

②如联合用药时,应检查药物配伍禁忌。

(3)严格执行消毒隔离制度:注射时做到一人一套物品,包括注射器、针头、止血带、小棉枕。所用物品须按消毒隔离制度和一次性处理原则进行处理,不可随意丢弃。

(4)选择合适的注射器和针头:根据药物剂量、黏稠度和刺激性的强弱选择注射器和针头。一次性注射器须在有效时间内使用,且包装须密封;注射器应完整无裂缝,不漏气;针头锐利、无堵塞、无钩、针梗不弯曲,型号合适;注射器和针头衔接紧密。

(5)现配现用注射药液:药液在规定注射时间临时抽取,即时注射,以防药物效价降低或被污染。

(6)注射前排尽空气:注射前必须排尽注射器内空气,特别是动、静脉注射。以防气体进入血管形成栓塞。排气时防止药液浪费。

（7）选择合适的注射部位：注射部位应避开神经、血管处（动、静脉注射除外），不可在炎症、瘢痕、硬结、皮肤受损处进针，对需长期多次注射的患者，应有计划轮流更换注射部位。

（8）掌握合适的进针角度和深度

①各种注射法分别有不同的进针角度和深度要求。

②进针时不可将针梗全部刺入注射部位，以防不慎断针时增加处理的难度。

（9）注药前应检查回血：进针后，推注药液前，抽动注射器活塞，检查有无回血。动、静脉注射必须见有回血后方可注入药物。肌内注射、皮下注射无回血后方可注入药物，如有回血须拔出针头重新进针，不可将药液注入血管内。

（10）运用无痛注射技术

①解除患者的紧张和思想顾虑，分散其注意力，取合适体位，让患者放松身心。

②注射时做到"二快一慢加匀速"，即进针、拔针快，推药速度均匀而缓慢。

③注射刺激性较强的药物时，应选用稍长针头，进针要深，以免引起疼痛。同时注射多种药物时，应先注射无刺激性的药物、刺激性较弱的药物，最后注射刺激性强的药物。

2.注射前的准备

（1）用物准备

①注射盘

a.无菌持物镊：浸泡于消毒液内或盛放于干燥的灭菌容器内。

b.皮肤消毒液：2％的碘酊（或0.5％碘伏）、70％乙醇。

c.其他：无菌棉签、砂轮、弯盘、启瓶器；静脉注射时另备小棉枕或避污纸、止血带、敷贴；动脉注射时备无菌手套、无菌纱布、必要时备无菌洞巾。

②注射器及针头：按照注射原则选择。

a.注射器由空筒和活塞组成。空筒前端为乳头，空筒表面有刻度，活塞后部为活塞轴、活塞柄。

b.针头由针尖、针梗和针栓3部分组成。

常用注射器规格和针头型号有多种（表1-2-6）。注射器和针头放于注射盘内。

表 1-2-6　常用注射器规格和针头规格型号

注射器规格	针头规格	注射方法
1mL	$4\sim4^{1/2}$号	皮内注射
1mL、2mL	5～6号	皮下注射
2mL、5mL	6～7号	肌内注射
5mL、10mL、20mL、30mL、50mL、100mL	6～9号（头皮针头）	静脉注射
2mL、5mL	6～16号	静脉采血

③药物及注射本：按医嘱准备注射药液、注射本或卡，作为注射给药的依据。

④其他：洗手液、毛巾、污物筒2个（一个放置损伤性废弃物如用过的注射器针头，另一个放置感染性废弃物如用过的注射器）。

（2）抽吸药液（表 1-2-7）

表 1-2-7　抽吸药液实施步骤

流程	操作步骤
护士准备	1.护士衣帽整洁,洗手,戴口罩
药物准备	2.根据医嘱准备药物及其他用物
检查核对	3.检查核对药物、注射器及针头
抽取药液	4.根据药物包装采取不同的药物吸取方法抽取药液
▲自安瓿内抽取药液	
消毒及折断安瓿	(1)将安瓿顶端药液弹至体部,在安瓿颈部划一环形锯痕,用70％乙醇棉签消毒后折断
抽吸药液	(2)持注射器,将针头斜面向下置入安瓿瓶内的液面下,持活塞柄,抽动活塞,抽取药液。针头不可触及安瓿外口,针栓不可进入安瓿瓶内,抽药时不可触及活塞体部,以免污染药液
▲自密封瓶吸药	
启瓶盖消毒	(1)用启瓶器除去铝盖中心部分,常规消毒瓶塞,待干
抽吸药液	(2)注射器内吸入与所需药液等量的空气,将针头插入瓶内,注入空气
	(3)倒转药瓶及注射器,使针头在液面下,抽取药液至所需量,以示指固定针栓,拔出针头
排尽空气	5.将针头垂直向上,轻拉活塞,使针头内的药液流入注射器,并使气泡集于乳头口,轻推活塞,驱出气体
再次核对	6.再次核对,无误后将安瓿或药瓶套在针头上置于注射盘内,保持无菌备用
整理	7.整理用物、清洁操作台
洗手	8.洗手、取下口罩

（3）注意事项

①严格执行无菌操作原则和查对制度。

②折安瓿瓶时避免用力过猛而捏破安瓿瓶,必要时可用无菌纱布包裹安瓿瓶颈部,避免划伤。

③抽药时不能握住活塞体部,以免污染药液;排气时不可浪费药液以免影响药量的准确性。

④根据药液的性质抽取药液:混悬剂摇匀后立即吸取,吸取结晶、粉剂药物时,用无菌生理盐水或注射用水或专用溶媒将其充分溶解后吸取;油剂可稍加温或双手对搓药瓶(药液遇热易破坏者除外)后,用稍粗针头吸取。

⑤药液抽吸时间:最好现用现抽吸,避免药液污染和效价降低。

3.常用注射技术

（1）皮内注射法:皮内注射法（ID）是将少量药液或生物制品注射于表皮与真皮之间的方法。在所有的注射法中,其吸收速度最慢。

①目的

a.进行药物过敏试验。

b.预防接种。

c.局部麻醉的起始步骤。

②评估

a.患者病情、治疗情况、用药史及药物过敏史。

b.患者意识状态、心理状态、对用药的认知及合作程度。

c.患者注射部位的皮肤情况。通常根据皮内注射的目的选取不同的部位,如药物过敏试验选择前臂掌侧下段,因该处皮肤较薄,易于注射,且易辨认局部反应;预防接种常选择上臂三角肌下缘;局部麻醉常选择实施局部麻醉处。

③操作前准备

a.用物准备:基础注射盘。1mL 注射器、$4^{1/2}$ 号针头、注射卡、清洁手套。按医嘱准备药液。如为药物过敏试验,另备 0.1% 盐酸肾上腺素和注射器。

b.患者准备:取舒适体位并暴露注射部位。了解皮内注射法的目的、方法、注意事项及配合要点。

c.环境准备:清洁、安静、光线适宜。

④操作程序(表 1-2-8)

表 1-2-8　皮内注射实施步骤

流程	操作步骤
护士准备	1.衣帽整齐,修剪指甲,洗手,戴口罩
药物的准备	2.按注射卡准备药物(七对)
检查、核对	3.查对药物(瓶签,瓶外表及药物质量)、注射器及针头
抽取药液	4.按药物抽吸法抽取药液
核对解释	5.携用物至患者床旁,核对患者床号、姓名并解释
取适宜体位	6.协助患者采取适宜注射卧位,可取坐位或仰卧位
选择注射部位	7.选择注射部位
消毒	8.戴手套,用 70% 乙醇消毒皮肤,消毒范围直径等于或大于 5cm,忌用碘酊消毒,以免影响对局部反应的观察,待干
核对排空气	9.再次核对并排尽空气,确认患者,详细询问用药史过敏史
注射	10.一手绷紧局部皮肤,一手持注射器针头斜面向上,与皮肤成 5°角刺入皮内,进针角度不能过大,否则会刺入皮下。待针头斜面完全进入皮内后,放平注射器。用绷紧皮肤的手的拇指固定针栓,注入药液 0.1mL,使局部隆起呈半球形、发白、显露毛孔的皮丘,注入的剂量要准确。若需做对照试验,则用另一注射器及针头,在另一前臂相应部位注入 0.1mL 生理盐水。操作过程中经常与患者沟通,以了解的患者反应
拔出针头	11.注射完毕,迅速拔出针头,嘱患者勿按揉局部、按压针眼,以免影响结果的观察

流程	操作步骤
再次核对	12.操作后查对。清理、整理用物,将针头放于锐器回收盒内,避免针头扎伤及感染,将注射器放于医用垃圾箱内,脱手套
整理	13.协助患者取舒适卧位,整理患者衣物和床单位
洗手	14.洗手后,摘口罩
观察结果记录	15.若是过敏试验,15～20分钟后观察局部反应并做出判断,将结果记录在病历上,阳性用红笔标记"＋",阴性用蓝笔或黑笔标记"－"

⑤注意事项

a.严格遵守和执行查对制度、无菌操作原则及消毒隔离原则。

b.做药物过敏试验消毒皮肤时禁忌含碘消毒剂,以免影响对局部反应的观察。

c.在皮内注射前详细询问患者用药史、药物过敏史及家族史,如做药物过敏试验要备好急救药品。如患者对需要注射的药物有过敏史,不可作皮试,及时与医生联系,做好标记告知患者及家属。

d.注意进针的角度和深度,以针头斜面全部进入皮内即可,以免将药液注入皮下或药液漏出。

e.拔针后勿用棉签按压和揉搓局部,以免影响结果的观察。

⑥健康教育

a.给患者做药物过敏试验后,嘱咐患者勿离开病室(或注射室),等待护士,于20分钟后观察结果。同时告知患者,如有不适应立即通知护理人员,以便及时处理。

b.指导患者拔针后勿揉擦局部,以免影响结果的观察。

⑦目标评价

a.患者了解皮内注射的目的,能接受并主动配合。

b.注射过程严格按注射原则进行,未发生感染。

c.护士技术操作熟练。

d.护患沟通有效。

(2)皮下注射法:皮下注射法(H)是将少量药液或生物制剂注入皮下组织的方法。常选用上臂三角肌下缘,也可选用两侧腹壁、后背、大腿前侧和外侧。

①目的

a.用于不宜口服给药,且需在一定时间内发生药效的小剂量药物注射。

b.预防接种。

c.局部麻醉用药。

②评估

a.患者病情、治疗情况、意识状态、肢体活动能力。

b.患者用药史及药物过敏史。

c.患者对皮下注射给药的认知及合作程度。

d.注射部位的皮肤及皮下组织状况。

③操作前准备

a.用物准备：基础注射盘。1～2mL注射器、5～6号针头、注射卡、清洁手套。按医嘱准备药液。

b.患者准备：取舒适体位并暴露注射部位。了解皮下注射法的目的、方法、注意事项及配合要点。

c.环境准备：清洁、安静、光线适宜。必要时关门窗围屏风。

④操作程序（表1-2-9）

表 1-2-9　皮下注射实施步骤

流程	操作步骤
护士准备	1.衣帽整齐,修剪指甲,洗手,戴口罩
备药	2.按注射卡准备药物(七对)
查对	3.查对药物(瓶签,瓶外表及药物质量)、注射器及针头
吸药	4.抽取药液
核对解释	5.携用物至患者床旁,核对患者床号、姓名并解释
取适合体位	6.协助患者采取适宜体位。①上臂外侧:坐位或仰卧位,上臂放于身体侧面,放松;②后背:俯卧位,侧卧位或坐位;③腹部:半坐位,或仰卧屈膝位;④大腿外侧:坐位或仰卧位,腿部放松。选择注射部位
消毒	7.戴手套,用2%碘酊消毒,再用70%乙醇脱碘,消毒范围直径等于或大于5cm,待干
查对、排空气	8.操作中查对,排尽空气并加强与患者的沟通
注射	9.左手绷紧局部皮肤,其中指与无名指间夹一干无菌棉签,以备拔针按压用。右手平持注射器,示指固定针栓,针头斜面向上,与皮肤成30°～40°,快速刺入皮下,一般将针梗的1/2到2/3刺入皮下,勿全部刺入
抽回血、注药	10.松开绷紧皮肤的手,抽动活塞,如无回血,缓慢推注药液,推药速度宜缓慢、均匀以减轻疼痛
拔针	11.注射完毕,用无菌干棉签轻压针刺处,快速拔针后按压片刻不出血为止
查对	12.操作后查对。将针头放于锐器回收盒内,避免针头扎伤及感染,将注射器放于医用垃圾箱内,脱手套
整理	13.协助患者穿好衣裤,取舒适卧位,整理床单位
洗手	14.洗手后,摘口罩,清理用物
观察、记录	15.观察用药后的反应及治疗效果,必要时作记录

⑤注意事项

a.严格执行查对制度和无菌操作原则及消毒隔离原则。

b.注射前详细询问患者的用药史。刺激性强的药物不宜做皮下注射。

c.对于长期反复皮下注射的患者要有计划地更换注射部位,以促进药物的充分吸收。

d.对过于消瘦者,护士可捏起局部组织,适当减小穿刺角度,进针角度不宜超过45°,以免刺入肌层。

⑥健康教育:对长期注射者,应让患者了解到建立轮流交替注射部位的计划,经常更换注射部位,以促进药物的充分吸收。

⑦目标评价

a.患者理解皮下注射的目的,能接受并主动配合。

b.注射过程严格按注射原则进行,注射部位未发生硬结、感染。

c.护患沟通有效,患者获得预防药物过敏的一般知识。

(3)肌内注射技术:肌内注射法(IM)将一定量药液注入肌肉组织的方法。

①目的:用于不宜口服、皮下注射或静脉注射且要求迅速发生疗效时。

②评估

a.患者病情、治疗情况、意识状态、肢体活动能力。

b.患者用药史及药物过敏史;对肌内注射给药的认知及合作程度。

c.注射部位的皮肤及肌肉组织状况并准确定位。肌内注射一般选择肌肉丰厚且距大血管、大神经较远处,其中最常用的部位为臀大肌,其次为臀中肌、臀小肌、股外侧肌及上臂三角肌。

Ⅰ.臀大肌肌内注射定位法:臀大肌起自髂后上棘与尾骨尖之间,肌纤维平行向外下方止于股骨上部。坐骨神经起自骶丛神经,自梨状肌下孔出骨盆至臀部,在臀大肌深部,约在坐骨神经结节与大转子之间中点处下降至股部。其体表投影为自大转子尖至坐骨结节中点向下至腘窝。注射时注意避免损伤坐骨神经。臀大肌内注射的定位方法有两种,即十字法和连线法。

十字法:从臀裂顶点向左或向右侧划一水平线,然后从髂嵴最高点做一垂线,将一侧臀部分为4个象限,取外上象限避开内角为注射区。

连线法:从髂前上棘至尾骨做一连线,其外上1/3处为注射部位。

Ⅱ.臀中肌、臀小肌肌内注射定位法

三角定位法:以示指尖和中指尖分别置于髂前上棘和髂嵴下缘处,在髂嵴、示指、中指之间构成一个三角形区域,其示指与中指构成的内角为注射区。

三横指法:髂前上棘外侧三横指处(以患者的手指宽度为准),为注射区。

Ⅲ.股外侧肌内注射定位法:于大腿中段的外侧。一般成人可取膝关节上10cm,髋关节下10cm,宽约7.5cm。此处大血管、神经干很少通过,且肌肉发育较好,注射范围较广,可供多次注射,尤其适用于2岁以下幼儿。

Ⅳ.上臂三角肌内注射定位法:上臂外侧,肩峰下2~3横指处。此处肌肉较薄,只可做小剂量注射。

③操作前准备

a.用物准备:基础注射盘。2~5mL注射器、5~6号针头、注射卡、清洁手套。按医嘱准备药液。

b.患者准备:取舒适体位并暴露注射部位。了解肌内注射法的目的、方法、注意事项及配合要点。

c.环境准备:清洁、安静、光线适宜。必要时关门窗围屏风。

④操作程序(表 1-2-10)

表 1-2-10　肌内注射实施步骤

流程	操作步骤
护士准备	1.护士衣帽整洁,修剪指甲,洗手,戴口罩
药物的准备	2.根据医嘱准备药物,查对药物、注射器及针头,抽取药液
核对解释	3.携用物至患者床旁,核对患者床号、姓名并解释
取合适注射体位	4.根据患者的病情及治疗情况,协助患者采取适宜注射体位:
	(1)侧卧位:上腿伸直,下腿弯曲
	(2)俯卧位:足尖相对,足跟分开,头偏向一侧
	(3)平卧位:常用于危重患者及不能翻身的患者,以臀中、小肌肌内注射为主
	(4)坐位:可供臀部肌内注射或上臂三角肌
	5.选择注射部位并定位,定位要准确避免损伤血管、神经
戴手套、消毒	6.戴手套,用 2%碘酊消毒,再用 70%乙醇脱碘,消毒范围直径≥5cm,待干
再次核对、排空气	7.再次核对并排尽空气
进针	8.一手拇、示指绷紧局部皮肤,一手持注射器,中指固定针栓,将针头迅速垂直刺入针梗的 2/3,切勿将针头全部刺入,以防针头从根部衔接处折断,难以取出
注药	9.松开绷紧皮肤的手,抽动活塞,确保未刺入血管内,如无回血,缓慢注入药液,注入药液过程中,注意观察患者的反应
拔针	10.注射完毕,用无菌干棉签轻压针刺处,快速拔针后按压至不出血为止
操作后查对	11.操作后查对。将针头放于锐器回收盒内,避免针头扎伤及感染,将注射器放于医用垃圾箱内,脱手套
整理清理用物	12.协助患者整理衣裤和床单位,取舒适卧位。清理、整理用物
洗手	13.洗手后,摘口罩
观察反应并记录	14.记录注射时间,药物名称、浓度、剂量,患者的反应等

⑤注意事项

a.严格执行查对制度和无菌操作原则和消毒隔离原则。

b.对 2 岁以下婴幼儿不宜选用臀大肌内注射射。因其臀大肌未发育好,可致肌肉萎缩,或有损伤坐骨神经的危险,最好选用臀中肌和臀小肌肌内注射。

c.对需长期注射者,应交替更换注射部位,并选用细长针头,避免或减少硬结的发生。如因长期多次注射引起局部硬结,可采用热敷、理疗等予以处理。

d.若注射过程中针头折断,应先稳定患者情绪,并嘱患者保持原位不动,固定局部组织,以防断针移位,并尽快用无菌血管钳夹住断端取出;如断端全部埋入肌肉,应速请外科医生处理。

e.两种药物同时注射时,注意药物的配伍禁忌。

⑥健康教育

a.臀部肌内注射时,为使臀部肌肉放松,减轻疼痛与不适,可嘱患者取侧卧位、俯卧位、仰卧位或坐位。为使局部肌肉放松,嘱患者侧卧位时上腿伸直,下腿稍弯曲;俯卧位时足尖相对,足跟分开,头偏向一侧。

b.对因长期多次注射出现局部硬结的患者,教给其局部热敷的方法。

⑦目标评价

a.患者理解肌内注射的目的及药物相关知识,能接受并主动配合。

b.注射过程严格按注射原则进行,注射部位未发生硬结、感染。

(4)静脉注射技术:静脉注射(Ⅳ)是将药液注入静脉的方法。常用的静脉:a.上肢肘部静脉(贵要静脉、肘正中静脉、头静脉)、腕部及手背静脉;b.下肢浅静脉:大隐静脉、小隐静脉及足背静脉;c.头皮静脉:颞浅静脉、额上静脉、耳后静脉;d.股静脉:股静脉位于股三角区,在股动脉的内侧约 0.5cm 处。

①目的

a.注入药物,需迅速发挥药效或不宜采用其他给药途径。

b.注入药物做某些诊断性检查。

c.静脉营养治疗。

②评估

a.患者病情、治疗情况、意识状态、肢体活动能力。

b.患者用药史及药物过敏史。

c.患者对静脉注射给药的认知及合作程度。

d.穿刺部位的皮肤状况、静脉充盈程度及管壁弹性。

③操作前准备

a.用物准备:基础注射盘。注射器(规格视药量而定),6～9 号针头或 $4^{1/2}$～9 号头皮针、无菌纱布、止血带、注射用小枕、胶布、注射卡、清洁手套。按医嘱准备药液。

b.患者准备:了解静脉注射的目的、方法、注意事项并积极配合治疗。

c.环境准备:清洁、安静、光线适宜。必要时围屏风遮挡。

④操作程序(表 1-2-11)

表 1-2-11　静脉注射实施步骤

流程	操作步骤
护士准备	1.护士衣帽整洁,修剪指甲,洗手,戴口罩
药物准备	2.根据医嘱准备药物,查对药物、注射器及针头,抽取药液
核对解释	3.携用物至患者床旁,核对患者床号、姓名并解释
取合适体位	4.协助患者取合适体位。因静脉注射部位不同,所采取卧位也不同:
	(1)四肢浅静脉注射采取平卧位或坐位
	(2)小儿头皮静脉注射采取仰卧位或侧卧位
	(3)股静脉注射采取仰卧位,穿刺下肢伸直,略外展外旋
选择血管	5.根据病情、不同注射部位选择合适的静脉,戴手套

流程	操作步骤
▲四肢浅静脉注射	
扎止血带	(1)在穿刺部位下方垫小棉枕,在穿刺部位上方(近心端)约 6cm 处扎紧止血带,嘱患者握拳
戴无菌手套、消毒	(2)常规消毒皮肤,待干
核对、排空气	(3)再次核对,排尽注射器中的空气
进针	(4)以一手的拇指绷紧静脉下端皮肤,另一手平持注射器,示指固定针栓,针头斜面向上与皮肤成 15°~30°,沿静脉上方或侧方刺入皮下,再刺入静脉血管,见回血,再平行进入少许
松止血带	(5)立即松止血带,嘱患者松拳,固定针头(如头皮针,用胶布固定)
▲小儿头皮静脉注射	
戴手套、剃毛发	(1)剃去注射部位毛发
消毒	(2)仅用 70% 乙醇消毒皮肤,待干
排空气	(3)排尽注射器中的空气
进针固定	(4)由助手固定患儿头部,操作者一手拇、示指固定静脉两端,一手持头皮针的护翼,沿静脉向心方向平行刺入,见回血后推药少许,如无异常,用胶布固定针柄
▲股静脉注射	
找准部位、消毒	(1)在股三角区内扪及股动脉搏动最明显部位,常规消毒局部皮肤
排空气、固定部位	(2)排尽注射器中的空气,以左手示、中指固定穿刺部位
进针	(3)右手持注射器,针头和皮肤成 90°或 45°,在股动脉内侧 0.5cm 处刺入,抽动活塞见有暗红色回血,提示针头已进入股静脉并固定针头
缓慢推注药液	6.根据患者年龄、病情、药物作用,确定推注速度,一般为缓慢推注
拔针后按压	7.推注完毕拔出针头,按压至不出血(股静脉注射拔针后用无菌纱布加压止血3~5分钟)。再次核对。将针头放于锐器回收盒内,避免针头扎伤及感染,将注射器放于医用垃圾箱内,脱手套
观察反应	8.并随时询问患者反应,观察患者病情变化和注射部位皮肤情况
整理取舒适位	9.协助患者整理衣裤及床单位,取舒适卧位
洗手	10.清理用物回治疗室,洗手,摘口罩
记录	11.记录注射时间、执行人、患者反应等

⑤注意事项

a.严格执行查对制度和无菌操作原则和消毒隔离原则。

b.选择静脉时宜选择粗直、弹性好、易于固定的静脉,避开关节和静脉瓣;对需长期注射者,应有计划地由小到大、由远心端到近心端选择静脉。

c.根据患者年龄、病情及药物性质掌握推注速度,并随时听取患者主诉,观察患者反应。

d.注射对组织有强烈刺激性的药物,应另备用有生理盐水的注射器和头皮针,注射穿刺成功后,先注入少量生理盐水,证实针头确在静脉内,再换上抽有药液的注射器进行推药,以免药液外溢而致组织坏死。

e.在股静脉穿刺时,如抽出血液为鲜红色,提示针头进入股动脉,应立即拔出针头,用无菌纱布紧压穿刺处5～10分钟,直至无出血为止。

⑥健康教育:向患者说明静脉注射的目的、方法、注意事项及配合要点。

⑦目标评价

a.患者理解注射的目的,有安全感,并主动配合。

b.操作过程严格按注射原则进行,注射部位无渗出、肿胀、感染。

c.静脉注射失败的常见原因

针头刺入静脉过浅,松解止血带时静脉回缩,针头滑出血管,表现为抽吸无回血,推注药液局部隆起、疼痛。

针头斜面未完全进入血管内,抽吸虽有回血,但推注时药液溢至皮下,局部隆起、疼痛。

针头针尖穿破对侧血管壁针尖斜面部分在血管内,抽吸有回血,推注少量药液,局部可无明显隆起,但因部分药液溢出至深层组织,患者有痛感。

针头刺入过深,穿破对侧血管壁,抽吸无回血。

d.不同患者的静脉穿刺要点

肥胖患者:肥胖者皮下脂肪较厚,静脉位置较深,不明显,注射时可用消毒的手指摸清血管走向后由静脉上方进针,进针角度稍加大(30°～40°)刺入。

水肿患者:可沿静脉解剖位置,用手按揉局部,以暂时驱散皮下水分,显露后再行穿刺。

脱水患者:可做局部热敷、按摩,待血管充盈后再穿刺。

老年患者:老人皮下脂肪薄,静脉易滑动,弹性差且脆性较大,注射时,可用手指分别固定穿刺段静脉上下两端再穿刺。

(5)动脉注射技术:动脉注射法是自动脉注入药液的方法。

①目的

a.用于抢救重度休克患者,加压输血输液,迅速增加有效血容量。

b.用于施行某些特殊检查,如注入对比剂、采集动脉血标本、做血液气体分析等。

c.注射抗癌药物作区域性化疗。

②评估

a.患者病情、治疗情况、用药史、过敏史、意识状态、肢体活动能力。

b.患者对给药计划的了解、动脉注射给药的认知及合作程度。

c.穿刺部位的皮肤和血管情况。通常选用的动脉有股动脉、桡动脉。做区域性化疗时,头面部疾患选用颈总动脉;上肢疾患选用锁骨下动脉;下肢疾患选用股动脉。

③操作前准备

a.用物准备:基础注射盘;注射器(规格视药量而定)、6～9号针头、无菌纱布、无菌手套及洞巾(必要时)、注射卡;按医嘱准备药液。

b.患者准备:了解注射的目的、方法,能积极配合。

c.环境准备:备物环境按无菌操作要求进行;注射环境清洁、安静、光线适宜。必要时遮挡患者。

④操作程序(表1-2-12)

表 1-2-12　动脉注射实施步骤

流程	操作步骤
护士准备	1.护士衣帽整洁,修剪指甲,洗手,戴口罩
药物准备	2.根据医嘱准备药物,查对药物、注射器及针头,抽取药液
核对解释	3.携用物至患者床旁,核对患者床号、姓名并解释
选择体位	4.取仰卧位,股动脉穿刺时,穿刺下肢伸直略外展外旋,以充分暴露穿刺部位
消毒	5.常规消毒皮肤,范围大于5cm,必要时铺无菌洞巾
核对戴手套	6.操作中核对,戴无菌手套,排尽注射器内的空气
固定动脉	7.在欲穿刺动脉搏动最明显处固定动脉于两指间,右手持注射器,在两指间垂直或与动脉走向成40°角刺入动脉,见有鲜红色血液涌进注射器,即以右手固定穿刺针的方向和深度,左手推注药液,并询问患者反应
进针固定针栓推注	
拔针、局部加压	8.注射完毕迅速拔出针头,局部用无菌纱布加压按压5～10分钟,以免出血或形成血肿
清理用物	9.操作后核对,将针头放于锐器回收盒内,避免针头扎伤及感染,将注射器放于医用垃圾箱内,脱手套
整理床单位	10.助患者整理衣裤及床单位,取舒适卧位;清理用物,洗手后,摘口罩

⑤注意事项

a.严格执行查对制度、无菌操作原则和消毒隔离原则。

b.有出血倾向者慎用动脉穿刺;新生儿宜选择桡动脉穿刺,不选用股动脉穿刺,因股动脉穿刺垂直进针时易伤及髋关节。

c.推注药液过程中随时听取患者主诉,观察局部情况与病情变化。

d.拔针后局部用无菌纱布或沙袋加压止血,以免出血或形成血肿。

⑥健康教育

向患者说明动脉注射的目的、方法、注意事项及配合要点。

⑦目标评价

a.患者理解注射的目的,有安全感,能接受并主动配合。

b.严格执行查对制度、无菌操作原则和消毒隔离原则,注射部位无血肿、感染等发生。

c.护士技术操作熟练。

(四)药物过敏试验及过敏反应的处理

药物过敏反应是异常的免疫反应,是过敏体质的患者在使用某些药物的时候,出现了发热、皮疹、血管神经性水肿等临床表现,严重者可危及生命。因此,在使用可产生过敏的药物前,应详细询问患者的用药史、过敏史,并做药物过敏试验。

1.青霉素过敏试验及过敏反应的处理

青霉素是目前常用的抗生素之一,其毒性低、疗效好,但易发生过敏反应,其发生率在各种抗生素中最高,多发生于多次接受青霉素治疗者,偶见于初次用药者。青霉素过敏反应以皮肤过敏和血清样反应较为多见。前者主要表现为荨麻疹,严重者会发生剥脱性皮炎;后者于用药后7～12天出现,临床表现与血清病相似,有发热、关节肿痛、皮肤发痒、荨麻疹、全身淋巴结肿大及腹痛等症状。故在使用各种剂型的青霉素制剂前,必须先做过敏试验。试验结果为阴性者,方可用药。

(1)过敏反应的原因:青霉素的过敏反应是抗原和抗体在致敏细胞上相互作用而引起的,其特点为反应迅速、强烈,消退亦快。青霉素本身不具有抗原性,其降解产物(青霉噻唑酸、青霉烯酸)为半抗原,进入机体后与蛋白质或多肽分子结合而发挥抗原的作用,使T淋巴细胞致敏,从而作用于B淋巴细胞的分化增殖,使B淋巴细胞转变为浆母细胞和浆细胞,从而产生相应的抗体IgE。IgE黏附于某些组织,如皮肤、鼻、咽、支气管黏膜下微血管周围的肥大细胞上即血液中的嗜碱性粒细胞表面,使机体处于致敏状态。当再次接触该抗原时,抗原即与肥大细胞和嗜碱性粒细胞表面的IgE结合,致细胞破裂,释放组胺、慢反应物质、缓激肽等血管活性物质,这些物质作用于效应器官,使平滑肌收缩,毛细血管扩张、通透性增高,从而产生一系列的临床反应。

(2)过敏试验法

①试验液的配制:青霉素试验液以每毫升含青霉素G200～500U的生理盐水为标准,注入剂量为20～50U(0.1mL)。

②试验方法:皮内注射青霉素试验液0.1mL(含青霉素G20～50U),观察20分钟后判断结果并记录。

③结果判断及处理

阴性:皮丘无改变、周围不红肿、无红晕,无自觉症状。

阳性:局部皮丘隆起、出现红晕硬块,直径大于1cm,或周围出现伪足、有痒感。严重时可出现胸闷、气促、发麻等过敏性休克的表现。

如试验结果为阳性,则禁用青霉素,并在体温单、医嘱单、病历卡、床头卡、门诊卡、注射卡上醒目地标明"青霉素阳性",同时告知患者及其家属。

如对试验结果有怀疑,应在患者对侧前臂掌侧皮内注射生理盐水0.1mL,20分钟后,对照反应,确认青霉素试验结果为阴性方可用药。

(3)过敏反应的临床表现

①过敏性休克发生于用药后的数秒或数分钟内或半小时后,也有极少数患者发生于连续用药的过程中。过敏性休克主要表现有胸闷、气促、呼吸困难、面色苍白、冷汗、血压下降等,严重者出现意识丧失。

②血清病型反应一般发生于用药后7～14天,临床表现和血清病型相似,有发热、关节肿痛、皮肤瘙痒,荨麻疹、全身淋巴肿大、腹痛等。

③组织或器官的过敏反应

a.皮肤反应瘙痒、荨麻疹,严重者发生剥脱性皮炎。

b.呼吸道反应哮喘或促使原有的哮喘发作。

c.消化系统反应恶心、呕吐、腹痛、腹泻等。

（4）过敏性休克的处理

①立即停药，使患者平卧，报告医生，就地抢救。

②立即皮下注射0.1%盐酸肾上腺素1mL，小儿剂量酌减。如症状不缓解，可每隔30分钟皮下或静脉注射该药0.5mL，直至脱离危险期。盐酸肾上腺素是抢救过敏性休克的首选药物，具有收缩血管、提升血压、增加心排出量以及松弛支气管平滑肌等作用。

③立即给予氧气吸入，改善缺氧症状。当呼吸受抑制时，应立即进行口对口人工呼吸，并肌内注射尼可刹米、洛贝林等呼吸兴奋剂。有条件者可插入气管导管，借助人工呼吸机辅助或控制呼吸。喉头水肿影响呼吸致窒息时，应尽快配合施行气管切开。

④立即根据医嘱给予地塞米松5～10mg静脉推注，或琥珀酸钠氢化可的松200～400mg加5%或10%葡萄糖溶液500mL静脉滴注；给予抗组胺类药物，如肌内注射盐酸异丙嗪25～50mg或苯海拉明40mg。

⑤静脉滴注10%葡萄糖溶液或平衡溶液，以扩充血容量。如血压仍不回升，可按医嘱给予升压药物，如多巴胺、间羟胺等静脉滴注。

⑥若发生心脏停搏，立即行心肺复苏抢救。

⑦密切观察病情，包括呼吸、脉搏、血压、神志和尿量等变化，并认真做好记录；不断评价治疗和护理的效果，为进一步处置提供依据。患者未脱离危险以前，不能搬运就诊。

（5）过敏反应的预防

①用药前，应详细询问用药史、过敏史和家庭史，对有青霉素过敏史者，禁止做过敏试验。

②对易发生过敏反应的药物，必须做药物过敏试验，结果阴性者方可用药。凡初次用药、停药3天后再用，以及在应用中更换青霉素批号时，均须按常规做过敏试验。

③做药物过敏试验，必须准确配制试验药液，严格遵守操作规程执行，准确判断试验结果。

④试验液与注射液一定要做到现用现配，以减少过敏反应的发生。

⑤做过敏试验和用药过程中，应严密观察患者反应，并备好急救药品，如盐酸肾上腺素等，注射后嘱患者观察30分钟，防发生意外。

2.链霉素过敏试验

因链霉素本身的毒性作用，可引起中毒反应和过敏反应，故使用前应进行过敏试验。

（1）过敏试验法

①试验液的配制：链霉素试验液以每毫升含链霉素2500U的生理盐水溶液为标准。

②试验方法：皮内注射链霉素试验液0.1mL（含链霉素250U），观察20分钟后判断结果并记录，其判断标准与青霉素相同。

（2）过敏反应的表现及处理：链霉素过敏反应临床表现同青霉素的过敏反应临床表现，救治措施也与青霉素过敏休克的救治措施基本相同。链霉素的毒性反应较过敏反应常见且较严重，出现中毒症状时，可静脉注射葡萄糖酸钙或氯化钙溶液，因钙离子可与链霉素络合，而使中毒症状减轻或消失。

3.破伤风抗毒素过敏试验及脱敏注射法

破伤风抗毒素(TAT)是马的免疫血清,对人体是一种异种蛋白,具有抗原性,注射后易出现过敏反应,因此在用药之前须做过敏试验。由于 TAT 是一种特异性抗体,没有可以替代的药物,皮试结果即使呈阳性,仍需考虑使用。

(1)过敏试验法

①试验液的配制:取每毫升含破伤风抗毒素 1500U 的药液 0.1mL,加生理盐水稀释到 1mL(含 150U)。

②试验方法:皮内注射破伤风抗毒素试验液 0.1mL(含 TAT15U),观察 20 分钟后判断结果并记录。

③结果判断

阴性:局部皮丘无变化,全身无反应。

阳性:皮丘红肿硬结,直径大于 1.5cm,红晕范围直径超过 4cm,有时出现伪足,痒感。全身过敏反应与青霉素过敏反应类似,以血清病型反应多见。

(2)阳性患者脱敏注射法:破伤风抗毒素脱敏注射法是对破伤风抗毒素过敏试验阳性者,采用小剂量多次脱敏注射的疗法。在脱敏注射法时,每次注射后均需密切观察。如发现患者有气促、发绀、荨麻疹等不适或发生过敏性休克时,应立即停止注射,并配合医生进行抢救。如过敏反应轻微,可待反应消退后,酌情减少每次注射剂量,增加注射次数,以达到顺利注入余量的目的。

4.鲁卡因与碘过敏试验法

(1)普鲁卡因过敏试验

①试验液的配制:取 0.25% 普鲁卡因 0.1mL 做皮内注射;若为 1% 的普鲁卡因,则取 0.25mL 加生理盐水至 1mL(含普鲁卡因 2.5mg)。

②试验方法、结果判断及过敏反应的处理:皮内注射试验液 0.1mL(含普鲁卡因 0.25mg),观察 20 分钟后判断结果并记录。其结果的判断和过敏反应的处理与青霉素过敏试验相同。

(2)碘过敏试验:临床上常用碘化物造影剂做肾脏、胆囊、膀胱等的造影。含碘类造影剂注入体内都有可能产生过敏反应,因此在造影前 1～2 天须先做过敏试验,阴性者,方可作碘造影检查。

①过敏试验的方法

a.口服法:口服 5%～10% 碘化钾 5mL,每日 3 次,连服 3 天,观察结果。

b.皮内注射法:取碘造影剂 0.1mL 做皮内注射,20 分钟后观察反应。

c.静脉注射:取造影剂 1mL 加等渗盐水至 2mL 静脉注射,10～30 分钟后观察反应。

在静脉注射造影剂前,必须先行皮内注射法,然后再行静脉注射法,结果为阴性时方可进行碘剂造影。

②结果判断

a.口服法有口麻、头晕、心慌、恶心呕吐、流泪流涕、荨麻疹等症状者为阳性。

b.皮内注射局部有红肿、硬块且直径超过 1cm 者为阳性。

c.静脉注射试验有血压、脉搏、呼吸及面色等改变者为阳性。

少数患者过敏试验呈阴性,但在注射造影时发生过敏反应,故造影时需备急救药物。

5.细胞色素C过敏试验法

(1)试验液的配制:取细胞色素C溶液(每支2mL,内含15mg)0.1mL加生理盐水至1mL(1mL内含细胞色素C 0.75mg)。

(2)试验方法

①皮内试验:皮内注射0.1mL细胞色素C试验液(含细胞色素C 0.075mg),20分钟后判断结果并记录。局部发红、直径大于1cm,出现丘疹者为阳性。

②划痕试验:在前臂下段内侧,用70%乙醇棉签消毒皮肤。取细胞色素C原液(1mL含细胞色素C 7.5mg)1滴,滴于皮肤上,用无菌针头在表皮上两道划痕,长度约0.5cm,深度以微量渗血为度,20分钟后判断结果并记录。若局部发红、直径大于1cm,出现丘疹者为阳性。

6.头孢菌素类药物过敏试验法

头孢菌素类药物是一类高效、低毒性、广谱的抗生素,可导致过敏反应,故用药前需做皮肤过敏试验。此外,应注意青霉素类抗生素和头孢菌素类抗生素之间存在不完全的交叉过敏反应。

(1)试验液的配制:头孢菌素类药物试验液浓度一般为0.5mg/mL(或按说明书规定浓度)。由于药品规格不同,配制步骤不同。现以规格为0.5g/瓶为例。

(2)试验方法:取皮试液0.1mL(含头孢菌素0.05mg),皮内注射,观察方法和标准与青霉素过敏试验法相同。

(3)注意事项

①头孢菌素类药物皮肤试验前应详细询问用药史、过敏史和家庭史。

②凡初次用药、停药3天后再用,以及在应用中更换批号时,均须按常规做过敏试验。

③做药物过敏试验,必须准确配制试验液,现用现配,严格遵照操作规程执行。

④严密观察患者反应,首次注射后观察30分钟,并备好急救药品,防发生意外。

⑤皮肤试验结果为阳性者不可使用头孢菌素类药物,并在体温单、医嘱单、病历卡、床头卡、门诊卡、注射卡上加以注明,同时告知患者及其家属。

第三节 静脉输液和输血法

静脉输液和输血是临床常用的抢救和治疗的重要措施之一。通过静脉输液和输血可以快速补充入体丢失的体液和电解质,增加血容量,纠正酸碱平衡,恢复内环境稳定状态,还可以通过静脉输入药物,从而达到治疗疾病的目的。因此,熟练掌握及准确地运用静脉输液与输血的相关知识和技术,对确保患者的生命安全有重要意义。

一、静脉输液技术

静脉输液将一定量无菌溶液或药物直接滴入静脉以达到全身疗效的治疗方法。

（一）静脉输液的原理及目的

1.静脉输液的原理

静脉输液是利用大气压和液体静压形成的输液系统内压高于人体静脉压的原理，将液体直接输入静脉内。应具备的条件是：①液体瓶必须具有一定的高度；②液面上方必须与大气相通（除液体软包装袋），使液面受大气压的作用，当输液系统内压（大气压和液体静压）＞人体静脉压时，液体向压力低的方向流动；③输液管道通畅，不扭曲、不受压，针头不堵塞，并确保在静脉血管内。

2.静脉输液的目的

（1）补充水分及电解质，预防和纠正水、电解质及酸碱平衡紊乱。常用于各种原因引起的脱水、酸碱平衡失调患者，如剧烈呕吐、腹泻等。

（2）增加循环血量，改善微循环，维持血压及微循环灌注量。常用于大出血、休克、大面积烧伤等患者。

（3）供给营养物质，促进组织修复，增加体重，维持正氮平衡。常用于慢性消耗性疾病、禁食、意识不清以及无法由胃肠道进食的患者。

（4）输入药物，治疗疾病。常用于各种感染、水肿以及需经静脉输入药物的治疗。

（二）静脉输液的常用溶液及作用

1.晶体溶液

晶体分子小，其溶液在血管内存留时间短，对维持细胞内外水分的相对平衡和纠正体内的电解质失衡有显著作用。临床常用的晶体溶液有：

（1）葡萄糖溶液：用于补充水分和热量，也可以作为静脉给药的载体和稀释剂。常用溶液为5％葡萄糖溶液和10％葡萄糖溶液。

（2）等渗电解质溶液：用于补充水分和电解质，维持体液和渗透压平衡。常用溶液为0.9％氯化钠溶液（生理盐水）、复方氯化钠溶液（林格氏等渗溶液）、5％葡萄糖氯化钠溶液等。

（3）碱性溶液：用于纠正酸中毒，调节酸碱平衡失调。常用溶液有4％和1.4％碳酸氢钠（$NaHCO_3$）溶液，11.2％和1.84％乳酸钠。碳酸氢钠溶液补碱迅速，不易加重乳酸血症。因碳酸氢钠中和酸后生成的碳酸需以二氧化碳形式经肺呼出，所以应用于呼吸功能不全的患者时其疗效受限。乳酸钠溶液中的乳酸根离子可与氢离子生成乳酸，对于休克、肝功能不全、缺氧、右心衰竭患者或新生儿，对乳酸的利用能力相对较差，易加重乳酸血症，故不宜使用。

（4）高渗溶液：有利尿脱水的作用，可迅速提高血浆渗透压，回收组织水分进入血管内消除水肿。同时可降低颅内压，改善中枢神经系统的功能。常用溶液为20％甘露醇、25％山梨醇、25％～50％葡萄糖溶液等。

2.胶体溶液

胶体分子大，其溶液在血管内存留时间长，对维持血浆胶体渗透压、增加血容量、改善微循环、提高血压有显著作用。临床常用的胶体溶液有：

（1）右旋糖酐溶液：为水溶性多糖类高分子聚合物。常用溶液分为：

①中分子右旋糖酐（平均分子量为7.5万左右），能提高血浆胶体渗透压和扩充血容量。

②低分子右旋糖酐（平均分子量约为4万左右），能降低血液黏稠度，减少红细胞聚集，改

善血液循环和组织灌注量,防止血栓形成。

(2)羧甲淀粉(代血浆):作用与低分子右旋糖酐相似,扩容效果良好,体内停留时间较右旋糖酐长,过敏反应少,急性大出血时可与全血共用。常用溶液有羟乙基淀粉(706代血浆)、氧化聚明胶、聚维酮等。

(3)浓缩白蛋白注射液:维持胶体渗透压,补充蛋白质,减轻组织水肿。

(4)水解蛋白注射液:补充蛋白质,纠正低蛋白血症,促进组织修复。

3.静脉高营养液

可提供热量,补充蛋白质,维持正氮平衡,并补充各种维生素和矿物质。其主要成分包括氨基酸、脂肪酸、维生素、矿物质、高浓度葡萄糖及水分。常用于营养摄入不足或不能经由消化道供给营养的患者。常用溶液有复方氨基酸、脂肪乳等。

(三)补液原则

先晶后胶、先盐后糖、先快后慢、宁少勿多(尿量30~40mL/h,比重在1.018,一般表示补液量恰当)、补钾四不宜(不宜过早,见尿补钾;不宜过浓,不超过0.3%;不宜过快,成人30~40滴/分钟;不宜过多,成人不宜超过5g/d,小儿0.1~0.3g/kg·d,应稀释为0.1%~0.3%浓度)。

(四)常用静脉输液技术

1.常用输液部位

周围静脉、小儿头皮静脉、锁骨下静脉和颈外静脉等。

2.密闭式周围静脉输液

(1)目的:同静脉输液的目的。

(2)操作前准备

①评估并解释:评估患者的年龄、病情、意识状态、心肺功能、肾功能、穿刺部位皮肤和血管情况、用药史和目前用药情况、心理状况及合作程度等;解释操作的目的、方法、注意事项及配合要点。

②患者准备:了解输液的目的,能积极配合输液,排空大小便,取舒适卧位。

③操作者准备:着装整洁,洗手,戴口罩。

④用物准备:密闭式输液:注射盘、止血带、输液贴、输液器、输液卡、药液(按医嘱准备)、小棉垫、治疗巾、速干手消毒剂、笔、锐器盒、污物桶;必要时备小夹板及绷带、无菌手套、输液泵。静脉留置针输液法需另备静脉留置针及透明贴膜、封管液(无菌生理盐水或稀释肝素溶液)。

⑤环境准备:清洁、安静、光线充足。

(3)操作步骤(表1-3-1)

表1-3-1

步骤	要点与说明
1.检查、核对:核对医嘱,检查药液(药名、浓度、剂量、质量)及给药时间和给药方法	· 严格执行查对制度,防止差错事故
2.备药:将输液贴倒贴于输液瓶上	· 检查药液是否过期,瓶盖有无松动,瓶身有无裂缝或挤压瓶体有无漏气,对光检查药液有无浑浊、沉淀和絮状物等

步骤	要点与说明
3.加药:消毒瓶塞,根据医嘱加药	• 消毒瓶塞至瓶颈部 • 合理安排输液顺序,注意药物间的配伍禁忌
4.插输液器:将输液器插入瓶塞至针头根部,关闭调节器	• 检查输液器外包装、型号、有效日期与质量
5.操作前核对、解释:嘱患者排尿,调节输液架,消毒双手,备输液贴	• 查对患者的床号和姓名,所用药物的名称、浓度、剂量、给药时间、方法和有效期
6.初步排气:挂输液瓶,倒置并挤压茂菲氏滴管,溶液流至滴管1/2~2/3满时,迅速转正茂菲氏滴管,打开调节器开关,使液体缓缓下降,液体流入头皮针管内即可关闭调节器,将输液管放置妥当(图1-3-1)	• 排尽空气,防止发生空气栓塞
7.输液	
▲密闭式静脉输液法	
(1)选择静脉:垫小棉垫,铺治疗巾,在穿刺点上方6~8cm扎止血带,选好静脉后松止血带	• 止血带的松紧适宜
(2)消毒皮肤:嘱患者握拳,消毒皮肤,扎止血带	
(3)操作中核对	• 避免差错事故发生
(4)取针帽再次排气	• 确认滴管下端无气泡
(5)静脉穿刺:穿刺成功,见回血后,将针头与皮肤平行送入少许,松止血带、松拳、松调节器	• 确保针尖斜面全部进入血管内
(6)固定:输液贴固定针柄、针眼、头皮针管	• 不合作患者用夹板固定穿刺部位
▲静脉留置针输液法	• 减轻患者的穿刺痛苦,减少血管损伤,保持静脉管道通畅,便于抢救。适用于需长期输液,静脉穿刺困难者
(1)连接留置针:将输液器上的针头插入肝素帽内	• 检查留置针和敷贴的型号、有效期及包装,针尖斜面无倒钩
(2)排气:排尽留置针内气体,关闭调节器,将留置针放回留置针盒内	
(3)选择静脉:取舒适卧位,选择合适的静脉,垫小棉垫,铺治疗巾,在穿刺点上方8~10cm扎止血带	
(4)消毒皮肤:嘱握拳,消毒皮肤,范围为8cm×10cm	• 消毒范围大于留置针贴膜的范围
(5)操作中核对	
(6)静脉穿刺	
①取下针套,旋转松动外套管(图1-3-2)	
②再次排气	

续表

步骤	要点与说明
③进针:嘱患者握拳,绷紧皮肤,持留置针针尖斜面向上,与皮肤呈 15°～30°进针,见回血后,降低穿刺的角度,顺静脉走向将穿刺针推进 0.2cm,以确保外套管已进入静脉内	
④送外套管:一手固定留置针后撤针芯 0.5cm,持针座将针芯与外套管一起送入静脉内	• 确保外套管在静脉内 • 避免针芯刺破血管
⑤撤针芯:一手固定针翼,一手迅速将针芯抽出,放入锐器盒中	
(7)固定:松止血带,松拳,打开调节器;透明敷贴固定留置针,胶布固定肝素帽内输液器针头及输液管(图1-3-3)	• 避免穿刺点及周围污染,便于观察穿刺点的情况 • 注意穿刺部位保持干燥,敷料不粘或污染应及时更换
8.调节滴速:根据患者的年龄、病情、药物性质调节滴速	• 一般成人 40～60 滴/分钟,儿童 20～40 滴/分钟
9.操作后核对	
10.操作后处理:取舒适卧位,处理用物	• 交代输液过程中的注意事项及呼叫器的使用
11.洗手,记录:输液时间、滴速、签名后挂于输液架上	
12.加强巡视:观察患者输液情况,及时处理输液故障	
13.更换液体:需连续输液时,在第一瓶液体输尽前,开始准备第二瓶液体	
(1)核对第二瓶液体	
(2)拔出第一瓶内的输液插头,插入第二瓶内	
(3)检查并调整滴管内液面高度,确认输液管内无气泡,调节滴数后离开	• 防止空气进入
14.输液完毕	
▲密闭式静脉输液法 关闭调节器,揭开输液贴,轻压穿刺点,迅速拔针,按压至无出血(1～2分钟)	• 拔针时按压不可用力过大,以免损伤血管内膜引起疼痛
▲静脉留置针输液法 (1)封管:拔出头皮针,消毒肝素帽,向静脉内推注封管液	• 封管液:生理盐水 5～10 毫升/次,每隔 6～8 小时重复冲管一次;稀释肝素溶液(含肝素 10～100U/mL),2～5 毫升/次 • 以脉冲方式冲管,正压封管可以保持静脉通道的通畅,减少残留药液对静脉的刺激

步骤	要点与说明
（2）再次输液：消毒肝素帽，用生理盐水 5～10mL 冲管，将输液器头皮针插入肝素帽，调节速度	
15.输液完毕后处理：取舒适的卧位，处理用物	
16.洗手，记录，观察	·输液前后观察局部静脉情况

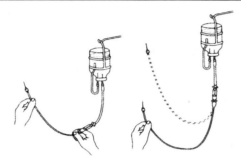 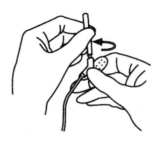

图 1-3-1　初步排气法示意图　　　图 1-3-2　旋转松动外套管

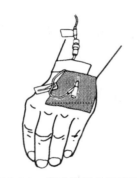

图 1-3-3　静脉留置针固定法

（4）注意事项

①输液中防止液体流空，及时更换输液瓶及添加药液，输液完毕应及时拔针，以预防空气栓塞。

②输入对血管刺激性大的药物，应充分稀释，以保护静脉。

③年老体弱者、婴幼儿以及心、肺、肾疾病患者，输入高渗液、含钾或升压药液的患者，输液速度宜慢；严重脱水、休克等患者，输液速度宜快。

④连续输液超过 24 小时应每日更换输液器。

⑤留置针一般可保留 3～5 天，最多不超过 7 天。

⑥冲、封管遵循 SAS 或 SASH 原则（S——生理盐水，A——药物注射，H——肝素盐水）。

3.颈外静脉穿刺置管输液技术

颈外静脉是颈部最大的浅静脉，主要收集耳郭、枕部及颈前区浅层的静脉血（见图1-3-4）。颈外静脉沿胸锁乳突肌浅面斜向下后行，在锁骨上方穿深筋膜注入锁骨下静脉或静脉角，行径表浅，易于穿刺与固定。

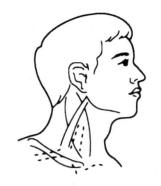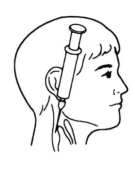

图 1-3-4　颈外静脉穿刺示意图

（1）目的

①需长期输液,周围静脉不宜穿刺者。

②周围循环衰竭,需测中心静脉压者。

③长期静脉内滴注高浓度、刺激性强的药物。

④对急重症,需补充血容量者。

（2）操作前准备

①评估并解释:评估患者的年龄、病情、意识状态、心肺功能、肾功能、穿刺部位皮肤和血管情况、心理状况及合作程度.询问有无麻药过敏史,解释操作的目的、方法、注意事项及配合要点。

②患者准备:了解操作的目的、方法、注意事项及配合要点。

③操作者准备:洗手,戴口罩。

④用物准备:a.无菌穿刺包内含:穿刺针 2 只（长约 6.5cm,内径 2mm,外径 2.6mm）、硅胶管 2 根（长 25～30mm,内径 1.2mm,外径 1.6mm）、注射器 5mL 和 10mL 各 1 只、6 号针头、无菌手套 2 双、尖刀片、棉球、纱布、洞巾、弯盘。b.治疗盘内另加 2% 利多卡因 1 支,2% 碘伏、输液贴、无菌持物钳、生理盐水、肝素稀释液。c.其他用物:同密闭式静脉输液法。

⑤环境准备:清洁、安静、光线充足。

（3）操作步骤（表 1-3-2）

表 1-3-2　颈外静脉穿刺实施步骤

步骤	要点与说明
1.同密闭式静脉输液法步骤 1～6	• 严格执行查对制度和无菌操作原则
2.体位:患者去枕仰卧位,头低 15°～30°,头部转向对侧,肩下垫一薄枕。术者站于穿刺部位同侧或头顶部	• 患者头低肩高,颈部平直,充分暴露穿刺部位
3.确定穿刺点	• 穿刺点为近锁骨中点上缘与下颌角连线的上 1/3 处,颈外静脉外侧缘,避免损伤锁骨下胸膜及肺尖
4.消毒皮肤:直径为 10～15cm	

步骤	要点与说明
5.打开无菌穿刺包、局部麻醉:戴无菌手套,铺洞巾,抽取2%利多卡因5mL在穿刺点做浸润麻醉。用10mL注射器吸少量生理盐水,以平针头连接硅胶管,排尽空气备用	• 必要时术者穿无菌手术衣,铺无菌大单 • 推药前注意回抽,无血后再推注麻药
6.穿刺:助手用手指按压颈静脉三角处,使颈外静脉充盈。操作者右手持穿刺针,左手绷紧皮肤,右手持穿刺针与皮肤呈45°进针,入皮后改为25°,沿颈外静脉向心方向刺入	• 注意观察患者反应 • 必要时,穿刺前可用手术刀片尖端刺破穿刺部位的皮肤,减少进针时皮肤的阻力
7.插管:见到回血后,立即抽出穿刺针内芯,一手拇指用纱布按住针栓孔,另一手持备好的硅胶管快速由针孔送入10cm左右。插管时,助手一边抽回血一边缓慢注入生理盐水	• 动作轻柔,防止硅胶管在血管内打折或刺破血管
8.退针输液:确定硅胶管在血管内后,退出穿刺针,再次抽回血,注入生理盐水,检查是否在血管内,确定无误后移去洞巾,连接输液器输入液体	• 退出穿刺针时压住颈外静脉近端 • 如液体滴入不畅,应检查硅胶管有无弯曲,是否滑出血管外
9.固定、调节滴速:用敷贴覆盖穿刺点固定硅胶管,硅胶管与输液管接头处用无菌纱布包扎并固定在颌下	• 记录留置时间、操作者 • 固定牢固,防止导管脱出
10.操作后处理:洗手,记录输液时间、滴速、签名后挂于输液架上,取舒适卧位	
11.加强巡视:观察患者输液情况,及时处理输液故障	
12.封管并固定:输液完毕或暂停输液时,用0.4%的枸橼酸钠生理盐水1~2mL或稀释肝素溶液2mL封管并固定	
13.再次输液:取下静脉帽消毒针栓孔,接上输液器,调节滴速	
14.拔管:留置软管末端接注射器,边吸引,边拔管,拔管后按压穿刺点数分钟至无出血,消毒穿刺点,覆盖无菌纱布	• 拔管时动作宜轻,避免折断硅胶管 • 边抽边拔管,防止残留小血块和空气进入血管,造成血栓
15.处理用物	
16.洗手,记录	

（4）注意事项

①输液过程中加强巡视,留置管内如有回血,应立即使用稀释肝素溶液冲注,以免血块堵塞。

②保护穿刺部位,观察局部有无红肿,每天更换敷料,用0.9%过氧乙酸溶液擦拭硅胶管,常规消毒皮肤。切忌使用乙醇,因乙醇可使硅胶管老化。一般导管保留4~7天(具体阅读说

明书)。

③颈外静脉插管过深,较难通过锁骨下静脉与颈外静脉汇合角处,可改变插管方向,再试通过,若仍不能通过则应停止送入导管,并轻轻退出少许,在此固定输液。防止盲目插入,致导管在血管内打折或刺破血管发生意外。

④局部出现肿胀或漏液,可能硅胶管已脱出静脉,应立即拔管。如果出现不明原因发热,应考虑拔管,并剪下一段硅管送培养并做药敏试验。

⑤气管切开处严重感染者,不应做此插管。

4.经外周中心静脉置管(PICC)输液法

经外周中心静脉置管(PICC)输液法是由周围静脉穿刺置管,并将导管末端置于上腔静脉中下 1/3 或锁骨下静脉进行输液的方法。此法具有适应证广、创伤小、操作简单、保留时间长、并发症少的优点,常用于中、长期的静脉输液或化疗用药等,一般静脉留置导管可在血管内保留 7 天至 1 年。目前临床 PICC 导管大多采用硅胶材质,柔软、有弹性。导管全长可放射显影。总长度通常为 65cm,可根据患者个体需要进行修剪。常用的 PICC 导管有两种:一种是三向瓣膜式 PICC 导管。另一种是末端开放式 PICC 导管。三向瓣膜式 PICC 导管的三向瓣膜具有减少血液反流、防止空气进入的功能,穿刺成功后,根据患者个体需要进行修剪。末端开放式 PICC 导管可进行中心静脉压的测定,穿刺前,预先根据患者个体需要进行修剪。

(1)目的

①需补充静脉营养液等高渗溶液的患者。

②需输入高浓度或刺激性强的药物的患者。

③需中长期静脉输液治疗的患者。

④外周静脉条件差且需用药的患者。

(2)评估同密闭式周围静脉输液法。

(3)操作前准备

①用物准备:需配备的物品。

a.PICC 穿刺套件:PICC 导管、延长管、链接器、思乐扣、皮肤保护剂、肝素帽或正压接头。

b.PICC 穿刺包:治疗巾 3 块、洞巾、止血钳或镊子 2 把、直剪刀、3cm×5cm 小纱布 3 块、6cm×8cm 纱布 5 块、大棉球 6 个、弯盘 2 个。

c.其他物品:注射盘、无菌手套 2 副、0.9％氯化钠溶液 500mL、20mL 注射器 2 个、10cm×12cm 透明敷贴、皮肤消毒液(75％乙醇＋碘伏)、抗过敏无菌胶布、皮尺、止血带。

d.视需要准备:2％利多卡因、1mL 注射器、弹力或自粘绷带。

②患者准备:同密闭式周围静脉输液法,与患者签署知情同意书。

③环境准备:同密闭式静脉输液法。

(4)操作程序(表 1-3-3)

表 1-3-3 PICC 输液实施步骤

流程	操作步骤
准备（护士、药液）	同密闭式输液 1～7
选择静脉	首选右侧贵要静脉
安置体位	协助患者采取平卧位，暴露穿刺区域，穿刺侧上肢外展与躯干成 90°角
选穿刺点	常规首先肘窝区肘下 2 横指
测量长度	用皮尺测量从穿刺点到右胸锁关节，再向下至第三肋间隙的长度
测量臂围	于肘关节上 4 横指（约 7cm）测量
开包消毒	（1）打开 PICC 穿刺包，戴无菌手套，将一块治疗巾铺于穿刺肢体下
	（2）先用 75％乙醇清洁脱脂，待干后再用碘伏消毒 3 遍。消毒范围以穿刺点为中心，直径 20cm，两侧至臂缘
建无菌区	更换无粉无菌手套，铺洞巾及治疗巾，并将 PICC 穿刺套件及所需无菌用物置于无菌区用注射器抽吸 0.9％氯化钠溶液 20cm 冲洗导管，检查导管是否通畅，再将导管置于
预冲导管	0.9％氯化钠溶液中，湿化导丝
系止血带	由助手协助系止血带，注意止血带的末端反向于穿刺部位
麻醉穿刺	（1）视情况可于穿刺前，先由助手用 2％利多卡因在穿刺部位行局部麻醉
	（2）操作者左手绷紧皮肤，右手以 15°～30°进针，见回血后立即放低穿刺针以减小穿刺角度，再推进少许
	（3）嘱助手松开止血带后，再用右手保持钢针针芯位置，左手单独向前推进外插管鞘，并用拇指固定，再用左手示指和中指按压并固定插管鞘上方的静脉，以减少出血，右手撤出针芯
匀速送管	用镊子夹住导管尖端，将导管缓慢、匀速送入，当导管置入约 15cm 即到达患者肩部时，嘱患者将头转向穿刺侧，贴近肩部，以防止导管误入颈静脉，直至置入预定长度
抽吸回血	用盛有 0.9％氯化钠溶液的注射器抽吸回血
撤出管鞘	用无菌纱布块在穿刺点上方 6cm 处按压固定导管，将插管鞘从静脉管腔内撤出，远离穿刺点
撤出导丝	将支撑导丝与导管分离，并与静脉走行相平行，撤出支撑导丝
修剪管长	用无菌生理盐水纱布清洁导管上血迹，确认置入长度后，保留体外导管 5cm，用锋利的无菌剪刀与导管成直角，小心剪断导管，注意勿剪出斜面与毛碴
安装连接	将减压套筒安装到导管上，再将导管与连接器相连
冲注封管	连接肝素帽或正压接头，再用 0.9％氯化钠溶液 20mL 行脉冲式冲管。如为肝素帽，当 0.9％氯化钠溶液推至最后 5mL 时，则需行正压封管，即边推边退针
清洁固定	（1）用生理盐水纱布清洁穿刺点周围皮肤，然后涂皮肤保护剂
	（2）在近穿刺点约 0.5cm 处放好白色固定护翼，导管出皮肤处逆血管方向摆放"L"或"U"弯，使用无菌胶布横向固定连接器翼形部分，穿刺点上方放置无菌纱布块，用 10cm×12cm 透明敷贴无张力粘贴

流程	操作步骤
	(3)用已注明穿刺日期、时间及操作者的指示胶带,固定透明敷贴下缘,再用无菌脱敏胶布固定延长管
	(4)脱手套
交代事项	向患者交代注意事项
X线确认	经X线确认导管在预置位置后,即可按需要进行输液
做好记录	操作结束后,应将相关信息记录在护理病历中
暂停处理	暂停输液时,同静脉留置针输液法封管
再行输液	再行输液时,常规消毒肝素帽的橡胶塞,把排好气的输液针插入肝素帽内进行输液
导管维护	(1)穿刺后第一个24小时更换敷料,以后每周更换敷料1~2次
	(2)每次进行导管维护前,先确认导管体外长度,并询问患者有无不适。再抽回血以确定导管位置,再将回血注回静脉
	(3)注意揭敷贴时,应由下至上
	(4)观察并记录导管体内外刻度
	(5)消毒时以导管为中心,直径8~10cm,先用75%乙醇清洁脱脂,待干后再用碘伏消毒3遍,再覆盖透明敷贴
拔管处理	(1)拔管时应沿静脉走向,轻轻拔出,拔出后立即压迫止血
	(2)用无菌纱布块覆盖伤口,再用透明敷贴粘贴24小时
	(3)对照穿刺记录以确定导管有无损伤、断裂、缺损
整理记录	(1)协助患者取舒适卧位,整理床单位
	(2)清理用物
	(3)洗手,记录

(5)注意事项

①PICC输液法的禁忌证:患有严重出血性疾病、上腔静脉压迫综合征及不合作或躁动的患者。穿刺部位或附近组织有感染、皮炎、蜂窝织炎、烧伤等情况的患者。乳腺癌根治术后患侧。预插管位置有放射性治疗史、血栓形成史、血管外科手术史或外伤者等。

②送管时速度不宜过快,如有阻力,不能强行置入,可将导管退出少许再行置入。

③乙醇和丙酮等物质会对导管材料造成损伤。当使用含该类物质的溶液清洁护理穿刺部位时,应等待其完全干燥后再加盖敷料。

④置管后,应密切观察穿刺局部有无红、肿、热、痛等症状,如出现异常,应及时测量臂围并与置管前臂围相比较。观察肿胀情况,必要时行B超检查。

⑤疑似导管移位时,应再行X线检查,以确定导管尖端所处位置。禁止将导管体外部分移入体内。

（五）输液滴注速度与时间的计算

输液滴速和时间计算

在输液过程中,点滴系数是指每毫升溶液的滴数(滴/毫升),目前常用静脉输液器的点滴系数有 3 种:10、15、20。静脉点滴的速度和时间可按下列公式计算:

(1)已知输入液体总量与计划所用输液时间,计算每分钟滴数

$$每分钟滴数 = \frac{液体总量(mL) \times 点滴系数}{输液时间(分钟)}$$

如:某患者需输液体 2000mL,计划 8 小时输完,所用输液器滴系数为 15,求每分钟滴数。

(2)已知每分钟滴数与液体总量,计算输液所需用的时间

$$输液时间(小时) = \frac{液体总量(mL) \times 点滴系数}{每分钟滴数 \times 60(分钟)}$$

如患者需输 1000mL 液体,每分钟滴数为 50 滴,所用输液器点滴系数为 15,需用多少时间输完?

（六）常见输液故障的排除

1.溶液不滴

(1)针头滑出血管外:液体注入皮下组织,可见局部肿胀并有疼痛,应及时拔出针头另选血管重新穿刺。

(2)针头斜面紧贴血管壁:导致液体滴入不畅,可调整针头位置或适当变换肢体位置,直到点滴通畅。

(3)针头阻塞:一手捏住滴管下端输液管,另一手轻轻挤压靠近针头的输液管,若感觉有阻力,放松后又无回血,则表示针头已阻塞,应更换针头重新穿刺。

(4)压力过低:由于患者周围循环不良,输液瓶位置过低或患者肢体抬举过高所致,可适当抬高输液瓶位置或放低肢体位置。

(5)静脉痉挛:由于穿刺肢体暴露在寒冷环境中时间过长或输入液体温度过低所致,可行局部热敷缓解静脉痉挛。

2.滴管内液面过高

(1)滴管侧壁有小孔时,先夹紧滴管上端的输液管,再打开调节孔,待溶液流下直至滴管露出液面,见到点滴时,再关闭调节孔,松开滴管上端的输液管即可。

(2)滴管侧壁无小孔时,可将输液瓶取下,倾斜瓶身,使瓶内针头露出液面,待溶液缓缓流下至滴管露出液面,再将输液瓶挂回继续点滴。

3.滴管内液面过低

(1)滴管侧壁有小孔时,先夹紧滴管下端的输液管再打开调节孔,当滴管内液面升至所需高度时,关闭调节孔,松开下端输液管即可。

(2)滴管侧壁无小孔时,可折叠滴管下端输液管,用手挤压滴管,迫使液体流入滴管直至液面升高至滴管 1/2 处。

4.滴管内液面自行下降

输液中若滴管内液面自行下降,则应检查滴管上端输液管与滴管的衔接是否松动、滴管有

无漏气或裂隙,必要时予以更换。

(七)输液反应的处理

1.发热反应

(1)原因:因输入致热物质引起。多由于输入的溶液或药物制剂不纯、灭菌不彻底、保存不良、输液器具灭菌不严或被污染、输液过程中未能严格执行无菌操作所致。

(2)症状:多发生于输液后数分钟至 1 小时,表现为发冷、寒战和发热。轻者体温在 38℃左右,停止输液后数小时可自行恢复正常;严重者初起寒战,继之高热,体温可达 41℃,并伴有头痛、恶心、呕吐、脉速等症状。

(3)处理

①输液前认真检查:包括药液质量、有效期、输液器包装及灭菌日期,严格执行无菌操作。

②反应轻者,可减慢滴速或停止输液;严重者应立即停止输液,通知医生。

③对症处理:寒战时给予保暖,高热患者给予物理降温。密切观察生命体征,遵医嘱给予抗过敏药物或激素治疗。

④保留剩余溶液和输液器进行检测,查找原因。

2.急性肺水肿

(1)原因

①由于输液速度过快,短时间内输入过多液体,使循环血容量剧增,心脏负荷过重引起。

②患者原有心肺功能不良,尤多见于急性左心衰竭患者。

(2)症状:患者突然出现呼吸困难、胸闷、咳嗽、咯粉红色泡沫样痰,严重时痰液可从口鼻涌出;听诊肺部布满湿啰音,心率快且节律不齐。

(3)处理

①输液过程中密切观察患者情况,对老人、儿童、心肺功能不良的患者尤需注意控制滴注速度和输液量。

②出现上述症状时应立即停止输液并通知医生,进行紧急处理,使患者端坐,两腿下垂,以减少下肢静脉回流,减轻心脏负担。

③给予高流量氧气吸入(一般氧流量为 6～8L/min),可提高肺泡内氧分压,增加氧的弥散;同时,湿化瓶内加入 20%～30%的乙醇以湿化氧气,因乙醇能降低肺泡内泡沫的表面张力,使泡沫破裂消散,利于气体交换,改善低氧血症。

④遵医嘱给予镇静、平喘、强心、利尿和扩血管药物,以稳定患者情绪,舒张周围血管,加速体液排出,减少回心血量,减轻心脏负荷。

⑤必要时进行四肢轮流结扎,用橡胶止血带或血压计袖带适当加压四肢,以阻断静脉血流,但动脉血仍可通过;每 5～10 分钟轮流放松一个肢体上的止血带,可有效减少静脉回心血量。症状缓解后,逐渐解除止血带。

⑥心理护理,安慰患者,解除其紧张情绪。

3.静脉炎

(1)原因:由于长期输注高浓度、刺激性较强的药液,或静脉内放置对血管有刺激的导管或置管时间过长,使局部静脉壁发生炎性反应;也可因输液过程中无菌操作不严,引起局部静脉感染所致。

(2)症状:沿静脉走向出现条索状红线,局部组织发红、肿胀、灼热、疼痛,有时伴畏寒、发热等全身症状。

(3)处理

①严格执行无菌操作,对血管壁有刺激性的药物应充分稀释后再应用,点滴速度宜慢,静脉内置管时间不宜过久。同时,有计划地更换输液部位,以保护静脉。

②停止在此部位输液,并将患肢抬高,制动。局部可用95%乙醇或50%硫酸镁溶液进行热湿敷,每日2次,每次20分钟。

③超短波理疗:每日1次,每次15～20分钟。

④中药治疗:将如意金黄散加醋调成糊状,局部外敷,每日2次。具有清热、止痛、消肿的作用。

⑤如合并感染,遵医嘱给予抗生素治疗。

4.空气栓塞

(1)原因

①输液管内空气未排尽,导管连接不紧,有漏气。

②加压输液、输血时无人守护,液体输完未及时更换药液或拔针,均有发生空气栓塞的危险。

(2)症状:由于进入静脉的空气形成气栓,随血流首先到达右心房,然后进入右心室。如空气量少,则被右心室血液压入肺动脉并分散到小动脉内,最后经毛细血管吸收,损害较小;如进入的空气量大,空气在右心室内阻塞肺动脉入口,使血液不能进入肺内进行气体交换,引起机体严重缺氧而猝死,患者有突发性胸闷或胸骨后疼痛,随之出现呼吸困难和严重发绀,有濒死感。听诊心前区可闻及响亮持续的"水泡声",心电图呈现心肌缺血和急性肺源性心脏病的波形。

(3)处理

①输液前认真检查输液器质量,排尽输液管内空气。

②输液过程中加强巡视,输液中及时更换输液瓶或添加药液,输液完毕及时拔针。加压输液时应有专人在旁守护。

③出现上述症状立即停输,通知医生,配合抢救,安慰患者,减轻恐惧感。帮助患者取左侧、头低脚高卧位。该体位可使肺动脉的位置低于右心室,使气泡浮向右心室心尖部,避开肺动脉入口,随着心脏搏动,将空气混成泡沫,分次小量进入肺动脉内,逐渐被吸收。

④给予高流量氧气吸入,提高患者的血氧浓度,纠正缺氧。有条件者可通过中心静脉导管抽出空气。

⑤严密观察患者病情变化,如发现异常及时对症处理。

5.输液微粒污染

(1)概念

①输液微粒:是指输入液体中的非代谢性颗粒杂质,其直径一般为1～15μm,有的可达50～300μm。

②输液微粒污染：是指在输液过程中，将输液微粒带入人体内，对机体造成严重危害的过程。

（2）微粒污染的危害

①直接堵塞血管，引起局部组织缺血缺氧，甚至坏死。

②红细胞聚集在微粒上形成血栓，引起血管栓塞和静脉炎。

③进入肺毛细血管，引起巨噬细胞增殖，形成肺内肉芽肿。

④引起血小板减少和过敏反应。

⑤刺激组织发生炎症或形成肿块。

以上危害取决于微粒的大小、形状、性质，以及堵塞血管的部位、血流阻断程度和人体对微粒的反应。最易受损的脏器有肺、脑、肝、肾等。

（3）输液微粒的来源

①药剂生产过程混入异物，如水、空气、材料及生产工艺中的污染。

②药液容器、瓶塞不洁净或液体存放过久，玻璃瓶内壁及橡胶塞受药液长久浸泡腐蚀剥落形成微粒。

③输液器与注射器不洁净。

④药液准备中的污染，如切割安瓿、开瓶塞、反复穿刺瓶塞及输液环境不洁等。

（4）防止输液微粒污染的措施

①药剂生产药厂改善生产车间环境卫生条件，安装空气净化装置，严格执行制剂生产操作规程，减少空气中悬浮尘粒和细菌污染。选用优质原材料，采用先进生产工艺，提高检验技术，保证药液质量。

②输液操作

a.采用密闭式一次性医用塑料输液器，输液器通气管内和输液管末端应放置滤膜。

b.净化操作室内空气，安装空气净化装置，定期消毒，有条件者采用超净工作台，使输液环境洁净。

c.认真检查输入溶液及容器的质量，包括溶液的透明度、瓶身有无裂痕、瓶盖有无松动、瓶签字迹是否清晰及有效期等。

d.严格执行无菌操作技术。

e.输入药液应现用现配，防止污染。

二、静脉输血

静脉输血是将血液通过静脉输入体内的方法，是急救和疾病治疗的重要措施之一。随着输血理论和输血技术的大力发展，使血液的保存、管理、血液成分的分离、对献血员的检查、输血用品的改进取得了显著的成效，从而保证了输血的安全。

（一）静脉输血的目的

（1）补充血容量：增加有效循环血量、心输出量，提高血压、促进血液循环，用于失血、失液引起的血容量减少或休克的患者。

（2）纠正贫血：增加血红蛋白，促进携氧功能，用于血液系统疾病引起的严重贫血和某些慢性消耗性疾病的患者。

（3）供给血小板或各种凝血因子：有助于止血，用于凝血功能障碍的患者。

（4）增加白蛋白：维持胶体渗透压，减轻组织渗出和水肿，用于低蛋白血症的患者。

（5）输入抗体、补体：增强机体免疫力，用于严重感染的患者。

（6）排除机体有毒物质：提高血红蛋白运氧能力，用于一氧化碳、苯酚等化学物质中毒的患者，以改善组织器官的缺氧状况。

（二）血液制品的种类及适应证

1.全血

全血是指血液在采集后未经任何加工而在保存液中保存待用的血液，可分为新鲜血和库存血两种。

（1）新鲜血：新鲜血是指在4℃的常用抗凝保养液中，保存一周内的全血。其基本保留了血液原有的各种成分，可以补充各种血细胞、凝血因子和血小板，对血液病患者尤为适用。

（2）库存血：库存血是指4℃冷藏，保存2～3周的全血。其成分以红细胞和血浆蛋白为主，而血小板、白细胞、凝血因子等成分则随储存期的延长逐渐减少。库存血保存时间越长，血液成分变化越大，即酸性增加，钾离子浓度增高，故大量输库存血时，要防止酸中毒和高血钾。库存血适用于各种原因引起的大出血。

（3）自体血

①术中失血回输法：对手术过程中出血量较多者，例如，宫外孕、脾切除等手术，可事先做好回收自体血的准备，经过滤后回输给患者。

②自身储备回输法：选择体质好的患者，估计手术范围大、失血量多，如体外循环等，手术前抽血存于血库，待本人手术时使用。其优点是节省血源、节省资金、防止输血反应。

2.成分输血

将血液中的各种有效成分分离加工，分别制成高浓度、高纯度、高效能的血液制品，根据患者的病情和治疗需要输入相应的血液成分，称为成分输血。成分输血具有针对性强、效果好、不良反应少、节约血源、一血多用、减轻患者的经济负担等优点。成分输血是输血技术发展的总趋势，也是输血现代化的重要标志，近年来已广泛应用于临床，常用的血液成分制品如下。

（1）红细胞制剂：红细胞制剂是指经沉淀、离心、洗涤等方法分离血浆后提取的红细胞。

①浓缩红细胞：新鲜全血分离血浆后的部分，但仍含白细胞、血小板及少量血浆。保存温度为2～6℃，保存期为21天。适用于血容量正常的贫血患者和携氧功能缺陷的患者。

②洗涤红细胞：红细胞经生理盐水洗涤三次后，去除约90%的白细胞、99%血浆及大部分血小板，再加入适量生理盐水。保存温度为2～6℃，保存期为24小时。适用于免疫性溶血性贫血、一氧化碳中毒、输全血或血浆发生过敏者等。

③红细胞悬液：提取血浆后的红细胞加入等量红细胞保养液制成。保存温度为4±2℃，保存期为24小时。适用于战地急救及中、小手术患者。

（2）血浆：血浆是指全血经过分离后所得的液体部分，主要成分是不含血细胞、无凝集原的血浆蛋白，可分以下几种。

①新鲜液体血浆:新鲜全血 6 小时内分离而成的血浆,保存了正常量的全部凝血因子。保存温度为 2~6℃,保存期为 24 小时。适用于轻型血友病、肝病等凝血功能障碍的患者。

②保存血浆:用于血容量和血浆蛋白较低的患者。

③新鲜冰冻血浆:保存温度为 -20℃,有效期为 1 年,用时放在 37℃ 温水中融化。

④普通冰冻血浆:普通冰冻血浆放在真空装置下加以干燥而成,保存温度为 -20℃,保存期为 4 年,用时加适量的生理盐水或 0.1% 枸橼酸钠溶液溶解。

⑤冷沉淀血浆:为新鲜血浆 4℃ 溶化浓缩而成,可静脉滴注,也可局部创面应用,具有使创面愈合快,感染率低的特点。

(3)血小板浓缩悬液:血小板浓缩悬液是全血离心所得,22℃ 保存,24 小时内有效,适用于血小板减少或血小板功能异常引起的严重出血患者。

(4)白细胞浓缩悬液:白细胞浓缩悬液是指新鲜全血离心后取白膜层的白细胞。4℃ 保存,48 小时内有效,适用于粒细胞减少合并严重感染的患者。

3.其他血液制品

(1)白蛋白液是指从血浆中提取而得,能提高机体血浆蛋白和胶体渗透压,适用于低蛋白血症患者。

(2)抗血友病球蛋白浓缩液,适用于血友病患者。

(3)纤维蛋白原,适用于纤维蛋白缺乏和弥散性血管内凝血(DIC)患者。

(三)血型和交叉相容配血试验

1.血型

依据红细胞膜上特异抗原的类型,把人类的血液区分为若干型,称为血型。血型是一种染色体特征,是人体的一种遗传性状,狭义来说是指红细胞抗原的差异,广义来说包括白细胞、血小板等血液各成分抗原的不同。由于相继发现的血型较多,又把多种血型分别归类为血型系统。1995 年国际输血协会认可的红细胞血型系统有 23 个,201 种抗原。临床上主要应用的是 ABO 血型系统和 Rh 血型系统。

(1)ABO 血型系统:根据红细胞膜上是否存在特异抗原 A 与特异抗原 B 而将血液分为 A、B、AB、O 四种血型。另外,在人体的血清中还含与特异抗原相对抗的抗体,分别称抗 A 抗体和抗 B 抗体,见表 1-3-4。

表 1-3-4 ABO 血型系统

血型	红细胞内抗原	血清中抗体
A	A	抗 B
B	B	抗 A
AB	A、B	无
O	无	抗 A、抗 B

(2)Rh 血型系统:人类红细胞除含 A、B 抗原外,还有 C、c、D、d、E、e 六种抗原,其中 D 抗原的抗原性最强。Rh 血型是以 D 抗原存在与否来表示 Rh 阳性或阴性,即红细胞上有 D 抗原者称为 Rh 阳性,反之称为 Rh 阴性。汉族人中 99% 的人为 Rh 阳性,Rh 阴性者不足 1%,但在

我国一些少数民族中 Rh 阴性者占 1%～7%不等,白种人更高。Rh 阴性者输入 Rh 阳性者血液或 Rh 阳性胎儿的红细胞从胎盘进入 Rh 阴性的母体,就会使 Rh 阴性者产生抗 Rh 抗体,当再次输入 Rh 阳性血液时,就会出现不同程度的溶血反应。

2.交叉配血试验

交叉配血试验的目的在于检查受血者与献血者之间有无不相合抗体。输血前虽已验明供血者与受血者的 ABO 血型相同,为确保输血安全,在确定输血前仍需再做交叉相容配血试验以检查受血者血清中有无破坏供血者红细胞的抗体。

(1)直接交叉相容配血试验:用受血者血清和供血者红细胞进行配合试验,检查受血者血清中有无破坏供血者红细胞的抗体,其结果绝对不可有凝集或溶血现象。

(2)间接交叉相容配血试验:用供血者血清和受血者红细胞交叉配合,检查输入血液的血浆中有无能破坏受血者红细胞的抗体。其结果绝对不可有凝集或溶血现象。

(四)静脉输血法

1.准备

(1)间接输血法:一次性输血器一套(莫非式滴管内有过滤网,以过滤凝血块)、生理盐水、血液制品,其他同静脉输液法。

(2)直接输血法无菌治疗盘内置 50mL 注射器数副、9 号针头、4%枸橼酸钠生理盐水,其他同静脉注射用物。

2.实施

(1)输血前血液的准备

①备血根据医嘱抽取血标本,与已填写好的输血申请单一起送血库做血型鉴定和交叉配血试验。输入全血、红细胞、白细胞、血小板制品均须做血型鉴定和交叉配血试验。输入血浆只需做血型鉴定。

②取血间接输血法凭取血单到血库取血,与血库人员共同进行"三查""八对":"三查"即检查血液制品的有效期、血制品的质量及输血装置是否完好;"八对"即核对患者的床号、姓名、住院号、血袋(瓶)号、血型、交叉配血试验结果、血液制品种类和剂量。核对无误后,在交叉配血试验单上签名。

③取血后为保证血液制品质量,取血后血液制品勿剧烈震荡,以免红细胞被大量破坏引起溶血。血液制品应在室温中放置 15～20 分钟后再输入,但不能加温,以防血浆蛋白凝固变性;输血液制品时血液制品中不可加任何药物,以防其变质。

正常库存血液:静置后分两层,上层为血浆呈半透明、淡黄色;下层为红细胞呈均匀的暗红色。两者之间界限清晰,无血凝块。若血液质量发生改变,如血浆变红或混浊、红细胞呈紫红色、两者之间界限不清晰或有明显凝血块时,这种血液不能用。

④输血前输血前须与另一名护士再次进行核对,确定无误后方可输入。

(2)操作步骤及要点

①间接输血法:间接输血法操作程序见表 1-3-5,将已备好的血液制品按静脉输液法输入,目前常采用密闭式输血法。

表 1-3-5　间接输血法

操作程序	要点与说明
1.准备	护士:着装整洁,洗手,戴口罩 环境:清洁、宽敞、安静,温度适宜 用物:备齐,放置合理
2.核对解释	将用物携至患者床旁,核对床号、姓名,向患者解释输血的目的
3.输入液体	按密闭式静脉输液法输入少量生理盐水
4.再次查对	"三查""八对",确保输血准确无误
5.消毒插管	轻轻摇匀血液,用 2%碘酊和 70%乙醇消毒储血袋上塑料管和橡胶套管,从生理盐水瓶上拔出输血器针头后插入血袋消毒部,将血袋倒挂在输液架上 血液内不得加入其他药品,并避免和其他溶液相混,以防血液变质
6.调节滴速	开始输入血液速度宜慢,开始 15 分钟内,每分钟不超过 20 滴,若无不良反应,则按病情调节速度 成人一般调至 40～60 滴/分,儿童酌减,对年老体弱、严重贫血、心衰患者,速度宜慢。并向患者和家属交代输血注意事项 将呼叫器放在易取处,嘱患者如有不适及时呼叫
7.输入生理盐水	输两人以上血液时需输入少量生理盐水,以冲洗输血管道;或输血完毕输入少量生理盐水,以使输血器内的血液全部输入机体内
8.拔针整理	输血完毕拔针,安置患者于舒适卧位,整理床单位,清理用物
9.记录	做好输血记录(输血时间、种类、量、血型、血袋号、有无输血反应等)。血袋保存 24 小时

②直接输血法供血员的血液抽出后立即输入受血者体内。常用于婴幼儿少量输血或急需输血而又无血库时。

a.每副 50mL 注射器抽吸 4%枸橼酸钠生理盐水 5mL 备用。

b.供血者和患者分别平卧于床上,暴露一侧手臂,并做好解释工作。

c.常规消毒两者皮肤,从供血者静脉内抽出血液,用静脉注射法直接输给患者。此过程由三位护士协同操作,即一人抽血,一人传递,一人输注给患者。如连续进行注射,在更换注射器时不需拔出针头,仅用手指压患者穿刺静脉部位前端,以减少出血。

d.输血结束,拔出针头,用无菌纱布按压穿刺点止血。

③自体输血:自体输血通常是指收集患者自身血液或在手术中收集患者自体失去的未被污染的血液,再回输给同一患者体内的方法,即输回自己的血液。自体输血有三种形式,包括术前预存自体血、术前稀释血液和术中自身回输。

a.术前预存自体血术前预存自体血即手术前抽取患者的血液,在血库低温下保存,待手术时再输还给患者。符合条件的择期手术患者,在术前 2～3 周内,每周或隔周采血一次,最后一次采血应在手术前 3 天,以利于机体恢复正常的血浆蛋白水平,在手术时或急需时再输给患者。一次采血量不超过总血量的 12%,采血量为总血量的 10%以下时,如患者无脱水,不需补充任何液体,如达到 12%,可补充晶体溶液。血液保存时间不宜超过 10 天。

b.术前血液稀释采血法手术前自体采血后,再输入晶体或胶体溶液,使患者血容量保持不变,但血液处于稀释状态,减少术中红细胞损失,采取的血液可在术中或术后输给患者。其目的是稀释血液,使术中失血时实际丢失的红细胞及其他成分相应减少。

c.术中自身输血法在手术中收集血液,采用自体输血装置,抗凝和过滤后再将血液回输给患者。多用于脾脏破裂、输卵管破裂,血液流入腹腔16小时内,无污染或无凝血者。自体失血回输的总量应限制在3500mL以内,大量回输自体血时,应适当补充新鲜血浆和血小板。

（3）输血的注意事项

①根据输血申请单采集血标本,一次只为一位患者采集。禁止同时采集两位以上患者的血标本,以避免差错。

②充分认识安全输血的重要性,严格执行查对制度和操作程序,输血前须经两人核对无误后方可输入。

③若用库存血,必须认真检查库存血的质量。

④输入血液内不得随意加入其他药品,如钙剂、酸性或碱性药物、高渗或低渗溶液,以防血液变质。

⑤加强输血过程中的观察,特别是输血开始后10~15分钟内,耐心听取患者主诉,如发现输血反应立即报告医生配合处理,并保留余血以供检查分析原因。

3.评价

（1）严格执行无菌操作和查对制度。

（2）操作规范,静脉穿刺一次成功,局部无肿胀、疼痛,未出现输血反应。

（3）治疗性沟通有效,患者有安全感,能够配合。

（五）常见的输血反应及护理

输血具有一定的危险性,会引起输血反应或并发症,严重时可危及患者生命,必须尽力防治。因此在输血过程中,护理人员必须密切观察患者病情,掌握各种输血反应的临床表现和防治措施,及时提供正确的护理指导。常见的输血反应有以下几种。

1.发热反应

发热反应是输血中最常见的反应。

（1）原因:发热反应是由输入致热源引起的。如:血液保养液或输血用具被致热源污染;违反无菌操作原则,血液制品被污染;多次输血受血者体内产生白细胞抗体、血小板抗体而致免疫反应等因素有关。

（2）症状:症状常在输血过程中或输血后1~2小时内发生。初起畏寒、寒战,继之体温升高至39℃以上,持续时间不等,可伴有头痛、恶心、呕吐等症状,但全身麻醉患者反应可不明显。症状持续1~2小时后缓解。

（3）护理指导

①反应轻者,减慢滴数,可减轻症状;反应重者,暂停输血,给予生理盐水输入,保持静脉通路,密切观察生命体征,每半小时测量一次体温,直至病情平稳。

②通知医生,对症处理,寒战者给予保暖,高热者给予物理降温并给予相应生活护理。

③必要时按医嘱给予解热镇痛药或抗过敏药,如盐酸异丙嗪或盐酸肾上腺素等。

(4)预防:有效清除致热源,严格管理血液保养液和输血用具,输血过程中严格执行无菌技术操作,防止污染。

2.过敏反应

(1)原因:患者是过敏体质,输入的血液中含有使患者致敏的物质(蛋白质、药物),使患者过敏;多次输血使患者机体产生过敏性抗体,当再次输血时,抗原、抗体互相作用产生过敏反应;供血者变态反应性抗体随血液输入受血者体内,患者一旦与相应的抗原接触.即发生过敏反应。

(2)症状:大多数患者在输血后期或即将结束时发生。表现轻重不一,轻者为皮肤瘙痒、荨麻疹、轻度血管神经性水肿(主要表现为眼睑、口唇水肿);重者可有喉头水肿、支气管痉挛、呼吸困难,甚至过敏性休克。

(3)护理指导

①发生过敏反应时,反应轻者减慢输血速度,继续观察;反应重者立即停止输血,保留静脉通路,通知医生。

②遵医嘱皮下注射0.1%盐酸肾上腺素0.5~1mL,抗过敏药物和激素等,如异丙嗪、氢化可的松和地塞米松等。

③呼吸困难者给予氧气吸入,严重喉头水肿时配合医生进行气管切开术;循环衰竭患者应给予抗休克治疗。

④保留剩余血液送检。

(4)预防:勿选用有过敏史的供血者,供血者献血前4小时不宜进食高蛋白质和高脂肪食物,宜用清淡饮食或糖水;有过敏史的患者在输血前给予抗过敏药物。

3.溶血反应

溶血反应是指输入的红细胞和受血者的红细胞发生异常破坏而引起的一系列临床反应,是最严重的一种输血反应,可分为血管内溶血和血管外溶血。

(1)原因

①输入异型血:供血者和受血者ABO血型不符,造成血管内溶血,一般输入10~15mL异型血,即可发生溶血反应症状。

②输入变质血:液输血前红细胞已变质溶解,如血液储存过久,保存温度不当,过度震荡或加热,加入高渗或低渗药物,血液受细菌污染等而致红细胞大量破坏。

③Rh因子所致溶血(血管外溶血):大多数是由Rh血型系统中的D抗原与其相应的抗体所致,使红细胞破裂,释放出游离血红蛋白转化为胆红素,循环至肝脏后分解,通过消化道排出体外。Rh因子不合引起的溶血反应发生较慢,一般在输血后1~2小时发生,也可延迟至6~7天后出现症状。症状较轻者,有轻度发热伴乏力、血胆红素升高,对此种患者应查明原因,尽量避免再次输入Rh血型不合的血液。

(2)症状:患者溶血反应症状表现有轻有重,反应轻者与发热反应相似;反应重者可在输入异型血10~15mL,约5分钟后产生症状,死亡率极高,其临产床表现分为以下三个阶段。

①第一阶段:由于患者血浆中的抗体和输入血中红细胞的抗原产生变态反应使红细胞凝集成团,阻塞部分小血管,从而引起头部胀痛、四肢麻木、腰背部剧烈疼痛和心前区压迫感等

症状。

②第二阶段:由于凝集的红细胞发生溶解,大量血红蛋白散布到血浆中所致。可产生黄疸和血红蛋白尿,即尿呈酱油色,同时伴以寒战、高热、呼吸急促和血压下降等休克症状。

③第三阶段:由于大量溶解的血红蛋白从血浆进入肾小管,遇酸性物质变成结晶体,使肾小管阻塞;血红蛋白的分解产物,又引起肾小管内皮细胞缺血、缺氧,坏死脱落而造成肾小管阻塞。患者可出现少尿、无尿等急性肾功能衰竭症状,严重时可导致患者死亡。可伴有出血倾向:红细胞被破坏后,可释放凝血物质,从而引起弥散性血管内凝血,消耗血小板和凝血因子所致。

(3)护理指导

①出现症状立即停止输血、维持静脉通路,迅速通知医生进行紧急抢救,保留剩余血液和患者血标本送化验室重新做血型鉴定和交叉配血实验。

②对休克患者,给予抗休克治疗,如给予氧气吸入、遵医嘱输入升压药物和其他抗休克药物。

③保护肾脏,双侧腰部封闭,并用热水袋敷双侧肾区,以解除肾小管痉挛。碱化尿液,遵医嘱给予 5%碳酸氢钠溶液静脉滴入,以减少血红蛋白在肾小管形成结晶。

④密切观察生命体征及尿量,并及时记录。

⑤对尿少、无尿者,按急性肾功能衰竭护理,控制入水量,纠正水、电解质紊乱,必要时进行血液透析或腹膜透析治疗。

⑥换血疗法,去除循环血液内不合的红细胞、有害物质和抗原-抗体复合物。

⑦给予抗生素以控制感染。

(4)预防:加强工作责任心,认真做好输血前的血型鉴定和交叉配血实验,输血前严格执行查对制度和操作规程,杜绝差错事故的发生。按规定要求保存血液,以防血液变质。

4.大量输血后反应

一般在 24 小时内紧急输血量大于或相当于患者总血容量,常见有循环负荷过重(肺水肿)、出血倾向、枸橼酸钠中毒反应等。

(1)循环负荷过重(肺水肿):原因、症状、护理指导、预防同静脉输液反应。

(2)出血倾向

①原因:出血倾向常与长期反复输入库存血液或短时间内大量输入库存血液有关。因为库存血液中血小板已基本破坏,凝血因子减少而引起出血。

②症状表现为皮肤黏膜淤点或瘀斑 ,穿刺部位可见大块瘀血斑或手术伤口渗血等。

③护理指导:a.应密切观察患者意识、血压、脉搏变化,注意皮肤、黏膜或手术伤口有无出血。b.根据医嘱每输 3~5 个单位的库存血后,补充输入新鲜血或血小板悬液 1 个单位,以补充足够的血小板和凝血因子。

(3)枸橼酸钠中毒反应

①原因:枸橼酸钠中毒反应常与大量输血后血钙下降有关,由于大量输血随之输入大量枸橼酸钠,如肝功能不全患者,枸橼酸钠尚未氧化时即和血中游离钙结合而使血钙下降,以致凝血功能障碍,毛细血管张力减低,血管收缩不良和心肌收缩无力等。

②症状:表现为手足搐搦、出血倾向、血压下降、心率缓慢,甚至心跳骤停。

③护理指导:a.严密观察患者反应。b.输库血 1000mL 以上时,须按医嘱静脉注射 10%葡萄糖酸钙溶液或氯化钙溶液 10mL,以补充钙离子。

5.其他

输血反应还有空气栓塞、细菌污染反应以及因输血传染的疾病(如病毒性肝炎、疟疾、艾滋病及梅毒等)。严格地把握采血、储血和输血操作的各个环节,是预防上述输血反应的关键措施。

第二章　神经内科护理

第一节　概述

神经系统是机体的主导系统。其由脑和脊髓及其与之相连的脑神经、脊神经组成。通过直接或间接地调节体内各器官、组织和细胞的活动,使机体成为一个统一的整体,并使机体与内、外环境相适应。

一、神经系统的区分

神经系统通常分为中枢神经系统和周围神经系统两部分。中枢神经系统包括脑和脊髓,分别位于颅腔和椎管内;周围神经系统包括脑神经和脊神经。根据周围神经系统在各器官、系统中的不同分布,又可分为躯体神经和内脏神经。

二、神经系统的活动方式

神经系统的基本活动方式是反射。反射是神经系统对内、外环境的刺激所做出的反应,其结构基础为反射弧。反射弧由感受器、传入(感觉)神经、中枢神经、传出(运动)神经和效应器五部分组成。

三、神经系统的组成

神经系统主要由神经组织组成,神经组织由神经细胞和神经胶质细胞组成。神经细胞是神经系统的结构和功能单位,亦称神经元,能接受刺激、整合信息和传导神经冲动;神经胶质细胞对神经元起着支持、保护和提供营养等作用。

(一)神经元

1.神经元的形态结构

神经元由胞体和突起两部分组成。胞体包括细胞膜、细胞质和细胞核三部分,突起分树突和轴突。

(1)胞体:胞体是神经元的营养和代谢中心,形态多样,有圆形、锥体形、梭形等。

①细胞膜:具有接受刺激和传导神经冲动的功能。

②细胞质:除一般细胞器外,还有尼氏体和神经元纤维两种特有的结构。尼氏体在光镜下为嗜碱性斑状或细颗粒,轴丘处无尼氏体;在电镜下为发达的粗面内质网和游离核糖体。这表

明神经元具有活跃的合成蛋白质的功能,它能合成酶、神经递质及一些分泌性蛋白质。神经元纤维呈细丝状,交错排列成网,并伸入到树突和轴突内。它构成了神经元的细胞骨架,并参与神经元内营养物质、神经递质及离子的运输。

③细胞核:大而圆,位于细胞中央,核仁明显。

(2)突起:胞体局部细胞膜和细胞质向表面伸展形成突起,分为树突和轴突两种。

①树突:每个神经元有一个至多个树突,较粗短,形如树枝状,树突的功能主要是扩大了神经元接受刺激的表面积。

②轴突:每个神经元只有一个轴突,细而长,长者可达 1m 以上。胞体发出轴突的部位有一圆锥状浅染区,称轴丘,该区及轴突内无尼氏体。轴突的功能主要是向另一个神经元或肌细胞或腺细胞传导神经冲动和释放神经递质。

2.神经元的分类

(1)按神经元突起的数量分类

①多极神经元:从胞体发出一个轴突和多个树突。

②双极神经元:从胞体两端分别发出一个树突和一个轴突。

③假单极神经元:从胞体发生一个突起,在离胞体不远处再分为两支,一支进入中枢神经系统,称为中枢突;另一支分布到其他组织或器官中,称为周围突。

(2)按神经元的功能分类

①感觉神经元:又称传入神经元,多为假单极神经元,分布于脑、脊神经节内。

②中间神经元:又称联络神经元,主要为多极神经元,介于感觉神经元和运动神经元之间。

③运动神经元:又称传出神经元,多为多极神经元,主要分布于大脑皮质和脊髓前角。

(二)突触

神经元与神经元之间或神经元与非神经元(肌细胞、腺细胞)之间传递信息的细胞连接称为突触。

1.突触的类型

突触可分为电突触和化学性突触两类。电突触实为缝隙连接。化学性突触利用神经递质作为传递信息的媒介,是最常见的一种连接方式。

2.化学性突触的结构

电镜下,化学性突触由突触前膜、突触间隙和突触后膜三部分构成。

(1)突触前膜:突触前膜是轴突终末与另一个神经元或非神经元相接触处胞膜特化增厚的部分,其内含有大量的突触小泡,突触小泡内含神经递质。

(2)突触间隙:突触间隙是位于突触前膜与突触后膜之间的狭小间隙。

(3)突触后膜:突触后膜是与突触前膜相对应的细胞体胞膜特化增厚的部分。突触后膜上有特异性神经递质的受体。

(三)神经胶质细胞

1.中枢神经系统的神经胶质细胞

中枢神经系统的神经胶质细胞有四种。

(1)星形胶质细胞:其末端扩大形成脚板,在脑和脊髓的表面形成胶质膜,或贴附于毛细血管壁上构成血脑屏障的胶质膜。

（2）少突胶质细胞：胞体突起少,形成中枢神经系统有髓神经纤维的髓鞘。

（3）小胶质细胞：小胶质细胞是体积最小的神经胶质细胞,具有吞噬功能。

（4）室管膜细胞：室管膜细胞是衬在脑室和脊髓中央管腔面的一层神经胶质细胞。

2.周围神经系统的神经胶质细胞

神经膜细胞,又称施万细胞,是包绕在轴突周围的神经胶质细胞,可以形成周围神经系统有髓神经纤维的髓鞘。

（四）神经纤维

神经纤维由神经元的长突起和包绕在其外的神经胶质细胞共同构成。根据神经纤维有无髓鞘可分为有髓神经纤维和无髓神经纤维两种。

1.有髓神经纤维

施万细胞或少突胶质细胞同心圆包绕轴突,形成髓鞘。髓鞘呈节段性,相邻节段间有一无髓鞘的狭窄处,称神经纤维节,又称郎飞结。

2.无髓神经纤维

在神经元突起周围仅有一层神经膜,没有髓鞘和神经纤维节。

（五）神经末梢

神经末梢是神经纤维终止于其他组织和器官的终末部分,根据功能的不同,可分为感觉神经末梢和运动神经末梢两类。

1.感觉神经末梢

感觉神经末梢是感觉神经元(假单极神经元)周围突的末端,它分布到皮肤、肌肉、内脏器官及血管等处共同构成感受器。能接受体内、外各种刺激,并把刺激转化为神经冲动,通过感觉神经纤维传至中枢从而产生感觉。按其形态结构分为两型：

（1）游离神经末梢：为较细的有髓或无髓神经纤维的终末反复分支而成。多分布于上皮组织和结缔组织内,能感受冷、热和痛的刺激。

（2）有被囊神经末梢：种类很多,但在神经末梢的外面都有结缔组织被囊包裹。如感受触觉的触觉小体,感受压觉的环层小体,分布于骨骼肌内能感受肌纤维伸缩、肌张力变化的肌梭等。

2.运动神经末梢

运动神经末梢是运动神经元的轴突在肌组织和腺体的终末结构,支配肌的活动和调节腺细胞的分泌,亦称效应器。可分为两种类型。

（1）躯体运动神经末梢是支配骨骼肌的运动神经末梢,又称为运动终板或神经肌连接,属于化学性突触结构。

（2）内脏运动神经末梢分布于心肌、内脏及血管的平滑肌和腺体等处。

（六）血脑屏障

血脑屏障位于中枢神经系统毛细血管的血液与脑组织之间,其结构是：①连续毛细血管内皮及其细胞间的紧密连接；②毛细血管基膜；③胶质膜(毛细血管基膜外星形胶质细胞的细胞膜)。血脑屏障可阻止血液中的有害物质和大分子物质进入脑组织,从而维持脑组织内环境的相对稳定。

第二节　脑梗死

脑梗死是指脑部血液供应障碍导致脑组织缺血缺氧,出现相应神经功能缺损。脑梗死的发生率为110/10万人,占全部脑卒中的60%~70%。脑梗死在临床上常见的有脑血栓形成、脑栓塞、腔隙性脑梗死等类型。脑血栓形成是缺血性脑血管病中最常见的类型,其中以动脉粥样硬化性血栓性脑梗死最多见。由于供应脑的动脉因动脉粥样硬化等自身病变使管腔狭窄、闭塞,或在狭窄的基础上形成血栓,造成脑局部急性血流中断,缺血、缺氧、软化、坏死,出现相应的神经系统症状,常出现偏瘫、失语等。

一、病因与发病机制

1.病因

脑血栓形成的常见病因是动脉粥样硬化和动脉炎。脑栓塞按栓子来源不同可分为心源性、非心源性和来源不明三类,其中60%~75%的栓子来源是心源性,如心房纤颤时附壁血栓脱落形成的栓子、心肌梗死形成的附壁血栓、心脏外科手术体外循环产生的栓子等。

2.发病机制

引起脑梗死的发病机制是供应脑部血液的颅内或颅外动脉发生闭塞性病变,而侧支循环未能及时建立,局部脑组织的代谢需要超过可能得到的血液供应。

二、临床表现

1.一般特点

本病多见于50~60岁以上患有动脉粥样硬化者,常伴有高血压、冠心病或糖尿病。多于静态发病,约25%患者病前有一过性脑缺血发作(TIA)病史;多数病例的症状于发病数小时,甚至1~2日达高峰,通常无意识障碍,生命体征平稳,仅当大面积梗死或基底动脉闭塞、病情严重时,表现深昏迷,甚至出现脑疝而引起死亡。

2.临床表现

患者可有如下症状和体征:①原因不明的突发剧烈头痛;②眩晕、失去平衡或协调性;③恶心、呕吐;④一侧脸部、手臂或腿突然乏力或麻木;⑤不同程度的意识障碍,如嗜睡、昏睡、浅昏迷、深昏迷;⑥双侧瞳孔不等大;⑦说话或理解有困难;⑧偏瘫;⑨吞咽困难或流涎。

(1)颈内动脉血栓:临床表现复杂多样,如侧支循环代偿良好可全无症状;如出现症状,表现形式可为反复发作的TIA型、慢性进展性卒中型或急性卒中型。临床表现可有同侧霍纳综合征、对侧偏瘫、偏身感觉障碍、双眼对侧同向性偏盲,优势半球受累时可有失语,少数严重者可伴有颅内压增高及昏迷。检查时,可发现患侧颈动脉搏动减弱或消失,局部听诊有收缩期杂音。

(2)大脑中动脉血栓:大脑中动脉主干闭塞时出现对侧偏瘫、偏身感觉障碍和同向性偏盲,优势半球受累还可出现失语。由于梗死面积大,症状严重者可引起颅内压增高、昏迷、脑疝,甚至死亡;若仅为皮质支闭塞时,表现为对侧偏瘫及偏身感觉障碍;而深穿支闭塞更为常见,表现为对侧偏瘫重,一般无感觉障碍及偏盲,优势半球受损时可有失语。

（3）大脑前动脉血栓:主干闭塞时可产生对侧下肢运动障碍及感觉障碍,可伴小便控制失调;深穿支闭塞时常出现对侧中枢性面、舌及上肢瘫痪。

（4）椎-基底动脉系统血栓:闭塞时常出现眩晕、眼球震颤、耳鸣、复视、构音障碍、吞咽困难、共济失调等症状;基底动脉主干闭塞时可引起四肢瘫、延髓麻痹及高热、昏迷等,常迅速死亡。

（5）小脑下后动脉血栓:表现为突然眩晕、恶心、呕吐、眼球震颤、病变侧的舌咽及迷走神经麻痹、霍纳综合征、小脑性共济失调、同侧面部及对侧半身痛觉障碍,称为延髓背外侧综合征。

（6）大脑后动脉血栓:主干闭塞时临床症状有对侧偏盲、偏瘫及偏身感觉障碍、丘脑综合征,优势半球受累可有失读。

三、辅助检查

（1）血液检查:血小板、凝血功能、血糖等可有轻度异常。

（2）头颅 CT:通常发病 24 小时后可显示脑实质内低密度影,可以直观地显示脑梗死的范围、部位、血管分布、有无出血、陈旧和新鲜梗死灶。但是对超早期缺血性病变和皮质或皮质下小的梗死灶不敏感,对后颅窝的脑干和小脑梗死亦难检出。

（3）头颅 MRI:标准 MRI 敏感性大大优于 CT,但对发病几个小时内的脑梗死不敏感;弥散加权成像可以更早显示缺血组织的大小、部位、数目,早期梗死诊断敏感性达 88%～100%,特异性达 95%～100%。

四、治疗

急诊的救治原则是保持呼吸道通畅,维持生命体征、减轻和控制脑水肿,预防和治疗各种并发症。主要目的是挽救患者生命,降低病残率,防止复发。

1.脑血栓形成的急诊处理

（1）早期溶栓:急性期早期溶栓治疗再通可以降低死亡率、致残率,保护神经功能。

①动脉溶栓治疗:对大脑中动脉等大动脉闭塞引起的严重卒中患者,可在数字减影血管造影（DSA）直视下进行动脉溶栓治疗。

②静脉溶栓治疗适应证:a.年龄 18～80 岁;b.临床明确诊断为缺血性卒中,并造成明确的神经功能障碍;c.症状开始出现至静脉干预时间<3 小时;d.卒中症状持续至少 30 分钟,且治疗前无明显改善;e.患者或家属对静脉溶栓的风险/收益知情同意。

禁忌证:a.CT 证实颅内出血;b.近 3 个月内有颅内手术、脑卒中或脑外伤史,3 周内有胃肠道或泌尿系统出血史,2 周内有外科手术史,1 周内有腰穿或动脉穿刺史;c.有出血或出血倾向者;d.血糖<2.7mmol/L,血压≥180/110mmHg;e.CT 显示低密度范围超过 1/3 大脑中动脉供血区。

并发症:梗死灶继发性出血或身体其他部位出血。

（2）抗血小板治疗：未行溶栓的急性脑梗死患者可在 48 小时之内应用抗血小板聚集药，如阿司匹林和氯吡格雷，降低死亡率与复发率。但在溶栓后 24 小时内不应使用。

（3）抗凝治疗：主要包括肝素、低分子肝素和华法林。一般不推荐急性缺血性卒中后应用。

（4）神经保护治疗：脑保护剂包括自由基清除剂、阿片受体阻滞剂、钙通道阻滞剂等，可降低脑代谢、减轻缺血性脑损伤。此外，早期应用头部或全身亚低温治疗也可降低脑代谢和脑耗氧量，减轻神经元损伤。

（5）对症治疗：处理并发症，如高血压、高血糖、脑水肿及心、肾功能不全等。

2.脑栓塞的急诊处理

主要是针对脑部病变和引起栓塞的原发病的两方面进行救护。脑部病变的救护与脑血栓形成相似，原发病的治疗主要在于消除栓子的来源，防止脑栓塞复发。

五、护理指导

1.基础护理

保持床单位清洁、干燥、平整；患者需在床上大小便时为其提供隐蔽、方便的环境，指导患者学会和配合使用便器；协助定时翻身、叩背；每天温水擦浴 1～2 次，大小便失禁者及时擦洗，保持会阴部清洁；鼓励患者摄取充足的水分和均衡的饮食，饮水呛咳或吞咽困难者遵医嘱予鼻饲；保持口腔清洁，鼻饲或生活不能自理者协助口腔护理；养成定时排便的习惯，便秘者可适当运动或按摩下腹部，必要时遵医嘱使用缓泻药；协助患者洗漱、进食、沐浴和穿脱衣服等。

患者卧床时上好床栏，走廊、厕所要装扶手，方便患者坐起、扶行；地面保持平整，防湿、防滑；呼叫器和经常使用的物品置于床头患者伸手可及处；患者穿防滑软底鞋，衣着宽松；行走不稳或步态不稳者有专人陪伴，选用三角手杖等辅助工具。

告知患者不要自行使用热水瓶或用热水袋取暖。

2.疾病护理

观察意识、瞳孔、生命体征的变化；观察有无头痛、眩晕、恶心、呕吐等症状以及偏瘫、失语等神经系统体征的变化；观察有无癫痫发作，记录发作的部位、形式、持续时间；观察有无呕血或黑便。

（1）正确摆放患者的良肢位，并协助体位变换以抑制患侧痉挛；加强患侧刺激以减轻患侧忽视；所有护理工作及操作均在患者患侧进行，床头柜置于患侧，与患者交谈时在患者患侧进行，引导患者将头转向患侧；根据病情指导患者进行床上运动训练：如 Bobath 握手、桥式运动、关节被动运动、坐起训练；恢复期可指导患者进行转移动作训练、坐位训练、站立训练、步行训练、平衡共济训练、日常生活活动训练等；患者吞咽困难，不能进食时遵医嘱鼻饲流食，并做好胃管的护理；饮水呛咳的患者选择半流或糊状食物，进食时保持坐位或半坐位，进餐时避免分散患者注意力；如果患者出现呛咳、误吸或呕吐，立即让患者取头侧位，及时清除口鼻分泌物和呕吐物，预防窒息和吸入性肺炎。

（2）失语或构音障碍的患者应鼓励其采取不同方式向医护人员或家属表达自己的需要，可借助卡片、笔、本、图片、表情或手势等进行简单有效的交流；运动性失语者尽量提一些简单的问题让患者回答"是""否"或点头、摇头表示，与患者交流时语速要慢；感觉性失语的患者与其交流时应减少外来干扰，避免患者精神分散；听力障碍的患者可利用实物或图片与其交流；对于有一定文化，无书写障碍的患者可用文字书写法进行交流；护士可以配合语言治疗师指导患者进行语言训练。

3.用药护理

使用溶栓抗凝药物时应严格把握药物剂量，密切观察意识和血压变化，定期进行神经功能评估，监测出凝血时间、凝血酶原时间，观察有无皮肤及消化道出血倾向，有无头痛、急性血压升高、恶心、呕吐和颅内出血的症状；有无栓子脱落引起的小栓塞，如肠系膜上动脉栓塞可引起腹痛，下肢静脉栓塞可出现皮肤肿胀、发红及肢体疼痛、功能障碍等；使用钙通道阻滞药如尼莫地平时，因能产生明显的扩血管作用，可导致患者头部胀痛、颜面部发红、血压降低等，应监测血压变化，控制输液滴速，一般小于每分钟 30 滴，告知患者和家属不要随意自行调节输液速度；使用低分子右旋糖酐时应密切观察有无发热、皮疹甚至过敏性休克的发生。

4.心理护理

大脑左前半球受损可以导致抑郁，加之由于沟通障碍，肢体功能恢复的过程长，日常生活依赖他人照顾，如果缺少家庭和社会支持，患者可能产生焦虑或抑郁，而焦虑和抑郁情绪阻碍了患者的有效康复，从而严重影响患者的生活质量。因此应重视对精神情绪变化的监控，提高对抑郁、焦虑状态的认识，及时发现患者的心理问题，进行针对性心理治疗（解释、安慰、鼓励、保证等），以消除患者思想顾虑，稳定情绪，增强战胜疾病的信心。

5.健康指导

①疾病知识和康复指导：指导患者和家属了解本病的基本病因、主要危险因素和危害，告知本病的早期症状和就诊时机，掌握本病的康复治疗知识与自我护理方法，帮助分析和消除不利于疾病康复的因素，落实康复计划；鼓励患者树立信心，克服急于求成心理，循序渐进，坚持锻炼，增强自我照顾的能力；鼓励家属关心体贴患者，给予精神支持和生活照顾，但要避免养成患者的依赖心理。

②合理饮食：进食高蛋白、低盐低脂、低热量的清淡饮食，多吃新鲜蔬菜、水果、谷类、鱼类和豆类，戒烟、限酒。

③日常生活指导：适当运动，如慢跑、散步等，每天 30 分钟以上，合理休息和娱乐；日常生活不要依赖他人，尽量做力所能及的家务；患者起床、坐起或低头系鞋带等体位变换时动作宜缓慢，转头不宜过猛过急，洗澡时间不宜过长，平时外出时有人陪伴，防止跌倒；气候变化时注意保暖，防止感冒。

④预防复发：遵医嘱正确服用降压、降糖和降脂药物；定期门诊检查，了解血压、血糖、血脂和心功能情况，预防并发症和脑卒中复发。当患者出现头晕、头痛、一侧肢体麻木无力、讲话吐词不清或进食呛咳、发热、外伤时应及时就诊。

第三节　脑出血

脑出血系指原发性非外伤性脑实质出血,占急性脑血管病的 20%~30%。年发病率 60~80/10 万人口,急性期病死率为 30%~40%,是急性脑血管病变中死亡率最高的。

一、病因及发病机制

1.高血压并发细、小动脉硬化

高血压并发细、小动脉硬化是脑出血最常见原因。细小动脉变性增厚、玻璃样变以及微小动脉瘤形成等病理变化是其脑出血的病理基础。

2.颅内动脉瘤

主要是先天性动脉瘤。动脉瘤经血流旋涡和血压的冲击,常使其顶端增大、破裂。

3.脑血管畸形

因血管壁发育异常,常较易出血。

4.其他

脑动脉炎、脑底异常血管网症、血液病、抗凝及溶栓治疗等。

二、临床表现

起病突然,病情发展迅速,大多数在情绪紧张、兴奋、活动、排便、用力时发病,数分钟至数小时内病情发展至高峰。主要表现为头痛、呕吐、偏瘫、失语、意识障碍、大小便失禁等,血压常明显升高。由于出血部位和出血量不同,临床表现各异,分述如下。

1.壳核出血

最常见,占脑出血的 50%~60%。因出血最常累及内囊而表现"三偏征":偏瘫、偏身感觉障碍、偏盲。优势半球出血可有失语。出血量少(<30mL)时,临床症状轻,预后较好;出血量较大(>30mL)时,临床症状重,可出现意识障碍和占位效应,严重者可引起脑疝、甚至死亡。

2.丘脑出血

约占脑出血的 20%。患者常出现丘脑性感觉障碍(对侧偏身深浅感觉减退、感觉过敏或自发性疼痛)、丘脑性失语(言语缓慢而不清、重复语言、发音困难等)、丘脑性痴呆(记忆力和计算力减退、情感障碍等)和眼球运动障碍(眼球向上注视麻痹等)。出血侵及内囊可出现对侧肢体瘫痪,多为下肢重于上肢。

3.脑干出血

约占脑出血的 10%,绝大多数为脑桥出血。常表现为突然发病,剧烈头痛、眩晕、复视、呕吐、一侧面部麻木等。出血常先从一侧开始,表现力交叉性瘫痪,头和眼转向非出血侧,呈"凝视瘫肢"状。出血量大时多迅速波及两侧,出现双侧面部和肢体瘫痪,双侧病理反射阳性。由于交感神经纤维受损,双侧瞳孔极度缩小,但对光反射存在。严重者由于出血破坏了联系丘脑下部调节体温的纤维出现中枢性高热、呼吸不规则,病情常迅速恶化,多数在 24~48 小时死亡。

4.小脑出血

约占脑出血的10%。常开始为一侧枕部的疼痛、眩晕、呕吐、病侧肢体共济失调,可有脑神经麻痹、眼球震颤、双眼向病变对侧同向凝视,可有肢体瘫痪。

5.脑叶出血

占脑出血的5%~10%。以顶叶出血多见,依次为颞叶、枕叶、额叶,40%为跨叶出血。

(1)顶叶出血:偏瘫较轻,而偏身感觉障碍较重;对侧下象限盲;优势半球出血可出现混合性失语。

(2)颞叶出血:对侧中枢性面舌瘫;对肢体瘫痪以上肢为主;对侧上象限盲;优势半球出血可出现感觉性失语或混合性失语;可有颞叶癫痫、幻嗅、幻视。

(3)枕叶出血:对侧同向性偏盲,可有一过性黑矇和视物变形;多无肢体瘫痪。

(4)额叶出血:前额痛、呕吐、痫性发作、对侧偏瘫、精神障碍,优势半球出血表现运动性失语。

6.脑室出血

占脑出血的3%~5%。表现为突然头痛、呕吐,立即昏迷或昏迷加深;双侧瞳孔缩小,四肢肌张力增高,病理反射阳性,早期出现去大脑强直,脑膜刺激征阳性;常出现丘脑下部受损的症状和体征,如应激性溃疡、消化道出血、中枢性高热、血糖增高、尿崩症等。如出血量少,仅部分脑室出血,表现酷似蛛网膜下腔出血,患者意识清楚或仅有轻度障碍,预后良好。

三、实验室检查

1.CT检查

临床疑诊脑出血是首选CT检查。可明确诊断出血的部位、范围、出血量及是否破入脑室。CT动态观察可发现进展型脑出血。

2.MRI检查

可发现CT不能辨认的脑干或小脑小量出血。

3.DSA检查

可清晰显示异常血管、破裂的血管和部位。

4.腰椎穿刺检查

多为血性脑脊液、压力常增高。已明确诊断的重症脑出血患者,不宜行腰穿检查,以免诱发脑疝。

5.血液检查

血常规、生化检查,有白细胞计数增高、血尿素氮和血糖升高。

6.其他

心电图、X线。

四、治疗

脑出血急性期的主要治疗原则是:控制脑水肿、防止再出血、维持生命功能和防治并发症。

1.控制脑水肿

脑出血后,由于脑实质内突然出现了血肿的占位效应,引起脑室受压,中线结构移位,颅内压急剧增高,可出现脑疝,危及生命。因此,控制脑水肿,降低颅内压是脑出血急性期处理的一个重要环节。根据病情,遵医嘱可选用甘露醇、甘油果糖、呋塞米、白蛋白等治疗。

2.调控血压

由于脑出血后颅内压升高,为保证脑组织供血的代偿性反应,急性期血压常升高,当颅内压下降时血压也会随之下降,故急性期一般不应用降压药。当收缩压超过 200mmHg 或舒张压超过 110mmHg 可适当使用温和的降压药如硫酸镁等。急性期后血压持续过高时可系统地应用降压药。

3.止血药和凝血药

仅用于并发消化道出血或有凝血障碍时,常用药物有 6-氨基己酸、氨甲环酸、酚磺乙胺、巴曲亭等。

4.防治消化道出血

常用奥美拉唑、西咪替丁等药物,对预防和控制应激性溃疡导致的消化道出血有较好的效果。

5.手术治疗

手术宜在发病后 6～24 小时进行。如大脑半球出血量在 30mL 以上或小脑出血量在 10mL 以上,可考虑开颅手术清除血肿或小脑减压术;出血破入脑室可行脑室穿刺引流;脑叶出血也可行颅骨钻孔微创颅内血肿清除术。

6.对症治疗

吸氧、吸痰、保持呼吸道通畅、预防感染,维持水、电解质、酸碱平衡等。

7.早期康复治疗

脑出血病情稳定后宜尽早进行康复治疗。包括:肢体康复、语言康复、吞咽功能康复、心理康复等。有条件者应由专业的康复治疗师进行康复治疗,可有效降低病死率和致残率,改善患者的预后,提高生活质量,缩短住院时间和减少医疗费用,有利于出院后的管理和社区治疗与康复。

五、观察要点

(1)密切观察病情,尤其是生命体征、神志、瞳孔的变化,及早发现脑疝的先兆表现,一旦出现,应立即报告医师及时抢救。

(2)告知药物的作用与用法,注意观察药物的疗效与不良反应,发现异常情况,及时报告医师处理。

六、护理指导

1.常规护理

(1)一般护理:患者绝对卧床休息 4 周,抬高床头 15°～30°,以促进脑部静脉回流,减轻脑水肿;取侧卧位或平卧头侧位,防止呕吐物反流引起误吸。脑出血急性期患者应尽量就地治疗,避免不必要的搬动,并注意保持病房安静,严格限制探视。翻身时,注意保护头部,动作宜轻柔缓慢,以免加重出血,避免咳嗽和用力排便。神经系统症状稳定48～72小时后,患者即可开始早期康复锻炼,但应注意不可过度用力或憋气。恢复期的康复训练不可急于求成,应循序渐进、持之以恒。

(2)饮食护理:急性期患者给予高蛋白、高维生素、高热量饮食,并限制钠盐摄入(<3g/d)。有意识障碍、消化道出血的患者宜禁食24～48小时,然后酌情给予鼻饲流质,如牛奶、豆浆、藕粉、蒸蛋或混合匀浆等,4～5次/日,每次约200mL。恢复期患者应给予清淡、低盐、低脂、适量蛋白质、高维生素食物,戒烟酒,忌暴饮暴食。

(3)心理护理:主动关心患者与家属,耐心介绍病情及预后,消除其紧张焦虑、悲观抑郁等不良情绪,保持患者及家属情绪稳定,积极配合抢救与治疗。

2.专科护理

(1)症状护理

①对神志不清、躁动或有精神症状的患者,床应加护栏,并适当约束,防止跌伤。

②注意保持呼吸道通畅。及时清除口鼻分泌物,协助患者轻拍背部,以促进痰痂的脱落排出,但急性期应避免刺激咳嗽,必要时可给予负压吸痰、吸氧及定时雾化吸入。

③协助患者完成生活护理。按时翻身,保持床单干燥整洁,保持皮肤清洁卫生,预防压疮的发生;如有闭眼障碍的患者,应涂四环素眼膏,并用湿纱布盖眼,保护角膜;昏迷和鼻饲患者应做好口腔护理,2次/日。有尿便失禁的患者,注意及时用温水擦洗外阴及臀部,保持皮肤清洁、干燥。

④有吞咽障碍的患者,喂饭喂水时不宜过急,遇呕吐或反呛时应暂停喂食喂水,防止食物呛入气管引起窒息或吸入性肺炎,对昏迷等不能进食的患者可酌情予以鼻饲流质。

⑤注意保持瘫痪肢体功能位置,防止足下垂,被动运动关节和按摩患肢,防止手足挛缩、变形及神经麻痹,病情稳定后应尽早开始肢体功能锻炼和语言康复训练,以促进神经功能的早日康复。

⑥中枢性高热的患者先行物理降温,如温水擦浴、酒精浴、冰敷等,效果不佳时可给予退热药,并注意监测和记录体温的情况。

(2)用药护理

①颅内高压使用20%甘露醇静脉滴注脱水时,要保证绝对快速输入,20%的甘露醇100～500mL要在15～30分钟内滴完,注意防止药液外漏,并注意尿量与血电解质的变化,尤其应注意有无低血钾发生。患者每日补液量可按尿量加500mL计算,在1500～2000mL以内,如有高热、多汗、呕吐或腹泻者,可适当增加入液量。每日补钠50～70mmol/L,补钾40～50mmol/L。防止低钠血症,以免加重脑水肿。

②严格遵医嘱服用降压药,不可骤停和自行更换,亦不宜同时服用多种降压药,避免血压骤降或过低致脑供血不足。应根据患者的年龄、基础血压、病后血压等情况判定最适血压水平,缓慢降压,不宜使用强降压药(如利舍平)。

③用地塞米松消除脑水肿时,因其易诱发上消化道应激性溃疡,应观察有无呃逆、上腹部

饱胀不适、胃痛、呕血、便血等,注意胃内容物或呕吐物的性状,以及有无黑便;鼻饲流质的患者,注意观察胃液的颜色是否为咖啡色或血性,必要时可做隐血试验检查,如发现异常及时通知医师处理。

④躁动不安的患者可根据病情给予小量镇静、镇痛药;患者有抽搐发作时,可用地西泮静脉缓慢注射或苯妥英钠口服。

3.健康指导

(1)避免情绪激动,去除不安、恐惧、愤怒、抑郁等不良情绪,保持正常心态。

(2)给予低盐低脂、适量蛋白质、富含维生素与纤维素的清淡饮食,多吃蔬菜、水果,少食辛辣刺激性强的食物,戒烟酒。

(3)生活有规律,保持排便通畅,避免排便时用力过度和憋气。

(4)坚持适度锻炼,避免重体力劳动。如坚持做保健体操、慢散步、打太极拳等。

(5)尽量做到日常生活自理,康复训练时注意克服急于求成的心理,做到循序渐进、持之以恒。

(6)定期复查血压、血糖、血脂、血常规等项目,积极治疗原发性高血压、糖尿病、心脏病等原发疾病。如出现头痛、呕吐、肢体麻木无力、进食困难、饮水呛咳等症状时需及时就医。

第三章　消化内科护理

第一节　概述

一、消化系统的解剖和生理功能

（一）消化系统解剖结构

1.食管

食管是连接于口腔、咽和胃的通道，全长 25～30cm。从门齿至食管入口处约 15cm，因此临床上插置胃管时，当胃管下行 15cm 左右时，应嘱患者做吞咽动作以利于胃管顺利进入食管。从门齿至贲门处约 40cm。

2.胃

胃由贲门部、胃底、胃体、幽门部 4 个部分构成，是消化道中最膨大的部分。胃的主要功能包括：暂时贮存食物，通过胃的节律性运动将食物与胃液充分混合，以利于食物在胃内消化，形成食糜，并通过其运动将食糜排入十二指肠。胃的排空时间与饮食成分有关，一般混合性食物胃排空需 4～6 小时。

胃壁分为黏膜层、黏膜下层、肌层和浆膜层（为腹壁脏层），黏膜层含有丰富的腺体，有贲门腺、胃腺和幽门腺 3 种，主要由 3 种细胞组成：

（1）壁细胞：分泌盐酸和内因子。盐酸的作用：①激活胃蛋白酶，并为该酶提供必需的酸性环境；②使蛋白质变性而易于水解；③杀灭随食物进入胃内的细菌；④进入小肠后促进胰液、胆汁和小肠液的分泌；⑤造成小肠的酸性环境，有助于 Fe^{2+}、Ca^{2+} 的吸收。

（2）主细胞：分泌胃蛋白酶原，在盐酸等作用下转变为有活性的胃蛋白酶，后者在酸性较强的环境中能将蛋白质水解成蛋白胨和少量氨基酸等。

（3）黏液细胞：主要分泌碱性黏液，通过中和胃酸，使胃黏膜表面呈中性或偏碱性状态，以防止胃酸和胃蛋白酶对胃黏膜的侵蚀。

（4）G 细胞（在幽门腺）：分泌胃泌素，刺激壁细胞和主细胞分泌。

3.小肠

小肠包括十二指肠、空肠和回肠，全长约 6m。十二指肠分：①球部，是溃疡病的好发部位；②十二指肠乳头，胆总管和胰管的共同开口于此处，称为壶腹部；③横部；④十二指肠空肠曲，是上、下消化道的分界线。小肠的主要功能是消化和吸收。小肠内有十二指肠腺和肠腺两种腺体,分泌的小肠液对食物有消化和促进吸收作用。一般混合性食物在小肠内停留 3～8 小时。

4.结肠

结肠分为盲肠(包括阑尾)、结肠(升结肠、横结肠、降结肠、乙状结肠)和直肠三部分。全长约 1.5m。结肠的主要功能是吸收水分和电解质。结肠内有许多细菌,具有能分解食物残渣和植物纤维的酶,可合成 B 族维生素和维生素 K,分解肠内容物后还可产生乳酸、脂肪酸、胨、硫化氢、吲哚等。食物在结肠内停留 16～19 小时,最终使食物残渣浓缩成粪便而排出。

5.肝、胆

肝脏是人体最大的消化腺,也是一个多功能器官,其主要功能有:①生成胆汁;②是人体进行蛋白质、脂肪和糖代谢的重要器官之一;③参与维生素和激素的合成与代谢;④是人体主要解毒器官,肠道吸收或体内代谢产生的有毒物质,大多由肝脏解毒后随胆汁或尿液排出体外。胆道系统由数级胆管和胆囊构成。胆管主要起运输和排泄胆汁作用,胆囊则主要起浓缩胆汁和调节胆汁流量作用。

6.胰腺

胰腺兼有内分泌和外分泌两种功能。外分泌物主要是胰液,其有机物胰淀粉酶、胰蛋白酶与糜蛋白酶、胰脂肪酶,分别对糖、蛋白质、脂肪的消化和吸收起着十分重要的作用;其无机物主要是碳酸氢盐,可中和进入十二指肠内的胃酸以保护肠黏膜免受强酸的侵蚀,并为小肠内多种消化酶提供最适宜的活动环境(pH 值为 7～8)。胰腺的内分泌功能主要是指胰岛 A、B 和 D 细胞所分泌的胰高血糖素、胰岛素、生长抑素,分别升高、降低血糖及维持人体的生长发育。

二、消化系统疾病常见症状及护理

消化系统疾病症状和体征很多,有吞咽困难、嗳气、反酸、烧心感、食欲不振或畏食、便秘、恶心与呕吐、腹痛、腹泻、腹胀、呕血与便血、黄疸等。在此主要介绍恶心与呕吐、腹痛、腹泻。

(一)恶心、呕吐

恶心常为呕吐的前驱感觉,也可单独出现,表现上腹部特殊不适感,常伴有头晕、流涎、脉缓、血压降低等迷走神经兴奋症状。呕吐是指胃内容物或一部分小肠内容物通过食管逆流出口腔的反射动作。呕吐是消化系统疾病常见症状,呕吐可将有害物质从胃排出人体而起保护作用,但持久而剧烈的呕吐可引起水电解质紊乱和代谢性酸中毒、营养不良。呕吐分为中枢性呕吐与反射性呕吐。中枢性呕吐见于颅内压增高、前庭障碍、药物或化学毒物的影响、代谢障碍(尿毒症、酮症酸中毒)等;反射性呕吐多由于胃肠疾病和肝、胆、胰腺病变,也可由泌尿、心血管疾病引起。消化系统疾病引发的呕吐常伴有腹痛、腹泻或腹胀等,幽门梗阻时呕吐频繁、量多,呕吐物因在胃内潴留发酵而有腐败气味。

1.护理评估

(1)病史:询问患者恶心呕吐发生与持续的时间、频率与进食的关系;呕吐物的特点及呕吐物的性质、量;是否伴有发热、口干,头痛、眩晕、腹痛、腹泻等伴随症状;患者精神状态如何,有无疲乏、焦虑、抑郁及其程度。

　　(2)身体评估:评估患者全身状况,如生命体征、神志、营养状态、有无失水外貌。腹部体征:有无腹肌紧张、压痛、反跳痛及其部位、程度,肠鸣音是否正常,有无胃型及腹部振水音。

　　(3)相关检查:呕吐物毒物分析或病原学检查、血液生化检查水电解质及酸碱平衡。

　　2.护理诊断

　　(1)有体液不足的危险:与频繁、大量呕吐导致失水有关。

　　(2)有误吸的危险:与昏迷、呕吐物误吸入肺内有关。

　　(3)活动无耐力:与频繁呕吐导致失水、电解质丢失有关。

　　3.护理指导

　　(1)病情观察:观察并记录生命体征;呕吐的次数、量、呕吐物的性质、颜色和气味;入水量、进食量及尿量;皮肤黏膜弹性等失水表现。大量胃液丢失可发生代谢性碱中毒,患者呼吸可变浅慢;血容量不足易发生直立性低血压,患者在改变体位,如从卧位变换坐位时可出现心动过速、呼吸急促、血压下降。有明显失水貌患者可出现皮肤黏膜干燥、弹性差、眼眶凹陷、声音沙哑等。

　　(2)对症护理:

　　①一般护理:呕吐频繁剧烈者应卧床休息,呕吐时应协助患者坐起或侧卧位,使头偏向一侧,用容器接呕吐物。呕吐后及时给患者漱口,清理被污染的床褥、衣被。关心、安慰患者,以减轻紧张、烦躁的心理压力,当患者有恶心感想吐时,鼓励患者做深呼吸动作,有利于减轻呕吐症状。昏迷患者取侧卧位,使头偏向一侧,尽可能清除口腔呕吐物,避免呕吐物吸入气道出现窒息或继发肺部感染。使用棉签、纱布清洁口腔时,避免刺激咽腭弓,以防诱发呕吐。疑有肠梗阻者,应禁食禁水并行胃肠减压。

　　②补充水电解质:轻度呕吐可口服补液,少量多次饮用,饮食以清淡流质或半流质为主;呕吐剧烈不能进食或严重水电解质失衡者,应静脉补充水分和电解质。

　　③止吐治疗:在病因未明的情况下,不宜使用止吐药,应积极寻找病因,尽可能去除病因或针对病因治疗。如食物中毒、化学物质中毒等就要让患者尽量吐出有害物质;而癌症患者进行化疗时可预防性使用止吐药。病因明确且频繁呕吐的患者可指压内关、足三里等穴位,或遵医嘱给予甲氧氯普胺(胃复安)、多潘立酮(吗丁啉)等止吐药物。但妊娠呕吐不宜用止吐药,可采取改变食谱、静脉补液和用维生素 B_6 等来缓解呕吐。

　　4.护理评价

　　(1)患者生命体征平稳,无失水、电解质酸碱失衡及低血容量休克等表现。

　　(2)患者呕吐减轻或消失,进食量逐步增加,营养状态改善,活动耐力增强。

(二)腹痛

　　消化系统的器官、组织发生功能性或器质性病变均可引起腹痛。腹痛可分为急性与慢性两类。急性腹痛常见于脏器急性炎症、脏器破裂、穿孔或空腔脏器扭转、梗阻。慢性腹痛可见于脏器慢性炎症、脏器包膜因肿瘤等受到牵张等。腹腔实质脏器病变腹痛多呈持续性,进行性加剧,空腔脏器病变多呈阵发性绞痛。腹痛的部位常为病变的所在,如胃痛位于中上腹部,肝胆疾患疼痛位于右上腹,急性阑尾炎疼痛常位于 McBurney 点,小肠绞痛位于脐周,结肠绞痛常位于下腹部。急性腹膜炎可表现为全腹疼痛并伴有压痛、反跳痛、腹肌紧张。腹痛是一种主观症状,容易引起患者情绪改变,如紧张、焦虑、恐惧等,剧烈的腹痛可影响患者的睡眠及饮食。

1.护理评估

(1)病史:询问患者腹痛的部位、性质、程度、有无放射痛及部位、诱发因素和缓解因素;伴随症状,如发热、恶心呕吐、腹胀、肛门停止排便排气等。对慢性腹痛应询问其日常生活及疼痛的周期性。老年患者特别注意询问起病情况、既往病史,以排除冠心病等心血管疾病。是否因疼痛而造成睡眠、饮食、排泄等发生改变,有无紧张、焦虑、恐惧等心理反应。

(2)身体评估:重点检查腹部体征:有无腹肌紧张、压痛、反跳痛及其部位、程度;肠鸣音是否正常;腹部是否扪及包块,有无胃型、肠型及逆向蠕动波。

(3)相关检查:常规血、尿、粪检查,腹部 B 超、X 线检查,必要时内镜、CT 检查或腹腔穿刺抽液检查。

2.护理诊断

(1)疼痛:腹痛与胃肠道炎症、溃疡、出血、梗阻或穿孔有关。

(2)潜在并发症:肠梗阻、穿孔、肠瘘。

(3)潜在并发症:肠出血、中毒性巨结肠。

(4)潜在并发症:上消化道出血、穿孔、幽门梗阻、癌变。

3.护理指导

(1)病情观察:密切观察腹痛的特征,即腹痛的部位、性质、程度、持续时间、诱发因素,有无放射痛及部位等,以协助医生明确诊断。警惕急腹症或休克的发生,若患者疼痛突然加剧,或呕血、黑便,或寒战高热,或全腹压痛、反跳痛、腹肌紧张等,均要立即通知医生,进行抢救。

(2)对症护理:

①一般护理:急性起病,腹痛显著者应卧床休息,可取半卧位或弯腰屈膝侧卧位,以放松腹肌,减轻腹痛。保持环境安静舒适,遵医嘱选择禁食或流质、半流质饮食。怀疑急性胰腺炎或高位肠梗阻,且频繁呕吐及腹胀者,应及时鼻饲胃管进行胃肠减压。慢性腹痛患者适当安排休息和活动,避免诱发或加重腹痛的因素,如寒冷刺激、不当饮食等。

②止痛治疗:

a.药物止痛:急性发作腹痛者严禁随意使用镇痛药,以免掩盖症状,影响诊断。诊断明确的腹痛可根据病情需要、疼痛的性质及程度选择性给予药物止痛,用药后注意观察腹痛缓解情况,防止产生不良反应,如使用山莨菪碱(654-2)、阿托品可用于胃肠痉挛引起的腹痛,但有心率增快、口干、面色潮红、眩晕、视力模糊、排尿困难等不良反应。有前列腺肥大、青光眼患者禁用。

b.非药物止痛:此类措施是缓解慢性疼痛的主要方法,能减轻患者的紧张、焦虑感,提高其疼痛阈值和对疼痛的控制感。具体方法有行为疗法,如深呼吸、握紧拳头、打哈欠或分散注意力法;局部热敷疗法、针灸或指压止痛穴等。有焦虑抑郁等负性情绪者应做好心理疏导,以利于增强患者对疼痛的耐受力。

4.护理评价

急性腹痛患者症状减轻或消失,慢性腹痛患者能采用有效的应对措施预防或缓解疼痛。

（三）腹泻

腹泻是一种常见消化道症状，是指排便次数明显超过平日习惯的频率，粪质稀薄，水分增加，每日排便量超过 200g，或含未消化食物或脓血、黏液。腹泻常伴有腹痛、排便急迫感、肛门不适等症状。腹泻分急性和慢性两类，急性腹泻发病急骤，病程在 2～3 周内，短时间内机体丢失大量水分及电解质，可引起水电解质紊乱和代谢性酸中毒。慢性腹泻病程在 2 个月以上或间歇期在 2～4 周内复发性腹泻，长期慢性腹泻可导致营养不良、浮肿，肛周出现溃烂、疼痛。引起急性腹泻原因以肠道感染常见，慢性腹泻病因复杂，除肠道感染性疾病外，胃部疾病、肠道非感染性疾病、肠肿瘤、胰腺疾病、肝胆疾病等均可引起。肠道感染性疾病多导致渗出性腹泻，由于黏膜炎症、溃疡、浸润性病变致血浆、黏液脓血渗出，常伴有腹痛或粪便含有脓血、黏液。腹泻及全身症状、体征的严重程度取决于肠病变部位及受损程度。小肠泻粪便糊状或水样、次数多，伴脐周痛，便后腹痛不减；结肠泻粪便可含脓血、黏液，伴脐下痛，便后痛减。

1.护理评估

（1）病史：询问患者腹泻起病的急缓、发生的时间、间隔时间及病程的长短；排便的次数、量、气味、颜色，粪便中有无黏液、脓、血等；腹泻与饮食的关系，有无特殊用药史；伴随症状，如恶心、呕吐、腹痛、里急后重等。是否因腹泻频繁而造成睡眠、饮食等发生改变，有无紧张、焦虑、抑郁等心理反应。

（2）身体评估：全身情况：注意评估生命体征、神志、尿量、皮肤弹性等，慢性腹泻还应评估体重及营养状况。腹部体征：有无腹肌紧张、压痛、反跳痛及其部位、程度；肠鸣音是否正常；腹部是否扪及包块。肛周检查：皮肤有无红疹、溃烂。

（3）相关检查：血、粪常规检查，急性腹泻者检查水电解质及酸碱平衡、腹部 B 超、X 线检查，必要时直肠结肠内镜检查。

2.护理诊断

（1）体液不足：与频繁腹泻致脱水、血容量不足有关。

（2）营养失调：低于机体需要量，与长期腹泻、吸收障碍有关。

（3）活动无耐力：与大量或频繁腹泻致电解质失衡有关。

3.护理指导

（1）病情观察：密切观察并记录排便的次数、量、气味、颜色，粪便中有无黏液、脓、血等；有无恶心、呕吐、腹痛、里急后重等伴随症状；有无口干、皮肤干燥、眼窝凹陷及少尿等脱水情况；定时采集血标本观察血生化指标，注意有无肌肉无力、腹胀、肠鸣音减弱等低钾血症表现。

（2）对症护理：

①一般护理：急性腹泻者应卧床休息，慢性轻症患者可适当活动。避免精神紧张，注意腹部保暖，病因明确者可予热水袋热敷以缓解腹泻时伴随的腹痛症状。排便频繁者，可为患者提供床旁便器，及时更换被污染的衣物被褥。作好肛周皮肤清洁护理，手纸应柔软，擦拭动作轻柔，便后用肥皂与温水清洗肛门及周围皮肤，必要时给予凡士林或抗生素软膏涂擦以保护肛周皮肤。

②合理饮食：慢性腹泻者给予少渣或无渣、低脂、易消化的温热流质或半流质饮食，避免生冷、刺激性食物。急性腹泻根据病情和医嘱选择禁食或流质、半流质饮食。

③补充水分和电解质：按医嘱及时补充液体、电解质及营养物质以满足患者的生理需要量，恢复和维持血容量。口服补液为宜，但严重腹泻，伴禁食者宜静脉补充水分和电解质。老年人大量补液时注意根据血压和尿量及时调整输液速度和输液量，以免引发急性肺水肿。

④止泻治疗：腹泻可由多种疾病引起，用药应针对病因，不能盲目止泻。肠道细菌感染性腹泻使用抗生素一般可有效控制，肠道菌群紊乱引起的腹泻可选用微生态调节剂，如整肠生、双歧三联活菌。剧烈腹泻或长期慢性腹泻可适当应用止泻药。应用止泻药，如盐酸洛哌丁胺（易蒙停）时，注意观察患者排便情况，腹泻得到控制后应及时停药，以免引起便秘。收敛吸附剂思密达能吸附抗生素等药物，联合用药时，抗生素应在服思密达1小时前服用。

4.护理评价

（1）患者生命体征平稳，无失水、电解质酸碱失衡及低血容量休克等表现。

（2）患者腹泻减轻或消失，能摄取足够的热量、水电解质和各种营养物质，营养状态改善，活动耐力增强。

（3）患者没有发生肛门周围皮肤的溃烂。

第二节　消化性溃疡

消化性溃疡（PU）主要是指发生在胃和十二指肠的慢性溃疡，即胃溃疡（GU）和十二指肠溃疡（DU），溃疡的形成与胃酸/胃蛋白酶的消化作用有关。

本病是常见病，临床上十二指肠溃疡比胃溃疡多见，男性多于女性。十二指肠溃疡好发于青壮年，胃溃疡发病年龄较十二指肠溃疡约迟10年。消化性溃疡是自限性疾病，但易复发。多数消化性溃疡患者具有典型临床特点，即慢性、周期性、节律性上腹痛。秋冬和冬春之交是本病的好发季节。

一、病因与发病机制

消化性溃疡的病因和发病机制较为复杂，迄今尚未完全阐明。概括起来，是胃、十二指肠局部黏膜损害因素（致溃疡因素）和黏膜保护因素（黏膜免疫因素）之间失去平衡所致，这是溃疡发生的基本原理。

（一）损害因素

1.幽门螺杆菌（Hp）感染

Hp为消化性溃疡的一个重要发病原因。Hp感染导致消化性溃疡的确切机制未明，可能的机制是Hp感染改变了黏膜侵袭因素与防御因素之间的平衡。Hp凭借其毒力因子的作用，诱发局部炎症和免疫反应，损害局部黏膜的防御/修复机制。另一方面，Hp感染可增加促胃液素和胃酸的分泌，增强了侵袭因素。这两方面的协同作用造成了胃十二指肠黏膜损害和溃疡形成。故消除Hp可降低消化性溃疡复发率。

2.胃酸和胃蛋白酶

在损害因素中，胃酸-胃蛋白酶，尤其是胃酸的作用占主导地位。此外，胃蛋白酶的蛋白水解作用与胃酸的腐蚀作用一样,是引起消化性溃疡形成的组织损伤的组成部分。胃酸加胃蛋白酶更具有侵袭力。DU 患者多存在胃酸分泌增高,因该类患者多为慢性胃窦炎,胃体黏膜未受损或轻微受损,仍保留旺盛的泌酸能力。

3.药物

NSAIDs 是消化性溃疡的另一个常见病因,引起的溃疡以 GU 多见。NSAIDs 除可直接损害胃黏膜外,更主要的是此类药物通过抑制环氧化酶(COX)而导致胃肠黏膜生理性前列腺素 E 合成不足,削弱前列腺素对胃及十二指肠的保护作用。NSAIDs 所致的溃疡形成与药物的种类、剂量、用药持续时间具有相关性,高龄、同时服用抗凝血药或肾上腺糖皮质激素等因素可加重或促发 NSAIDs 所致的溃疡及其并发症发生的危险性。NSAIDs 和幽门螺杆菌是引起消化性溃疡发病的两个独立因素,至于两者是否有协同作用则尚无定论。

4.饮食失调

粗糙和刺激性食物或饮料可引起黏膜的物理性和化学性损伤。不定时的饮食习惯会破坏胃酸分泌规律。饮料与烈酒除直接损伤黏膜外,还能促进胃酸分泌,咖啡也能刺激胃酸分泌。这些因素均可能与消化性溃疡的发生和复发有关。

5.精神因素

持久和过度精神紧张、情绪激动等精神因素可引起大脑皮质功能紊乱,使迷走神经兴奋和肾上腺皮质激素分泌增加,导致胃酸和胃蛋白酶分泌增多,促使溃疡形成。

6.吸烟

研究证明吸烟可增加 GU 和 DU 的发病率,同时可影响溃疡的愈合,但机制尚不很清楚。

(二)保护因素

(1)胃黏液-黏膜屏障该屏障可以阻碍胃腔内 H^+ 反弥散入黏膜。

(2)黏膜的血液循环和上皮细胞的更新:胃、十二指肠黏膜的良好血液循环和上皮细胞强大的再生力,对黏膜的完整性起着重要作用。

(3)前列腺素:前列腺素对黏膜细胞有保护作用,能促进黏膜的血液循环,促进胃黏膜细胞分泌黏液及 HCO_3^-,是增强黏膜上皮更新,维持黏膜完整性的一个重要因素。

(三)其他因素

1.遗传因素

研究发现,O 型血者比其他血型容易患 DU。家族中有患消化性溃疡倾向者,其亲属患病机会比没有家族倾向者高三倍。

2.全身疾病

慢性肾功能衰竭、类风湿性关节炎、肝硬化等疾病可能与消化性溃疡的发病有关。

在上述因素中,胃酸/胃蛋白酶在消化性溃疡发病中起决定性作用,因胃蛋白酶活性受到胃酸的制约,所以胃酸是溃疡形成的直接原因。但胃酸的这一损害作用一般只有在正常黏膜防御/修复功能遭受破坏时才能发生。GU 和 DU 的病因各有侧重,前者着重于保护因素的削弱,而后者则侧重于损害因素的增强。

十二指肠溃疡好发部位为十二指肠球部,发生在十二指肠降部的溃疡称为球后溃疡。胃溃疡的好发部位为胃角和胃窦小弯侧。与糜烂不同,溃疡的黏膜缺损超过黏膜肌层。一般为单个溃疡,2个以上者称为多发性溃疡;溃疡形状多呈圆形或椭圆形,直径小于10mm,GU要比DU稍大,直径大于2cm的称为巨大溃疡。溃疡边缘光整、底部洁净,由肉芽组织构成,上面覆盖有灰白色或灰黄色纤维渗出物。活动期溃疡周围黏膜常有炎症水肿。溃疡浅者累及黏膜肌层,深者达肌层甚至浆膜层,溃破血管时引起出血,穿破浆膜层时引起穿孔。溃疡愈合时周围黏膜炎症、水肿消退,边缘上皮细胞增生覆盖溃疡面,其下的肉芽组织纤维转化,变为瘢痕,瘢痕收缩使周围黏膜皱襞向其集中。

二、临床表现

临床表现不一,少数可无症状,或以出血、穿孔等并发症为首发症状。典型的消化性溃疡有如下临床特点:①慢性过程,呈反复发作,病史可达数年至数十年;②周期性发作,发作与自发缓解相交替,反映了溃疡急性活动、逐渐愈合、形成瘢痕的病程周期。发作期可为数周或数月,缓解期亦长短不一,短者数周、长者数年,因患者的个体差异、溃疡的发展情况和治疗效果及自我护理指导而异。发作与下列诱因有关:季节(多在秋冬或冬春之交发病)、精神紧张、情绪波动、饮食不调或服用与发病有关的药物等,少数也可无明显诱因。③发作时上腹痛呈节律性,以DU更明显。

(一)症状

1.上腹痛

为本病的主要症状。多位于中上腹,可偏右或偏左。高位或前壁溃疡常向胸部放射,后壁溃疡则放射至脊柱旁的相应部位。性质多为灼痛,亦可为钝痛、胀痛、剧痛或饥饿样痛。一般为轻至中度持续性痛。可通过休息、进食、服制酸药物、以手按压疼痛部位、呕吐等方法而减轻或缓解。由于疼痛的发生与溃疡面接触胃酸和胃酸的酸度有关,而食物是引起胃液分泌的主要原因,因此,临床上疼痛常与饮食之间具有明显相关性,GU与DU的疼痛各有特点(表3-2-1)。部分患者仅表现为无规律性的上腹隐痛不适。也可因并发症而发生疼痛性质及节律的改变。

表3-2-1　GU与DU的疼痛特点比较

	CU	DU
疼痛部位	剑突下正中或偏左	上腹正中或稍偏右
疼痛性质	饱胀痛,痉挛感	饥饿样痛,烧灼感
疼痛发作时间	多在餐后0.5~1小时出现,午夜痛少见	餐后2~4小时或(及)午夜痛
一般规律	进餐-疼痛-缓解	疼痛-进餐-缓解

2.其他

可伴有反酸、嗳气、上腹胀、恶心、呕吐等,患者可因疼痛而减食或为止痛而多餐。也可有自主神经功能失调表现,如失眠、多汗、脉缓等。

(二)体征

溃疡缓解期无明显体征,活动期上腹部可有局限性轻压痛,胃溃疡压痛多在剑突下或左上腹,十二指肠溃疡压痛常偏右上腹。少数患者于背部第6~12胸椎棘突附近有压痛点(称Boas征)。应当注意胃与十二指肠是空腔内脏,体表的定位不能完全确切反映病灶的解剖部位。

（三）特殊类型的消化性溃疡

1.复合溃疡

指胃和十二指肠同时发生的溃疡。DU往往先于GU出现。幽门梗阻发生率较高。

2.幽门管溃疡

幽门管溃疡与DU相似,胃酸分泌一般较高。幽门管溃疡腹痛的节律性不明显,对药物治疗反应较差,呕吐较多见,较易发生幽门梗阻、出血和穿孔等并发症。

3.球后溃疡

指发生在十二指肠球部以下的溃疡,多发生在十二指肠乳头的近端。具有DU的临床特点,但午夜痛及背部放射痛多见,对药物治疗反应较差,较易并发出血。

4.巨大溃疡

指直径大于2cm的溃疡。对药物治疗反应较差、愈合时间较慢,易发生慢性穿透或穿孔。胃的巨大溃疡注意与恶性溃疡鉴别。

5.老年人消化性溃疡

近年老年人发生消化性溃疡的报道增多。多发生在胃,且多见于胃体部,胃溃疡直径常＞2.5cm。多发性溃疡和复合性溃疡在老年人均较常见。临床表现不典型,疼痛多无规律,食欲不振、恶心、呕吐、消瘦、贫血等症状突出,易误诊为胃癌。

6.无症状性溃疡

约15%消化性溃疡患者可无症状,而以出血、穿孔等并发症为首发症状。可见于任何年龄,以老年人较多见;NSAIDs引起的溃疡近半数无症状。

（四）并发症

1.出血

出血是消化性溃疡最常见的并发症,也是上消化道大出血最常见的病因,约发生于15%～25%的患者,DU比GU易发生。溃疡基底部穿破血管为出血的主要原因。一般出血前腹痛加剧,出血后疼痛会有所缓解。出血量与被侵蚀的血管大小有关,轻者粪便隐血阳性或黑便,重者呕血,超过1000mL可引起周围循环衰竭。

2.穿孔

溃疡病灶穿透浆膜层则并发穿孔,见于2%～10%病例,是消化性溃疡最严重的并发症。十二指肠溃疡比胃溃疡多见。临床上可分为:①急性穿孔:最常见,溃疡病灶多位于十二指肠前壁或胃前壁,又称游离性穿孔。穿孔后胃肠内容物渗入腹膜腔而引起急性弥漫性腹膜炎。临床上可突然出现剧烈腹痛,腹肌高度强直,并有全腹压痛和反跳痛,肠鸣音减弱或消失,肝浊音界缩小或消失。②亚急性穿孔:邻近后壁的穿孔或游离穿孔较小,只引起局限性腹膜炎,症状较急性穿孔轻而体征较局限。③慢性穿孔:溃疡穿透并与邻近器官、组织粘连,穿孔时胃肠内容物不流入腹腔,又称穿透性溃疡。这种穿透性溃疡改变了腹痛规律,变得顽固而持续,疼痛常放射至背部。老年人消化性溃疡穿孔,腹痛及腹膜刺激征不明显。

3.幽门梗阻

主要是由DU或幽门管溃疡引起,约见于2%～4%的患者。溃疡急性发作时可因炎症水肿和幽门部痉挛而引起暂时性梗阻,可随炎症的好转而缓解,内科治疗有效,故称为功能性或内科性幽门梗阻。反之,由于溃疡愈合、瘢痕形成和瘢痕组织收缩或与周围组织粘连而阻塞幽门通道者,则属持久性,非经外科手术不能缓解,称为器质性或外科性幽门梗阻。幽门梗阻临床表现为:餐后上腹饱胀、上腹疼痛加重,伴有恶心、呕吐,大量呕吐后症状可以改善,呕吐物含发酵酸性宿食。严重呕吐可致失水和低氯低钾性碱中毒,发生营养不良和体重减轻。体检可见胃型和胃蠕动波,空腹时胃有振水音。进一步做胃镜或 X 线钡剂检查可确诊。

4.癌变

DU 癌变者罕见,GU 癌变率在 1‰以下,对胃溃疡应提高警惕。长期慢性 GU 病史、年龄在 45 岁以上、经严格内科治疗 6～8 周疼痛无好转,出现进行性消瘦,粪便隐血试验持续阳性者,应怀疑癌变,需进一步检查和定期随访。

三、辅助检查

1.内镜和胃黏膜组织活检检查

这是确诊消化性溃疡首选的检查方法。可直接观察溃疡部位、大小、性质、分期。胃的良、恶性溃疡鉴别必须由活组织检查来确定。胃镜下溃疡可分为活动期(A 期)、愈合期(H 期)和疤痕期(S 期)。A 期:溃疡灶周边炎症浸润,溃疡面白色苔。H 期:溃疡周边炎症消失,黏膜新生,溃疡变浅变小。S 期:溃疡灶内肉芽形成。

2.X 线钡餐检查

此检查适用于对胃镜检查有禁忌或不愿接受胃镜检查者。龛影是直接征象,对溃疡诊断有重要价值。

3.幽门螺杆菌检测

这是消化性溃疡的常规检查项目,有无幽门螺杆菌感染决定治疗方案的选择。检测方法分为侵入性和非侵入性两大类。侵入性需通过胃镜取胃黏膜活检,主要包括快速尿素酶试验、组织学检查和幽门螺杆菌培养。快速尿素酶试验是侵入性检查的首选方法。非侵入性主要有血清学检查及^{13}C 或^{14}C 尿素呼气试验,可作为根除治疗后复查的首选方法。

4.胃液分析和血清胃泌素测定

此检查一般仅在疑有胃泌素瘤时作鉴别诊断之用。

5.大便隐血试验

阳性提示溃疡处于活动期,一般经治疗 1～2 周内可转阴,如持续阳性,应考虑癌变。

四、诊断要点

根据慢性病程、周期性发作的节律性上腹疼痛病史,可做出初步诊断。确诊有赖胃镜检查。X 线钡餐检查发现龛影亦有确诊价值。

五、治疗原则

(一)药物治疗

消化性溃疡的药物治疗方法按其作用机制可分为三大类:抑制胃酸分泌、根除 Hp 和保护胃黏膜治疗。

1.抑制胃酸分泌治疗

(1)质子泵抑制剂(PPI):其抑制胃酸分泌作用比 H_2 受体拮抗药更强,而且作用持久,不良反应小,是治疗消化性溃疡的首选药物。常用药物有奥美拉唑、兰索拉唑、泮托拉唑、雷贝拉唑等。

(2)H_2 受体拮抗药:有法莫替丁、雷尼替丁、西咪替丁、尼扎替丁等,疗效稳定。

(3)制酸剂:为弱碱药物,口服后能与胃酸反应,形成水和盐,使胃液 pH 升高,有效缓解疼痛,现已少用。有碳酸氢钠、碳酸钙、氧化镁、氢氧化铝、氢氧化镁等。

2.根除治疗

可显著降低溃疡复发率和并发症发生率。随着 Hp 耐药率上升,标准的三联疗法(PPI＋克拉霉素＋甲硝唑)根除率已低于或远低于80%。目前根除方案推荐使用铋剂＋PPI＋两种抗菌药物组成的四联疗法。抗菌药物组成方案有四种:①阿莫西林＋克拉霉素;②阿莫西林＋左氧氟沙星;③阿莫西林＋呋喃唑酮;④四环素＋甲硝唑或呋喃唑酮。其疗程为 10 天或14 天。

3.保护胃黏膜治疗

目前常用的胃黏膜保护剂主要有三种:硫糖铝、铋剂和前列腺素类药物(米索前列醇)。

(二)手术治疗

大多数 PU 经过内科积极治疗后,症状缓解,溃疡愈合。对下列患者应手术治疗:①急性溃疡穿孔;②穿透性溃疡;③大量或反复出血,内科治疗无效;④器质性幽门梗阻;⑤GU 癌变或癌变不能除外;⑥顽固性或难治性溃疡,如幽门管溃疡、球后溃疡等。

六、护理指导

(一)基础护理

1.休息与活动

病情较重、溃疡有活动者应卧床休息,病情较轻者可边工作边治疗,注意生活规律和劳逸结合,避免剧烈活动以降低胃的分泌及蠕动。保持环境安静、舒适,减少探视,保证患者充足的睡眠。

2.饮食

溃疡活动期每日进 4～5 餐,少量多餐可中和胃酸,减少胃酸对溃疡面的刺激。每餐不宜过饱,以免胃窦部过度扩张,刺激胃酸分泌。进餐时宜细嚼慢咽,咀嚼可增加唾液分泌,以利于稀释和中和胃酸。选择营养丰富、质软、易消化的食物,如稀饭、面条、馄饨等。脂肪摄取应适量。避免粗糙、过冷过热和刺激性食物及饮料如浓茶、咖啡、香辣调料等。

3.心理护理

消化性溃疡的发生发展与精神紧张、不良情绪反应及个性特点与行为方式等心理社会因素均有一定的关系。通过帮助患者认识压力与溃疡疼痛发作的关系,教给患者放松技巧,自觉避免精神神经因素的影响。

（二）疾病护理

1.疼痛护理

向患者解释疼痛的原因和机制,指导去除病因及缓解疼痛的方法,解除焦虑、紧张情绪。观察并评估疼痛的诱发因素和缓解因素;观察上腹痛的规律、性质、程度及部位。遵医嘱用药缓解疼痛。

2.用药护理

遵医嘱正确服用质子泵抑制药、组胺 H_2 受体拮抗药、抗酸药及抗 Hp 药物,观察药物的疗效及不良反应。

(1)抗酸药:应在餐后 1 小时和睡前服用,以延长中和胃酸作用的时间及中和夜间胃酸的分泌。片剂应嚼碎后服用,乳剂服用前充分混匀。避免与奶制品、酸性食物及饮料同服以免降低药效。氢氧化铝凝胶能阻碍磷的吸收,引起磷缺乏症,表现为食欲缺乏、软弱无力等;镁剂可致腹泻。

(2)H_2 受体拮抗药:常于餐中及餐后即刻服用,或睡前服用;若需同时服用抗酸药,则两药应间隔 1 小时以上;静脉给药需控制速度,速度过快可引起低血压和心律失常;不良反应一般为乏力、头痛、腹泻和嗜睡;吸烟可降低其疗效故应鼓励患者戒烟。

(3)质子泵抑制药:奥美拉唑用药初期可引起头晕,嘱患者服药后避免开车、高空作业等需注意力集中之事。

(4)保护胃黏膜药物:胶体铋制剂与硫糖铝在酸性环境中作用强,故多在三餐前半小时或睡前 1 小时服用,且不宜与抗酸药同服;铋剂有积蓄作用,故不能连续长期服用;服药过程中可使齿、舌变黑,可用吸管直接吸入;部分患者服药后出现便秘和黑便,停药后可自行消失;硫糖铝能引起便秘、皮疹、嗜睡等,有肾衰竭者不宜服用。

(5)抗 Hp 药物:阿莫西林服用前应询问患者有无青霉素过敏史,用药过程中注意观察有无过敏反应;甲硝唑可引起胃肠道反应,宜饭后服用。

3.并发症护理

(1)上消化道大出血:严密监测是否有出血征象,如血压下降、脉搏速率加快、皮肤湿冷、脸色苍白、排黑便或呕血等。根据患者的血压、脉搏、呕血、黑便等临床表现综合判断患者的出血量。视出血量的多少,积极采取相应的措施。

①出血量不大,无呕血,仅有黑便或大便隐血阳性时,可进食冷流质,逐渐过渡到半流质饮食。出血停止后可逐渐增加活动量。

②出血量较大,有呕血、黑便时:a.立即协助患者绝对卧床休息,头偏向一侧,以防呕吐引起窒息;建立静脉通道,抽血验血型及交叉配血、备血。b.按医嘱给予止血、制酸、补充血容量、输血等治疗。c.安慰患者,避免因过度紧张而加重出血。d.内镜下查找出血原因及止血治疗。

(2)穿孔:一旦发现穿孔征象,应建立静脉通路,输液以防止休克;做好急诊手术术前准备。

(3)幽门梗阻:应准确记录出入量,行血清钾、钠、氯测定和血气分析,及时补充液体和电解质,保证尿量在每日 1000~1500mL。插入胃管连续 72 小时胃肠减压,抽吸胃内容物和胃液。患者病情好转后可进流食,但同时要测量胃内潴留量,记录潴留物的颜色、性状和气味。禁止患者吸烟、饮酒和进食刺激性食物,禁用抗胆碱能药物,如阿托品等,以防减少胃、肠蠕动,加重梗阻症状。

（4）癌变：一旦确诊，需手术治疗，做好术前准备。

七、健康教育

（一）心理指导

消化性溃疡属于典型的心身疾病范畴，心理社会因素对发病起重要作用，因此乐观的情绪、避免过度紧张，无论在本病的发作期或缓解期均很重要。

（二）饮食指导

1.急性发作期饮食指导

饮食的原则是严格限制对胃黏膜有化学性和物理性刺激的食物及减少胃的负担。食物易于消化、富含蛋白质和维生素、低脂、少量多餐。选择温和、无刺激、易于消化的少渣半流质或流质饮食，如面汤、稀饭、藕粉、蛋羹、果汁等，限制牛奶、肉汤、浓鸡汤的摄入。制备食物应变换花样，注意色、香、味的调配，待病情稳定后，进入缓解期饮食。

2.缓解期饮食指导

为巩固疗效，在病情稳定的情况下，可采用少渣软食，同时要注意蛋白质的补充。患者经过急性期一段时间的饮食限制，容易造成营养素的缺乏，因此应根据患者个人的耐受力增加食物内容并多样化，使营养达到充分的平衡。可增加一些容易消化的含少量膳食纤维的蔬菜，如冬瓜、西红柿，主食可逐渐吃一些馒头、肉包等。

3.恢复期饮食指导

此期饮食应营养均衡，以促进溃疡的愈合，防止溃疡复发。改变传统的溃疡饮食习惯（如少量多餐，只吃细软食物，防止进食刺激性食物），提倡正常饮食和高纤维素饮食，这是因为：①少吃多餐可导致饮食无规律，不仅不能减轻溃疡病的症状，反而会加重病情。因为，食物进入胃内，虽然能中和一部分胃酸，但食物又会刺激胃酸，不利于溃疡愈合。因此，现在主张一般在有效的抗酸治疗条件下，大多数患者可进行正常饮食，不必过多限制，但应避免辛辣、过咸食物及浓茶、咖啡等。②高纤维饮食中存在一种脂溶性保护因子且含有较多的营养因子，这些具有防止溃疡发生和复发的作用。同时高纤维饮食可使口腔充分咀嚼，唾液充分分泌，不仅能帮助消化，而且有中和胃酸和提高胃黏膜屏障的作用，而细软的食物在口腔中咀嚼时间短，唾液不能充分分泌。

（三）作息指导

鼓励患者生活自理，适当的活动，如散步等。但不能剧烈或过度地运动，以免引起疲劳。疼痛时可卧床休息，减少活动。

（四）家庭防护指导

Hp可通过粪-口和（或）口-口途径在人与人之间传播，患者应与家人分餐，餐具进行消毒。

（五）出院指导

（1）秋末冬初、冬春之交，一般容易复发，此时应尤其注意休养，以免复发。

（2）按时服药、坚持服药。H_2受体拮抗药或质子泵抑制剂溃疡的疗程一般为十二指肠溃疡 4～6 周,胃溃疡 6～8 周。

(3)避免使用致溃疡药物,如保泰松、吲哚美辛、阿司匹林等,必须使用时应尽量采用肠溶剂型或小剂量间断应用或选用不良反应小者,同时必须进行充分的抗酸治疗和保护胃黏膜等非手术治疗。

(4)纠正不良的饮食习惯,如避免两餐间吃零食,睡前进食,暴饮暴食;戒烟、戒酒。

(5)门诊随访,出院后 3 个月需复查胃镜,当出现腹痛节律变化并加重、黑便等症状时应及时就诊。

第三节　胃癌

胃癌是人类最常见的恶性肿瘤之一,居消化道肿瘤的首位。男性胃癌的发病率和死亡率均高于女性,男女之比约为 2∶1。发病年龄以中老年居多,高发年龄为 55～70 岁,在 40～60 岁者中占 2/3,40 岁以下占 1/4,余者在 60 岁以上。一般而言,有色人种比白种人易患本病。我国发病率以西北地区最高,中南和西南地区则较低。全国平均年死亡率约为 16/10 万。

一、病因与发病机制

胃癌的发生是一个多因素参与,多步骤进行性发展的过程,一般认为其发生是下列因素共同参与所致。

(一)环境与饮食因素

流行病学调查资料显示,从胃癌高发区国家向低发区国家的移民,第一代仍保持胃癌高发病率,但第二代显著下降,而第三代发生胃癌的危险性已接近当地居民。由此提示本病与环境相关。长期食用霉变食品,可增加胃癌发生的危险性。长期食用含高浓度硝酸盐的食物(如烟熏、腌制鱼肉、咸菜等)可增加胃癌发生的危险性。硝酸盐被摄入后能很快被吸收,经唾液分泌,再回到胃内。高盐饮食致胃癌危险性增加的机制尚不清楚,可能与高浓度盐造成胃黏膜损伤,使黏膜易感性增加而协同致癌有关。流行病学研究提示,多吃新鲜水果和蔬菜、使用冰箱及正确储藏食物,可降低胃癌的发生。

(二)幽门螺杆菌感染

已证实幽门螺杆菌是胃腺癌与胃淋巴瘤的诱发因素之一,1994 年国际癌症研究中心(IARC)将幽门螺杆菌列为 I 类致癌因子。

(三)遗传因素

遗传素质对胃癌的发病亦很重要。胃癌的家族聚集现象和可发生于同卵同胞则支持这种看法,致癌物质对有遗传易感性者或更易致癌。

(四)生活习惯

国内外已对吸烟在胃癌发生中的作用进行了大量流行病学研究,大多数研究表明吸烟与胃癌呈正相关。烟草及烟草烟雾中含有多种致癌物质和促癌物质,如苯并芘、二甲基亚硝胺、酚类化合物、放射性元素等,其他严重有害物质包括尼古丁、一氧化碳和烟焦油。研究发现,不同类型的酒与胃癌的相关程度不尽相同,一般认为饮烈性酒的危险性高于饮啤酒等低度酒的危险性,也有学者认为乙醇本身可能不致癌,但可以增强其他致癌物的作用。

(五)癌前病变

根据长期临床观察,有五种病易演变成胃癌,称为癌前情况:①慢性萎缩性胃炎伴肠化生与不典型增生;②胃息肉,增生型者不发生癌,但广基腺瘤型息肉>2cm者易癌变;③残胃炎,特别是行 Billroth Ⅱ式胃切除者,癌变常在术后15年以上才发生;④恶性贫血,胃体有显著萎缩者;⑤少数胃溃疡患者。

二、临床表现与诊断

(一)临床表现

早期胃癌无症状,也无体征。有些轻度非特异性消化不良者,很难归咎于癌肿。

1. 症状

没有特异性表现。癌症早期几乎不会有症状,以消瘦为最多,其次为胃区疼痛、食欲缺乏、呕吐等。初诊时患者多已属晚期。早期胃癌的首发症状,可为上腹不适(包括上腹痛,多偶发),或饱食后剑突下胀满、烧灼或轻度痉挛性疼痛,可自行缓解;或食欲缺乏,稍食即饱。发生于贲门者有进食哽噎感,位于幽门部者食后有饱胀痛,偶因癌破溃出血而有呕血或柏油便,或因胃酸低、胃排空快而腹泻,或患者原有长期消化不良病史,致发生胃癌时虽亦出现某些症状,但易被忽略。少数患者因上腹部肿物或因消瘦、乏力、胃穿孔或转移灶而就诊。

2. 体征

(1)早期胃癌可无任何体征。

(2)中晚期胃癌以上腹压痛最常见。1/3患者可扪及结节状肿块,坚实而可移动,多位于腹部偏右相当于胃窦处,有压痛。胃体肿瘤有时可触及,但位于贲门者则不能扪及。

(3)转移性体征:转移到肝者可使之肿大并可扪及实性结节,腹膜有转移时可发生腹水,出现移动性浊音。有远处淋巴结转移时可摸到 Virchow 淋巴结,质硬而不能移动。直肠指检在直肠膀胱间凹陷处可摸到肿块。在脐孔处也可扪及坚硬结节,并发 Krukenberg 瘤时阴道指检可扪及两侧卵巢肿大。

(4)伴癌综合征:包括反复发作性血栓静脉炎(Trousseau 征)、黑棘皮病(皮肤皱褶处有色素沉着,尤其在两腋)、皮肌炎、膜性肾病、微血管病性溶血性贫血等。

3. 并发症

有出血、梗阻、穿孔、胃肠瘘管、胃周围粘连或脓肿等。

(二)诊断

1. 实验室检查

(1)血液检查:约50%有缺铁性贫血,是长期失血所致,如有恶性贫血,则见巨幼细胞贫血;红细胞沉降率增快。

(2)大便隐血试验:常持续阳性监测方便,有辅助诊断的意义。

（3）肿瘤标志物：目前临床所用胃癌标志物主要有 CEA、CA19-9 等，但特异性均不强，联合检测可增加其灵敏性及特异性。

2.影像学检查

（1）上消化道造影检查：作为胃癌诊断首选常规检查。行气钡双重对比造影有助于观察肿瘤在胃腔内浸润范围、肿块部位及胃腔狭窄程度、有无幽门梗阻等，并可通过观察胃黏膜的形态、胃壁的柔软程度等，与胃炎性病变及胃淋巴瘤等相鉴别。

（2）CT 检查：已广泛应用于临床，有助于观察胃部肿瘤对胃壁的浸润深度、与周围脏器的关系、有无淋巴结转移和远处（如肝、卵巢、腹膜、网膜等）转移。

（3）MRI 检查：受设备、扫描技术及检查费用等因素影响，MRI 检查目前尚不能作为胃癌患者的常规检查，但对于超声或 CT 检查怀疑肝转移的患者，MRI 检查有助于明确诊断。

3.腔镜检查

（1）内镜检查：是胃癌诊断中最重要的手段之一，对于胃癌的定性定位诊断和手术方案的选择具有重要作用。对拟行手术治疗的患者此为必需的常规检查项目。镜下仔细观察各部位，采集图片，对可疑部位应用染色和放大技术进一步观察，进行指示性活检，这是提高早期胃癌检出率的关键。提高胃癌的发现率，是现阶段降低胃癌死亡率的重要手段之一。

（2）超声内镜：可直接观察病变本身，还可通过超声探头探测肿瘤浸润深度及胃周肿大淋巴结，是一种较为可靠的胃癌术前分期方法，有助于胃癌的诊断、临床分期及制订手术方案。

4.细胞学检查

（1）内镜细胞学检查：在纤维镜直视下，用冲洗、擦刷及印片三种方法取细胞，其阳性率较高；或插入胃管用缓冲液反复冲洗胃壁，再收集缓冲液，沉渣后做涂片进行细胞学检查，两种细胞学检查阳性率均可达 90% 以上。

（2）腹水细胞学或术中腹腔冲洗或灌洗细胞学检查：可明确是否存在腹腔游离癌细胞（FCC），对指导临床分期具有重要意义。

（3）穿刺细胞学检查：明确诊断锁骨上淋巴结有无转移。

三、治疗原则

（一）手术治疗

手术效果取决于胃癌的病期、癌肿侵袭深度和扩散范围。对早期胃癌，胃部分切除术属首选，如已有局部淋巴结转移，亦应同时加以清扫，仍有良好效果。对进展期患者，如未发现有远处转移，应尽可能手术切除，有些需做扩大根治术。对已有远处转移者，一般不做胃切除，仅做姑息手术（如胃造瘘术、胃-空肠吻合术）以保证消化道通畅和改善营养。

（二）内镜治疗

以往认为手术是胃癌根治的唯一手段，现随着内镜技术的迅速发展，在内镜下对早期胃癌进行根治已成为现实。

1.内镜下黏膜切除术（EMR）

根据 2001 年日本胃癌协会制订的胃癌治疗原则，EMR 的绝对适应证为隆起型病变直径＜2cm；平坦型或凹陷型病变直径＜1cm；无溃疡或溃疡瘢痕；局限于黏膜内直径＜3cm 的肠型腺癌，无淋巴结转移。随着内镜技术的不断成熟，目前早期胃癌无淋巴结转移者内镜治疗后5 年生存率可达 95%，有 1～3 组淋巴结转移者 5 年生存率＜90%，3 组以上淋巴结转移者 5 年生存率则＜80%，与手术切除效果相似。

2.内镜下黏膜切割术（ESD）

内镜下黏膜切割术是在 EMR 基础上发展的新技术，这使得直径＞2cm 的早期胃癌在内镜下一次性完整切除成为可能。

3.腹腔镜下楔形切除（LWR）

腹腔镜下楔形切除是治疗早期胃癌的另一种方法。对胃镜下行 EMR 或 ESD 困难的病例，如病变位于胃体小弯和体后壁处，或者应用 EMR 或 ESD 无法完整切除者可以选择在腹腔镜下完成。LWR 不仅可以进行全腹探查，而且操作灵便，切除充分，病理组织检查全面，同时可对胃前哨淋巴结进行切除或活检，基本上可以保证手术的根治性。

（三）化学治疗

胃癌确诊时大部分病例已属进展期，单纯手术治疗疗效较差。作为综合治疗的重要组成，化疗是当今胃癌治疗的重要手段之一，其在胃癌综合治疗中的应用受到越来越多的重视。2007 年，美国国家综合癌症网络（NCCN）《胃癌治疗指南》建议，接受根治性手术病理分期为 T_1N_0 的胃癌患者应定期随访，无需辅助治疗；T_2N_0 中无不良预后因素者（肿瘤细胞分化差、病理分级高、血管神经有侵犯、年龄＜50 岁）需接受辅助治疗；$T_{3～4}$ 或任意 T，淋巴结阳性的患者均需接受术后辅助治疗；对临床分期＞T_2 或淋巴结阳性的患者接受术前辅助治疗，术后根据病理分期继续辅助治疗。对无远处转移、不能手术的进展期患者，可以接受局部放疗并同期接受氟尿嘧啶、亚叶酸钙（5-FU/LV）治疗，以后继续应用全身化疗。而一般状况不佳或已有远处转移的晚期胃癌者应予以挽救治疗。挽救治疗包括：①最佳支持治疗；②挽救化疗，以 5-FU 或顺铂（DDP）或奥沙利铂或紫杉类（PCTIDCT）或伊立替康（CPT-11）为基础的联合化疗；③鼓励参加临床试验。

1.姑息性化疗

姑息性化疗的目的是控制原发或转移病灶，缓解症状，提高生活质量，延长生存期。晚期胃癌是不能治愈的，但对于有症状的，体能状况评分（PS）0～2 分，化疗有改善症状的姑息治疗作用。有 4 项随机研究比较了联合化疗与单纯支持治疗的疗效，结果显示接受化疗的患者生存时间延长，中位生存期 7.5～12 个月，而单纯支持治疗组仅 3～5 个月。其中，3 项研究的中位生存期差别有统计学意义，2 项研究评估了生存质量，化疗组的生存质量也较单纯支持治疗组有改善。

2.辅助化疗

辅助化疗是胃癌综合治疗的一部分，其目的是防止根治性手术后残余肿瘤的复发转移，或减少肿瘤的负荷，提高手术切除率，延长生存时间。

（1）术前化疗：术前化疗也称新辅助化疗，主要适用于ⅢB 和Ⅳ期胃癌患者。有研究显示，术前化疗能起到降低肿瘤分期，提高根治性切除率，延长生存期的目的。

（2）术后辅助化疗：胃癌的预后很大程度上取决于疾病的分期。早期胃癌（T_{is}、$T_1N_0M_0$、

$T_2N_0M_0$)预后好,单纯手术治疗治愈率达70%~80%。但局部晚期无淋巴结转移($T_3N_0M_0$)即使施行根治性手术后,5年生存率仅为50%。淋巴结有转移及淋巴管、血管有侵犯的患者预后更差,Ⅲ期患者5年生存率仅为8%~20%。对于局部晚期的胃癌患者术后辅助化疗可以降低复发率和死亡率,已被多个临床研究所证实。

(四)放射治疗

胃癌根治术后局部复发、区域淋巴结转移是导致治疗失败的常见原因之一。局部复发或区域淋巴结转移多见于肿瘤床、吻合口和淋巴引流区。作为手术的局部补充治疗,术中或术后的局部放疗有可能控制或消除术中残留的癌灶,降低局部复发率,并有可能改善患者的预后。对于局部晚期估计难以切除的胃癌,术前放疗可以使部分肿瘤降期,提高手术切除率,减少瘤床部位的复发。此外,放疗亦可作为胃癌的姑息治疗手段,用于不可切除或姑息性切除的胃癌患者,以控制局部病变、缓解疼痛等临床症状。

放疗的并发症:胃癌的放疗常与化疗同步进行,放化疗的并发症常混杂在一起,难以区分,且化疗可以加重放疗的不良反应和提高并发症的发生率。常见的并发症包括放射性胃肠炎、造血功能抑制、肝肾功能损害和一过性胰腺炎等。并发症较轻时可在停止放化疗后数周内自愈,严重时可导致消化道出血、穿孔、吻合口瘘和重要脏器功能衰竭。

(五)免疫治疗

免疫治疗是指通过调整机体对肿瘤的免疫反应而产生抗肿瘤效果的治疗方法。目前,用于胃癌临床的免疫治疗主要有非特异性生物反应调节治疗和过继免疫治疗两大类。

1.非特异性生物反应调节治疗

非特异性生物反应调节治疗的药物也称为免疫增强剂,是一类通过调动机体内在的防御机制,提高体内免疫活性分子的浓度和(或)增强免疫活性细胞的功能,从而增加对肿瘤的非特异免疫能力的物质。免疫增强剂多与放、化疗联合应用,在胃癌治疗中疗效较为肯定的有OK-432、香菇多糖、PS-K、卡介苗、IL-2、干扰素、胸腺素、肿瘤坏死因子等。

2.过继免疫治疗

过继免疫治疗包括淋巴因子激活的杀伤细胞(LAK)、肿瘤浸润淋巴细胞(TIL)和细胞毒性T细胞(CTL)。LAK细胞具有广谱杀伤肿瘤活性,在IL-2诱导下能显著杀伤人体多种肿瘤细胞。TIL细胞是从肿瘤组织中分离的淋巴细胞,具有较强的肿瘤特异性和肿瘤部位靶向性,其抗肿瘤效应是LAK细胞的50~100倍。CTL细胞是由淋巴细胞与肿瘤细胞混合培养产生,能自动寻找并特异性杀伤自身肿瘤细胞,因而具有更强的抗肿瘤活性。

(六)中医治疗

中医治疗的主要作用是扶正补虚、活血化瘀、清热解毒、疏肝理气等,对延长患者的生存期、改善生活质量方面有很大的优势,在综合治疗中占有一定的地位。

(七)支持治疗

肠内外营养支持治疗对于改善胃癌患者营养状况,提高手术耐受力,降低术后并发症的发生,提高生存质量,均起到重要的积极作用。

四、护理指导

(一)基础护理

1. 休息

保持安静、整洁和舒适的环境,有利于睡眠和休息。早期胃癌患者经过治疗后可从事一些轻工作和锻炼,应注意劳逸结合。中晚期胃癌患者需卧床休息,以减少体力消耗。恶病质患者做好皮肤护理,定时翻身并按摩受压部位。做好生活护理和基础护理,使患者能心情舒畅地休息治疗。

2. 饮食

以合乎患者口味,又能达到身体基本热量的需求为主要目标。给予高热量、高蛋白、丰富维生素与易消化的食物,宜少量多餐。化疗患者往往食欲减退,应多鼓励进食。如有并发症需禁食或进行胃肠减压者,予以静脉输液以维持营养需要。恶心、呕吐的患者,进行口腔护理。

3. 心理护理

患者情绪上常表现出否认、悲伤、退缩和愤怒,甚至拒绝接受治疗,而家属也常出现焦虑、无助,有的甚至挑剔医护活动。护理人员应给予患者及家属心理上的支持。根据患者的性格、人生观及心理承受能力来决定是否告知事实真相。耐心做好解释工作,了解患者各方面的要求并予以满足,调动患者的主观能动性,使之能积极配合治疗。对晚期患者,应予以临终关怀,使患者能愉快地度过最后时光。

(二)疾病护理

1. 疼痛护理

疼痛是晚期胃癌患者的主要痛苦,可采用转移注意力或松弛疗法,如听音乐、洗澡等,以减轻患者对疼痛的敏感性,增强其对疼痛的耐受力。疼痛剧烈时,可按医嘱予以止痛药,观察患者反应,防止药物成瘾。如果患者要求止痛药的次数过于频繁,除了要考虑止痛药的剂量不足外,也要注意患者的情绪状态,多给他一些倾诉的时间。在治疗性会谈的同时,可给予背部按摩或与医师商量酌情给予安慰药,以满足患者心理上的需要。

2. 化疗的护理

化疗中严密观察药物引起的局部及全身反应,如恶心、呕吐、白细胞降低及肝、肾功能异常等,及时与医师联系,及早采取处理措施。化疗期间保护好血管,避免药液外漏引起的血管及局部皮肤损害。一旦发生静脉炎,立即予以 2% 利多卡因局部封闭或 50% 硫酸镁湿敷,局部还可行热敷、理疗等。如有脱发,可让患者戴帽或用假发,以满足其对自我形象的要求。

3. 加强病情观察,预防并发症发生

观察患者生命体征的变化,观察腹痛、腹胀及呕血、黑便的情况,观察化疗前后症状及体征改善情况。晚期胃癌患者免疫力下降,身体各部分易发生感染,应加强护理与观察,保持口腔、皮肤的清洁。长期卧床患者,要定期翻身、按摩,指导并协助进行肢体活动,以预防压疮及血栓性静脉炎的发生。

(三)健康指导

(1)指导患者注意饮食卫生,多食含有维生素 C 的新鲜蔬菜、水果。食物加工要得当,粮食和食物贮存适当,少食腌制品及熏制食物、油煎及含盐高的食物,不食霉变食物。避免刺激性食物,防止暴饮暴食。

(2)告知患者及家属与发生胃癌有关的因素。患有与胃癌相关的疾病者(如胃息肉、萎缩性胃炎、胃溃疡等)应积极治疗原发病。

(3)嘱患者定期随访进行胃镜及 X 线检查,以及时发现癌变。

第四章　肾内科护理

第一节　概述

一、肾的解剖和组织结构

人体有左右两个肾,每个重120~150g。从横断面看,肾可分为皮质和髓质,皮质位于髓质表层,包括肾小球、近曲小管和远曲小管及集合管的近端;髓质位于皮质深部髓襻及集合管远端。二者均有间质,系少量结缔组织,内有血管、淋巴管及神经穿行。

肾单位是肾结构和功能的基本单位。每个肾约有100万个肾单位,每一个肾单位是由肾小体和肾小管所组成。肾小体由肾小球和肾小囊组成。肾小球是由入球小动脉及其分支组成的毛细血管网盘曲而成,随后汇成一条出球小动脉;包在肾小球外面的一个漏斗形的囊即肾小球囊。肾小球的主要作用是滤过,当血液流经肾小球时,血浆中的葡萄糖、无机盐、氨基酸、尿酸等小分子物质滤到肾小球囊腔里。肾小管和肾小球囊相连,蜿蜒曲折通过皮质进入髓质中。各段肾小管的名称和形状不一样,紧接肾小球囊的一段叫近曲小管,下行到髓质又折回皮质的部分叫髓襻降支和升支,由髓襻到集合管的一段叫远曲小管,远曲小管进入较大较直的管叫集合管。一个集合管可汇集许多肾小管,许多集合管又汇成乳头管与肾小盏相通,尿液由肾乳头分泌入肾小盏至肾大盏,再到肾盂,最后经输尿管注入膀胱,经尿道排出体外。

二、肾的功能

1.生成尿液维持水的平衡

血液流经肾小球时,血浆里的水分和溶解于其中的晶体物质,在正常的滤过压力下滤入肾小管各段时,肾小管上皮细胞不时地向管腔分泌出人体不浓缩的尿液。

2.排出人体的代谢产物

人体进行新陈代谢的同时,会产生一些人体不需要甚至有害的物质,如尿素、尿酸,肌酐等物质。肾能把这些废物排出体外,从而维持正常的生理活动。

3.维持人体的酸碱平衡

肾能够把代谢过程中产生的酸性物质,通过尿液排出体外,同时重吸收碳酸氢盐,并控制酸性和碱性物质排出量的比例,维持酸碱平衡。

4.分泌或合成一些物质,调节人体的生理功能

如分泌与调节血压有关的肾素、前列腺素;分泌红细胞生成素,如减少可引起贫血;还分泌

对骨骼的松脆与强韧有关的 1,25-二羟胆骨化醇等,调节并保持体内水的平衡。

三、泌尿系统疾病

1.肾小球病

肾小球病是指一组有相似的临床表现(如血尿、蛋白尿、高血压等),但病因、发病机制、病理改变、病程和预后不尽相同,病变主要累及双肾肾小球的疾病,可分为原发性、继发性和遗传性。原发性肾小球病常常病因不明,继发性肾小球病指全身疾病中的肾小球损害,遗传性肾小球病为遗传基因变异所致的肾小球病。

2.感染

包括细菌性感染,如肾盂肾炎,肾结核和败血病引起的肾病变。出血热和钩端螺旋体病引起的肾病变及疟原虫引起的肾病综合征,以及慢性肝炎病毒和血吸虫病引起的肾病变。

3.肾血管病变

肾动脉硬化症,肾硬化症,肾血管性高血压,和较少见的肾静脉血栓形成所致的肾病综合征。

4.代谢异常及先天性疾病

如肾结石,糖尿病性肾病,淀粉样变,肾小管酸中毒,遗传性肾炎,多囊肾,范科尼综合征。

5.药物、毒素等引起的损害

如各种原因引起的急性肾衰竭,止痛药性肾病,中毒性肾病等。

6.原因未明的肾病

如脂质性肾病。

四、治疗护理进展

(一)肾脏活组织检查

肾脏活组织检查是获取肾脏病理标本的重要手段。目前临床上最常用的方法为经皮肾穿刺活检,简称肾穿刺。肾穿刺是在 B 超定位下,用肾穿刺针经背部皮肤刺入肾下极取材,可以确定肾脏病的病理类型、受损程度并指导治疗和估计疗效。

1.肾穿刺前准备

(1)停用抗凝、活血药物如肝素、双嘧达莫等,抽血化验出凝血时间、血小板计数及凝血酶原时间,了解有无出血倾向。急性肾损伤患者穿刺前 24 小时应停止透析。

(2)向患者解释肾穿刺操作,让其练习俯卧、平静吸气末屏气(肾穿刺过程中需短时间屏气)及卧床排尿(肾穿刺后需卧床休息 24 小时)。

(3)查肌酐清除率、血肌酐及尿素氮以了解肾功能,做肾脏 B 超以了解肾脏大小、位置及皮髓质情况等。

(4)准备操作用物:穿刺针、穿刺活检枪、注射器、腹带、利多卡因局部麻醉药、消毒液等。

2.术后护理

(1)穿刺拔针后按压穿刺部位 2~3 分钟后再覆盖敷料。术后应卧床休息 24 小时,术后 4

～6小时无特殊情况后可床上左右翻身,以缓解腰部酸痛。

(2)密切观察患者的生命体征,尤其是脉搏、血压情况。

(3)密切观察尿色、尿量,并留取术后前3次尿常规送检。嘱患者多饮水以起到冲洗尿路的作用,避免血块堵塞尿路。

(4)遵医嘱使用止血药物以预防出血。

(5)观察伤口情况,询问患者有无腰酸腰痛的主诉并加以关注。若患者有剧烈腹痛,应警惕是否出现肾周血肿。若超声检查出现肾周血肿,应延长卧床时间,密切观察患者的主诉和超声检查血肿的大小变化情况,同时静脉使用止血药。

3.并发症护理

(1)血尿:镜下血尿发生率几乎为100%,部分患者出现肉眼血尿。出现肉眼血尿时,可遵医嘱予以酚磺乙胺加入生理盐水中静脉滴注或者静脉注射止血药物,鼓励患者多饮水,延长卧床时间。护士应密切观察患者血压、脉搏、呼吸及尿液的颜色和量的变化。

(2)肾周血肿:患者感觉明显的腰酸腰痛,甚至出现恶心、呕吐等。护士应立即通知医师,给予止血、延长卧床时间等措施,必要时给予镇痛药物。护士应密切观察患者的血压、脉搏及血红蛋白的变化。

(3)尿潴留:由于排尿方式及体位的变化,患者术后发生排尿困难。护士应给予患者心理疏导,指导患者热敷、按摩、听流水声等诱导排尿,必要时给予导尿。

(二)慢性肾衰竭的非透析治疗和护理进展

非透析治疗是指在肾功能损害的早期、中期,应用一些积极合理的措施,防止肾功能恶化,减轻其症状,提高患者的生活质量。

1.建立慢性肾脏病(CKD)管理团队

目前全世界CKD的总体发病率呈逐年升高趋势,2012年CKD总体患病率为10.8%,但是人群对CKD的知晓率极低。当今对CKD治疗的重点已由疾病的诊断及治疗向重视疾病早期发现、及时干预疾病的进展、有效地预防合并症的方向发展。对CKD的治疗更强调对疾病有一个合理、有效的整体计划,包括患者教育、疾病的早期诊断、积极有效地治疗原发病、预防合并症的发生等,需要建立一个由肾病医师、护士、营养师、患者及家属等组成的团队,为CKD患者提供专业服务,其主要工作包括建立CKD患者随访档案及数据库、定期随访、健康教育等,随访内容主要包括血压血糖的控制、营养的评估与饮食指导、CKD并发症的预防与管理、心理疏导、进入透析前的准备等工作;随访频次及周期根据患者的肾功能及近期随访的现况从1周到6个月不等。我国CKD患者随访体系处于刚起步阶段,各地尚未建立完善的管理系统。

2.营养治疗

在慢性肾脏病的治疗和护理中,应做好低蛋白饮食工作。

(1)低蛋白饮食(LPD):CKD1～2期推荐蛋白摄入量0.8g/(kg·d);CKD3期推荐蛋白摄入量0.6g/(kg·d),并可补充 α-酮酸制剂0.12g/(kg·d);CKD4～5期推荐蛋白摄入量减至0.4g/(kg·d),并可补充 α-酮酸制剂0.2g/(kg·d);透析患者推荐蛋白质摄入量为1.2～1.3g/(kg·d)。其中,优质蛋白质应为50%以上。

（2）保证足够的热量摄入，达 30～35kcal/(kg·d)。

（3）营养状态的评估：自 CKD3 期起，易发生营养不良，应从此开始对患者进行营养状态的监测，治疗初或存在营养不良时推荐每月监测 1 次，以后每 2～3 个月监测 1 次，应根据人体测量数据（体重指数、肱三头肌皮褶厚度、上臂围等）、生化指标（血清蛋白、转铁蛋白、前白蛋白等）、主观综合营养评估等多种方法，对患者营养状态进行客观评估。

3.高血压、蛋白尿治疗与血管紧张素转化酶抑制药的应用

肾脏病患者，伴有高血压、蛋白尿量随血压的高低而波动时，当高血压不能控制、持续时间长久，则导致肾小球硬化，使肾功能恶化的速度加快。持续蛋白尿的程度、延续时间的长短都和肾功能进行性恶化有关。目前认为血管紧张素转化酶抑制药（ACEI）为首选药物，效果表现为血压下降、尿蛋白减少。当血压下降不明显时，可加用钙通道阻滞药、利尿药或其他药物。CKD1～4 期建议血压目标值为 130/80mmHg，CKD5 期目标值为 140/90mmHg。蛋白尿控制在 0.5g/d。

4.纠正贫血，改善生活质量

无论透析还是未透析的慢性肾脏病患者，若间隔 2 周或者以上连续 2 次 Hb 检测值均低于 110g/L，并除外铁缺乏等其他贫血病因，应开始实施重组人红细胞生成素（rHuEPO）治疗。而缺铁、感染、营养不良是 rHuEPO 疗效不佳的常见原因。缺铁是由于造血的骨髓对铁的需求量增加，当血清铁蛋白下降至 30ng/mL 以下，转铁蛋白饱和度＜20％，应予以铁剂补充。应用 rHuEPO 时应注意：由于 rHuEPO 可升高血压，因此需在血压正常的情况下使用，注射后应定期复查血红蛋白情况，以随时调整剂量。

（三）血液净化

血液净化技术包括腹膜透析和血液透析。

五、护理技能与特殊检查配合

（一）尿液检查

（1）通常以留取清晨第一次尿标本最为理想，因晨尿较浓缩、偏酸性、有形成分相对多且比较完整、无饮食因素干扰。尿标本量一般需 20mL，尿脱落细胞检查需 50mL。女性留取尿标本时应避开月经期。

（2）24 小时尿标本：用于尿液中各种有形成分的定量检查，需准确收集 24 小时尿量，充分混匀后留取其中一部分尿液。

（3）尿液细菌学检查：嘱患者留尿前 6 小时勿排尿，留取中段尿，标本必须置于灭菌容器中，标本采集过程中应严格遵守无菌操作，标本应立即送检或接种。若患者已使用抗生素，则需停药 5 天后再检查。一般尿细菌学检查应连续留取中段尿 3 天，共 3 次。

（二）肾功能检查

1.肾小球滤过率（GFR）

肾小球滤过率是指单位时间内从双肾滤过血浆的毫升数，一般用清除率来表示肾小球滤过功能，能更好地反映肾脏的排泄功能，临床上常采用肌酐清除率（Ccr）来检验 GFR。

Ccr 是指肾单位在单位时间内,将若干毫升血浆中的内生肌酐全部清除出去。测定 Ccr 应让患者禁肉食 3 天,避免剧烈运动,于第 4 天留取 24 小时尿液。同时,采集患者的血标本,测定血、尿肌酐值。

2.肾小管功能测定

(1)近端肾小管功能检测:常以测定尿 β_2 微球蛋白来反映近端肾小管功能。

(2)远曲小管功能检测:通常通过测定尿量及其比重来判断其功能。昼夜尿比重试验:检查日患者正常进食,但每餐食物中的含水量不宜超过 $500\sim600mL$,且除正常进餐外不再摄入液体,正常夜尿 $<700mL$,昼夜尿之比为 $(3\sim4):1$,尿比重最高 >1.018,最高一次与最低一次尿比重之差应 >0.009。

尿渗透压测定能更精确地反映肾脏的浓缩与稀释功能,一般让患者晚餐后禁饮 8 小时,次晨一次送尿检查,同时静脉采血送检。尿渗量/血浆渗量的值降低说明尿浓缩功能受损,如比值接近或等于 1,说明肾浓缩功能基本消失。

(三)肾病免疫学检查

1.血浆及尿纤维蛋白降解产物(FDP)测定

尿 FDP 增加说明肾内有凝血、纤维素沉积等改变。

2.血清补体成分测定

如血清总补体、C3,对探讨肾小球疾病的发病机制、指导临床诊断等有一定意义。

3.尿蛋白免疫电泳测定

对尿蛋白组成成分进行测定,判断尿蛋白来源,有利于早期肾脏损伤的诊断和肾脏病变的部位及程度的评价。

4.血 ANCA 测定

血 ANCA 测定是小血管炎的特异性血清诊断工具,ANCA 滴度的变化与患者病情密切相关。

(四)肾脏影像学检查

1.肾脏的 X 线及 CT 检查

(1)肾脏影像学检查最简单易行的是泌尿系统 X 线平片检查,行 X 线平片检查前一天患者应服缓泻药,排出肠内粪便及气体。

(2)常规静脉泌尿系统造影:是目前最常用的肾脏检查方法之一。造影前应禁食水,检查前晚应服缓泻药或当日晨行清洁灌肠。

(3)逆行静脉肾盂造影:患者于造影前晚服用缓泻药或当日晨行清洁灌肠,鼓励多饮水,检查当天早上禁食。此检查主要适用于常规静脉泌尿系统造影观察不满意或疑有问题,需进一步确定者;也为了详细观察肾盂、肾盏、输尿管的解剖形态、有无占位性病变等。

造影术有利于发现尿路结构的异常,在造影前需进行碘过敏试验,在造影时应准备好急救药物,注射造影剂过程中应严密观察患者的情况。

(4)肾脏 CT 扫描:适用于对肾及肾区肿块的定位定性诊断,也可对肾移植前后做 CT 扫描。

2.放射性核素检查

根据放射性核素或其标志物在脏器中的吸收和排泄等信息,来反映脏器功能。

第二节　肾小球疾病

一、急性肾小球肾炎

急性肾小球肾炎(AGN)简称急性肾炎,急性起病,以血尿、蛋白尿、水肿、高血压为主要表现,可伴有一过性氮质血症,临床上绝大多数属急性链球菌感染后肾小球肾炎(PSGN)。

(一)病因和发病机制

本病是由 β 溶血性链球菌 A 组感染诱发的自身免疫反应引起。链球菌的胞壁成分或某些分泌蛋白刺激机体产生抗体,形成循环免疫复合物沉积于肾小球或形成原位免疫复合物种植于肾小球,均发生免疫反应引起的双侧肾脏弥漫的炎症。本病病理类型为毛细血管内增生性肾炎,病变呈弥漫性,以肾小球内皮细胞及系膜细胞增生为主,肾小管病变不明显。

(二)临床表现

本病好发于儿童(5～14 岁多见),男性多于女性。前驱病常为链球菌所致的上呼吸道感染,如急性化脓性扁桃体炎、咽炎、淋巴结炎等。潜伏期为 1～3 周(平均 10 天)。病情轻重不一,轻者呈亚临床型,仅有尿常规及血清 C_3 异常;典型者呈急性肾炎综合征表现,重症者可发生急性肾衰竭。本病预后良好,常可在数月内临床自愈。

1.尿异常

几乎全部患者均有肾小球源性血尿,镜下血尿为主,肉眼血尿尿色可呈洗肉水样。通常肉眼血尿 1～2 周后即转为镜下血尿,少数持续 3～4 周。

2.水肿

水肿是最常见的症状,轻者仅累及眼睑及颜面,晨起重;重者波及全身,少数可伴胸水、腹水。此为肾炎性水肿,部分老年患者可因钠水潴留诱发心力衰竭,严重者可因急性肺水肿于数小时内死亡。

3.高血压

见于 80% 的病例,出现一过性轻中度高血压,系因水钠潴留所致。与水肿发生程度一致,随尿量增加、水肿消退,血压可缓解。

4.肾功能异常

起病早期可因肾小球滤过率下降而尿量减少,少数患者甚至少尿(<400mL/d)。肾功能可能一过性受损,表现为轻度氮质血症。

(三)辅助检查

1.尿液检查

尿中红细胞多为变形红细胞,可见红细胞管型,是急性肾炎的重要特点。尿蛋白多为+～

＋＋,20%可有大量蛋白尿。

2.血液检查

红细胞计数及血红蛋白可稍低。白细胞计数可正常或增高。血沉增快,2～3个月内恢复正常。

3.肾功能检查

肾小球滤过率(GFR)呈不同程度下降。临床常见一过性氮质血症,血中尿素氮、肌酐增高。

4.血补体测定

早期血总补体及 C_3 均明显下降,8 周内渐恢复正常。C_3 的动态变化是急性链球菌感染后肾小球肾炎的重要确诊指标。

5.血清抗链球菌溶血素"O"(ASO)

滴度可升高,提示近期内曾有过链球菌感染。

(四)诊断要点

对于链球菌感染后 1～3 周发生血尿、蛋白尿、水肿和高血压,甚至少尿及氮质血症等急性肾炎综合征表现,伴血清 C_3 下降,病情于发病 8 周内逐渐减轻到完全恢复正常者,即可临床诊断为急性肾炎。对肾小球滤过率进行性下降或病情于 2 个月尚未见全面好转者,应及时做肾活检,以明确诊断。

(五)治疗要点

以卧床休息和对症治疗为主。急性肾衰竭病例应予透析,待其自然恢复。本病为自限性疾病,不宜用糖皮质激素及细胞毒药物。

1.对症治疗

水肿、高血压及尿量减少均可通过限盐、限水、利尿治疗得以缓解。经休息、利尿剂使用后,对血压控制不满意时可加用其他降压药物,如 ACEI 等。肾功能正常者不需限制蛋白质入量,但氮质血症时应限制蛋白质摄入,并以优质动物蛋白为主。明显少尿者应限制液体入量。

2.控制感染灶

链球菌感染者肌内注射青霉素 10～14 天(过敏者可用大环内酯类抗生素)。反复发作的慢性扁桃体炎者,待病情稳定后可考虑做扁桃体摘除,术前、术后两周需注射青霉素。

3.透析治疗

对发生急性肾衰竭且有透析指征者,及时给予透析治疗。

4.中医治疗

中医采用祛风利水、清热解毒、凉血止血等治疗法则。

(六)常见护理问题及相关措施

1.体液过多

(1)相关因素:与肾小球滤过率下降、大剂量激素治疗导致水钠潴留有关。

(2)临床表现:颜面及双下肢水肿。

(3)护理指导:见急性肾损伤。

2.有感染的危险

(1)相关因素:与激素、细胞毒药物的应用、血液净化、机体免疫力下降有关。

(2)护理指导

①定期进行病室空气消毒,并告知患者及其家属减少探视人员人数及次数,以免发生交叉感染。

②加强全身皮肤和口腔黏膜的清洁卫生。对于水肿患者,应注意保护好水肿部位的皮肤,保证皮肤完整,加强翻身。注意观察口腔黏膜情况,定时行咽拭子培养,每天用碳酸氢钠漱口数次,预防真菌感染。

③对于有颈静脉插管行血浆置换治疗的患者,应加强对颈静脉插管处的护理。保持插管处的干燥清洁,定期更换插管处敷料,同时指导患者保护好管道,勿扭曲和污染。

④监测生命体征变化,尤其是体温的变化,体温升高,提示可能存在感染,应早期发现感染灶,及早治疗。

⑤MP冲击治疗的护理

a.做好心理护理:MP冲击治疗时,多数患者有精神兴奋症状,告知患者,必要时给予地西泮等镇静药物治疗。

b.密切观察患者肾功能情况:MP冲击治疗后,血尿素、肌酐有一过性升高,应注意观察,同时告知患者,使患者放心。

c.密切观察血电解质情况:MP冲击治疗会引起水钠潴留、排钾增加,应指导患者低盐饮食,同时注意观察患者是否有水肿、血压升高及低血钾的症状,若出现乏力、食欲缺乏等症状,应怀疑有低血钾的情况,应指导患者进食香蕉、橘子、菌类等含钾高的食物。

d.观察尿量情况:MP冲击治疗后,患者会出现尿量增加,应注意尿量和体重的情况,尿量大于2500mL/d时,应注意观察患者有无脱水和低钾血症状发生。

e.MP治疗时容易造成消化性溃疡,在治疗过程中,应辅以保胃药物如奥美拉唑,减少消化性溃疡的发生。

f.MP治疗时容易隐藏、诱发并加重原有的感染,因此在治疗的过程中,各项护理操作应注意无菌,告知患者保持个人卫生,尤其口腔、会阴部的清洁卫生,注意保暖,防止感冒。

3.活动无耐力

(1)相关因素:与病情的迅速发展、贫血、水肿、心力衰竭等有关。

(2)临床表现:生活不能自理,活动持续时间短,患者主诉乏力。

(3)护理指导

①休息:尽量卧床休息,不宜进行较重的体力活动。

②改善贫血

a.减少活动量:贫血可造成机体携氧能力下降,不能满足机体的需要,因此应避免剧烈运动,以减少机体的氧需求量。当血红蛋白较低时,可给予吸氧以改善机体氧供。

b.纠正贫血:贫血主要与肾脏产生的促红细胞生成素减少和合成红细胞的原料减少有关,因此遵医嘱予以叶酸、铁剂补充红细胞生成的原料,同时皮下注射促红细胞生成素等药物以改善贫血。指导患者进食含铁丰富的食物如猪肝、大枣等。

c.加强患者的生活护理。

4.潜在并发症:心力衰竭、急性肾衰竭、电解质紊乱

(1)相关因素:与水钠潴留、肾功能急剧恶化有关。

(2)临床表现:①急性左侧心力衰竭:呼吸困难,不能平卧,端坐呼吸,大汗淋漓等;②急性肾衰竭:尿量骤减甚至没有,肌酐进行性升高;③低钾血症:轻度乏力至严重的麻痹性肠梗阻、肌肉麻痹、心电图示 T 波低平;④高钾血症:乏力及心律失常,心电图 T 波高尖,P-R 间期延长等。

(3)护理指导

①准确记录 24 小时出入液量,密切观察患者的生命体征及尿量的变化。尿量迅速减少,往往提示急性肾衰竭的发生。注意监测肾功能的变化,尤其是血肌酐、血尿素氮的情况。

②密切观察患者有无水肿及发生水肿的部位、范围、程度。观察患者有无心悸、呼吸困难、腹胀等心力衰竭、腹水、胸腔积液的表现。

③监测电解质及 pH 的变化,特别是血钾情况,避免高血钾可能导致的心律失常甚至心搏骤停。

④控制入水量:对于急进性肾炎,不可过度限水,以免加重肾衰竭,亦不可过多摄入水分,以免少尿造成体液过多,发生心力衰竭。因此,每天摄水量为尿量加不显性失水量。

5.焦虑

(1)相关因素:与疾病的快速进展及缺乏对疾病的了解有关。

(2)临床表现:精神萎靡、消沉,易激动,少语。

(3)护理指导:护士应加强沟通,充分理解患者的感受和心理压力,并鼓励家属与其共同努力疏导患者的心理压力。护士尽量多关心、巡视患者,及时解决患者的合理需要,让其体会到关心和温暖。鼓励患者说出对患病的担忧,给予讲解疾病过程、合理饮食和治疗方案,使患者消除顾虑、提高治疗信心。

二、急进型肾小球肾炎

急进性肾小球肾炎(RPGN)以急性肾炎综合征、肾功能急剧恶化、多在早期出现少尿性急性肾衰竭为临床特征,病理类型为新月体性肾小球肾炎的一组疾病。

(一)病因和发病机制

急进性肾小球肾炎是由多种原因所致的一组疾病(以下简称急进性肾炎)。RPGN 患者约半数以上有上呼吸道感染的前驱病史,其中少数为典型的链球菌感染,其他多为病毒感染,但感染与 RPGN 发病的关系尚未明确。接触某些有机化学溶剂、碳氢化合物如汽油,与 RPGN Ⅰ型发病有较密切的关系。RPGN 的诱发因素包括吸烟、吸毒、接触碳氢化合物等。患者可能也具有遗传易感性。

肾脏体积常较正常增大。病理类型为新月体性肾小球肾炎。RPGN 根据免疫病理可分为三型,其病因及发病机制各不相同:Ⅰ型又称抗肾小球基底膜型肾小球肾炎,由于抗肾小球基底膜抗体与肾小球基底膜(GBM)抗原相结合,激活补体而致病。Ⅱ型又称免疫复合物型,

因肾小球内循环免疫复合物的沉积或原位免疫复合物形成,激活补体而致病。Ⅲ型为少免疫复合物型,肾小球内无或仅微量免疫球蛋白沉积。多数可能为原发性小血管炎肾损害,血清中抗中性粒细胞胞浆抗体(ANCA)阳性。光镜下通常以广泛(50%以上)的肾小球囊腔内有大新月体形成(占肾小球囊腔50%以上)为主要特征。

(二)临床表现

我国以Ⅱ型多见,Ⅰ型好发于青中年,Ⅱ型及Ⅲ型常见于中、老年患者,男性居多。

患者可有前驱呼吸道感染,起病多较急,病情急骤进展。急性肾炎综合征(起病急、血尿、蛋白尿、尿少、水肿、高血压)、多在早期出现少尿或无尿、进行性肾功能恶化并发展成尿毒症,为其临床特征。患者常伴有中度贫血。Ⅱ型患者约半数可伴肾病综合征,Ⅲ型患者常有不明原因的乏力、发热、关节痛、咯血等系统性血管炎的表现。

(三)辅助检查

1.免疫学检查

可见抗 GBM 抗体阳性(Ⅰ型)、ANCA 阳性(Ⅲ型)。此外,Ⅱ型患者的血循环免疫复合物可呈阳性,可伴血清 C_3 降低。

2.B 型超声

常显示双肾增大。

(四)诊断要点

凡急性肾炎综合征伴肾功能急剧恶化,无论是否已达到少尿性急性肾衰竭,应疑及本病并及时进行肾活检。若病理证实为新月体性肾小球肾炎,根据临床和实验室检查能除外系统性疾病,诊断可成立。

(五)治疗要点

包括针对急性免疫介导性炎症病变的强化治疗以及针对钠水潴留、高血压、尿毒症及感染等的对症治疗两方面。尤其强调尽快进行强化治疗。

1.强化疗法

(1)强化血浆置换疗法:应用血浆置换机分离患者的血浆和血细胞,弃去血浆以等量正常人的血浆和患者血细胞重新输入体内。通常每日或隔日 1 次,每次置换血浆 2~4L,直到血清抗体(如抗 GBM 抗体、ANCA)或免疫复合物转阴、病情好转,一般需置换 6~10 次。该疗法需配合糖皮质激素及细胞毒药物。适用于各型急进性肾炎,主要适用于Ⅰ型;对Ⅲ型伴有威胁生命的肺出血作用较为肯定、迅速,应首选。

(2)甲泼尼龙冲击伴环磷酰胺治疗:甲泼尼龙 0.5~1.0g 溶于 5%葡萄糖中静脉点滴,每日或隔日 1 次,3 次为一疗程。必要时间隔 3~5 天可进行下一疗程,一般不超过 3 个疗程。甲泼尼龙冲击疗法也需辅以泼尼松及环磷酰胺常规口服治疗,方法同前。该疗法主要适用Ⅱ、Ⅲ型,Ⅰ型疗效较差。

2.替代治疗

对凡急性肾衰竭已达透析指征者,应及时透析。对强化治疗无效的晚期病例或肾功能已无法逆转者,则有赖于长期维持透析。Ⅰ型、Ⅲ型患者肾移植应在血中抗 GBM 抗体、ANCA 转阴后进行。

（六）常用护理诊断/问题

（1）潜在并发症：急性肾衰竭。

（2）体液过多：与肾小球滤过率下降、大剂量激素治疗导致水钠潴留有关。

（3）知识缺乏：缺乏自我照顾的有关知识。

（七）护理指导

1.密切观察病情

观察患者尿量、血压、水肿、血电解质、肾功能的变化，警惕心力衰竭、尿毒症、高血压急症、电解质紊乱的发生。

2.观察用药不良反应

尤其是强化治疗时激素及环磷酰胺的不良反应。

3.发生急性肾衰竭

具体护理指导参见本章急性肾损伤一节。

（八）健康指导

1.休息

患者应注意休息，避免劳累。急性期绝对卧床休息，时间较急性肾小球肾炎者更长。指导患者注意生活规律，避免过劳，防止受凉，注意个人卫生，预防感染，以免导致肾功能恶化。

2.按医嘱坚持用药

不得自行停药或减量，避免应用对肾脏有损害的药物，如链霉素、庆大霉素和卡那霉素等。

3.自我病情监测与预防的指导

向患者解释如何监测病情变化以及病情好转后仍需较长时间的随访，以防止疾病复发及恶化。

4.预后指导

患者若能得到及时明确诊断和早期强化治疗，预后可得到显著改善。但本病缓解后以逐渐转为慢性肾衰竭较为常见，应特别注意保护残存肾功能，延缓疾病进展和慢性肾衰竭的发生。

三、慢性肾小球肾炎

慢性肾小球肾炎（CGN）简称慢性肾炎，是一组以血尿、蛋白尿、高血压和水肿为临床表现的肾小球疾病。起病隐匿，程度轻重不一，病程冗长，病情迁延，可有不同程度的肾功能减退，最终将发展为慢性肾衰竭的肾小球疾病。

（一）病因和发病机制

绝大多数慢性肾炎患者的病因尚不清楚，仅有少数慢性肾炎是由急性肾炎发展所致（直接迁延或临床痊愈若干年后再现）。慢性肾炎多为免疫介导炎症。导致病程慢性化的机制除免疫因素外，非免疫非炎症因素占有重要作用。病理变化一般分为：①增生性，系膜增生性肾小球肾炎（包括 IgA 和非 IgA 系膜增生性肾小球肾炎）、系膜毛细血管性肾小球肾炎、膜性肾病及局灶节段性肾小球硬化。②硬化性，包括局灶性或弥散性肾小球硬化。病变进展至后期，所有上述不同类型病理变化均可转化为程度不等的肾小球硬化,相应肾单位的肾小管萎缩、肾间质纤维化。疾病晚期肾脏体积缩小、肾皮质变薄,病理类型均可转化为硬化性肾小球肾炎。

(二)临床表现

大多数病例隐匿起病,病程冗长,病情多缓慢进展。由于不同病理类型,临床表现不一致,多数病例以水肿为首现症状,轻重不一。轻者仅面部及下肢微肿,重者可出现肾病综合征。有的病例则以高血压为首现症状而发现为慢性肾小球肾炎。亦可表现为无症状蛋白尿及血尿,或仅出现多尿及夜尿。或在整个病程无明显体力减退,直至出现严重贫血或尿毒症为首发症状,一般根据临床表现不同,分为以下五个亚型。

1.普通型

较为常见,病程迁延,病情相对稳定,多表现为轻度至中度的水肿、高血压和肾功能损害。尿蛋白(+)~(卅),离心尿红细胞>10个/HP和管型尿等。病理改变以系膜增殖局灶节段系膜增殖性和膜增殖、肾小球肾炎为多见。

2.肾病型

除具有普通型的表现外,主要表现为肾病综合征,24小时尿蛋白定量>3.5g,血清白蛋白低于30g/L,水肿一般较重和伴有或不伴有高脂血症。病理分型以微小病变、膜性、膜增殖、局灶性肾小球硬化等为多见。

3.高血压型

除上述普通型表现外,以持续性中等度血压增高为主要表现,特别是舒张压持续增高,常伴有眼底视网膜动脉细窄、纤曲和动、静脉交叉压迫现象,少数可有絮状渗出物和(或)出血。病理以局灶节段肾小球硬化和弥漫性增殖为多见,或晚期不能定型或多有肾小球硬化表现。

4.混合型

临床上既有肾病型表现又有高血压型表现,同时多伴有不同程度肾功能减退征象。病理改变可为局灶节段肾小球硬化和晚期弥漫性增殖性肾小球肾炎等。

5.急性发作型

在病情相对稳定或持续进展过程中,由于细菌或病毒等感染或过劳等因素,经较短的潜伏期(多为1~5天),而出现类似急性肾炎的临床表现,经治疗和休息后可恢复至原先稳定水平或病情恶化,逐渐发生尿毒症;或是反复发作多次后,肾功能急剧减退出现尿毒症一系列临床表现。病理改变以弥漫性增殖、肾小球硬化基础上出现新月体和(或)明显间质性肾炎。

(三)辅助检查

1.尿液检查

早期可表现为程度不等的蛋白尿和(或)血尿,可有红细胞管型、部分患者出现大量蛋白尿。

2.血液检查

早期血常规检查多正常或轻度贫血,晚期红细胞计数和血红蛋白明显下降。血BUN、血肌酐增高。

3.肾功能检查

晚期血肌酐和血尿素氮增高,内生肌酐清除率明显下降。

4.超声检查

早期肾大小正常,晚期可出现对称性缩小,结构紊乱、皮质变薄。

(四)治疗

1.一般治疗

防止呼吸道感染,切忌劳累,勿使用对肾有毒性作用的药物。有明显高血压、水肿者或短期内有肾功能减退者,应卧床休息,并限制食盐的摄入量至2~3g。对尿中丢失蛋白质较多,肾功能尚可者,宜补充生物效价高的动物蛋白,如鸡蛋、牛奶、鱼类和瘦肉等,已有肾功能减退者(内生肌酐清除率在30mL/min左右),应适量限制蛋白质在30g左右,必要时加口服适量必需氨基酸。

2.激素、免疫抑制药治疗

一般不主张积极应用,但患者肾功能正常或仅轻度受损,肾体积正常,病理类型较轻(如轻度系膜增生性肾炎、早期膜性肾病等),尿蛋白较多,如无禁忌者可试用,无效者逐步撤去。

3.控制高血压

慢性肾炎氮质血症和肾实质性高血压常提示预后不良,持续或重度肾性高血压又可加重氮质血症。常用药物为卡托普利每次12.5~25mg,每日2~3次;或贝那普利(洛汀新)每日1~2次,每次10mg,或依那普利10mg,每日1次。或西那普利2.5~5mg,每日1次,贝那普利、西那普利与依那普利为长效ACEI,若未能控制高血压可加用氨氯地平(络活喜)5~10mg,每日1~2次。

4.对氮质血症处理

(1)短期内出现氮质血症或第1次出现,或在近期有进行性升高者均应卧床休息、限制过多活动。

(2)饮食与营养:对无明显水肿和高血压者不必限制水分和钠盐摄入,适当增加水分以增加尿量十分重要。对轻、中度氮质血症患者不限制蛋白质摄入,以维持体内正氮平衡,特别是每日丢失蛋白质量较多的患者更应重视。对大量蛋白尿伴轻度氮质血症时可增加植物蛋白如大豆等。重度氮质血症或近期内进行性氮质血症者适当限制蛋白质摄入。

(3)关于尿量与尿渗透浓度:一般慢性肾炎氮质血症患者尿渗透浓度常在400mOsm/L或以下,若每日尿量仅1L,则不足排出含氮溶质,故应要求尿量在1.5L或以上,适当饮水或喝淡茶可达到此目的,必要时可间断服用利尿药。

5.抗凝治疗

肾功能常有不同程度的改善,对顽固性或难治性肾静脉血栓形成者,经肾动、静脉插管技术注射尿激酶20万U治疗肾静脉血栓形成取得良好疗效。

6.高尿酸血症的处理

少数慢性肾炎氮质血症患者合并高尿酸血症。血尿酸增高与内生肌酐清除率降低并不呈比例,说明高尿酸血症不是氮质血症的结果,使用别嘌醇降低血尿酸可改善肾功能,但剂量宜小,用药时间要短,减药要快。不宜用增加尿酸排泄的药物。

(五)护理指导

1.基础护理

(1)休息与活动:指导患者加强休息,强调休息的重要性以取得合作。

（2）饮食护理：给予高维生素、适量蛋白质、低磷、低盐饮食。对于氮质血症的患者，应限制蛋白摄入，一般为 $0.5\sim0.8g/(kg\cdot d)$ 高血压患者应限制钠的摄入。水肿时应限制水分的摄入。

（3）心理护理：此病缓慢进展，病程较长，预后差，应指导患者注意避免长期精神紧张、焦虑、抑郁等。

2.疾病护理

（1）观察病情：病情观察记录 24 小时液体出入量，监测尿量变化；定期量患者体重，观察水肿的消长情况；监测患者生命体征，尤其是血压，观察有无左心衰和高血压脑病的表现；密切观察实验室检查结果，包括尿常规、肾小球、滤过率、血尿素氮、血肌酐、血浆蛋白、血清电解质等。

（2）用药护理：观察肾上腺素激素的作用效果和不良反应，观察免疫抑制药用后的不良反应。使用利尿药时，观察药物疗效及不良反应。长期使用利尿药应监测血清电解质和酸碱平衡情况，有无低血钾、低血钠、低氯性碱中毒。长期服用降压药者，嘱患者不可擅自改变药物剂量或停药。

3.健康指导

（1）饮食指导：鼓励患者进食高维生素、优质低蛋白质、低磷、低盐饮食。少尿时限制含钾食物。

（2）日常活动：指导患者生活规律，心情愉悦，避免劳累、受凉、感冒，注意休息。防止呼吸道感染。注意个人卫生，预防泌尿道感染。

（3）用药指导：指导患者避免使用对肾功能有害的药物；介绍各类降压药的疗效，不良反应和使用时注意事项。

（4）自我病情监测、指导：慢性肾炎病程长，需定期随访疾病的进展，包括肾功能、血压、水肿等的变化。

（5）定期门诊随访。

四、肾病综合征

肾病综合征（NS）是临床常见的一组肾脏疾病综合征，以大量蛋白尿（≥3.5g/d）、低白蛋白血症（人血清白蛋白≤30g/L）以及不同程度的水肿、高脂血症为主要特征。

（一）病因及发病机制

对于肾病综合征的分类首先根据病因分为原发性和继发性，前者是指原发于肾脏本身的肾小球疾病，其发病机制为免疫介导性炎症所致的肾损害，后者是指继发于全身性或其他系统疾病的肾损害。原发性和继发性肾病综合征的病理类型有多种，其中常见的类型见表 4-2-1。

表 4-2-1　肾病综合征的分类及常见病理类型

原发性肾病综合征	继发性肾病综合征
微小病变性肾脏病	系统性红斑狼疮肾炎
局灶节段性肾小球硬化	糖尿病肾病

续表

原发性肾病综合征	继发性肾病综合征
非 IgA 型系膜增生性肾小球肾炎	乙型肝炎病毒相关性肾炎
IgA 肾病	过敏性紫癜
膜性肾病	肾淀粉样变性病
膜增生性肾小球肾炎	骨髓瘤性肾脏病
	淋巴瘤或实体肿瘤性肾脏病
	药物或感染引起的肾病综合征

(二)临床表现

NS 最典型表现常被称为"三高一低","三高"为高度水肿、高脂血症及大量蛋白尿,"一低"为低蛋白血症。

1.大量蛋白尿

肾小球滤过膜电荷屏障和分子屏障功能受损,对血浆中蛋白的通透性增加,当原尿中蛋白含量超过肾小管重吸收能力时,蛋白从尿中丢失,形成大量蛋白尿。

2.血浆白蛋白浓度的改变

(1)低白蛋白血症:尿液中丢失大量血浆白蛋白,同时蛋白分解代谢增强,导致低蛋白血症。患者消化道黏膜水肿导致食欲缺乏,蛋白摄入不足,可进一步加重低蛋白血症。

(2)其他血浆蛋白成分的变化:除血浆白蛋白浓度下降外,还有其他血浆蛋白成分的变化,这些血浆蛋白质成分的改变可以造成机体功能紊乱。例如:激素结合蛋白随尿液的丢失会导致体内一系列内分泌和代谢紊乱;免疫球蛋白和补体成分的丢失则会导致 NS 患者免疫力降低,易致感染;凝血及纤溶有关的蛋白质变化,易导致 NS 患者的血栓形成,结合蛋白的变化则与贫血有关。

3.水肿

低白蛋白血症引起血浆胶体渗透压下降,水分从血管腔进入组织间隙,是 NS 水肿的重要原因。当组织间液的水容量增长超过 5kg,即可出现临床可察觉的可凹性水肿。水肿程度一般与低蛋白血症的程度相一致,严重时可有胸、腹腔积液、心包积液等。因肺间质中压力较低,当左心室充盈压力稍上升时,即可呈现明显的肺水肿表现。NS 患者的水肿情况可以提示我们病情的变化,如出现一侧下肢与体位无关的固定性水肿时应怀疑下肢深静脉血栓形成;下肢水肿较轻而有顽固、严重腹腔积液时应怀疑肝静脉血栓形成等。

4.高脂血症

高脂血症发生的主要原因是肝脏脂蛋白合成增加和外周组织利用及分解减少。患者表现为高胆固醇血症和(或)高甘油三酯血症,伴低密度脂蛋白(LDL)及极低密度脂蛋白(VLDL)浓度的增加,高密度脂蛋白(HDL)正常或稍下降。高脂血症是 NS 患者动脉硬化高发的原因,并与血栓的形成及进行性肾小球硬化有关。

(三)辅助检查

1.实验室检查

(1)尿液检查:尿蛋白定性一般为＋＋～＋＋＋＋,24 小时尿蛋白定量≥3.5g,尿中可见红细胞、颗粒管型等。

(2)血液检查:血浆白蛋白低于30g/L,血中胆固醇、甘油三酯、LDL及VLDL均可升高。

(3)肾功能检查:内生肌酐清除率正常或降低,血肌酐、尿素氮可正常或升高。

2.肾脏活体组织检查

可明确肾小球病变的病理类型,帮助指导治疗及判断预后。

3.肾脏B超检查

双侧肾脏正常或缩小。

(四)诊断

肾病综合征的诊断标准为:大量蛋白尿(尿蛋白≥3.5g/d)、低白蛋白血症(血浆白蛋白≤30g/L)、水肿、高脂血症。前两项是诊断肾病综合征的必备条件。临床上只要满足该两项必备条件,肾病综合征的诊断即可成立。

(五)治疗要点

1.一般治疗

(1)水肿的患者适当注意休息,以增加肾血流量,有利于利尿,缓解水钠潴留,并适当限制水和钠盐的摄入。

(2)病情稳定的患者应保持适度的床上或床旁活动,以防止静脉血栓的形成。

(3)根据患者的实际情况,肾功能良好的患者给予正常量的优质蛋白,肾功能减退者则给予优质低蛋白饮食。

2.利尿消肿

大部分患者在使用激素并限制水、钠摄入后可以达到利尿消肿的目的。经上述处理仍不能消肿者可以适当选用利尿剂。根据利尿剂作用机制和部位的不同可以分为:①渗透性利尿剂:如羟乙基淀粉、白蛋白或血浆等;②噻嗪类利尿剂:如氢氯噻嗪;③袢利尿剂:如呋塞米;④保钾利尿剂:如螺内酯。

3.免疫抑制治疗

免疫抑制治疗是肾病综合征的主要治疗方法,主要应用糖皮质激素、环磷酰胺及环孢素等。

4.降脂治疗

高脂血症可加速肾小球疾病的进展,增加患者心、脑血管病的发生率,因此在治疗过程中必须重视。大多数患者除低脂饮食外还需要给予降脂药物,常用他汀类(如辛伐他汀、普伐他汀等)。

5.抗凝治疗

由于凝血因子的改变及激素的使用等原因,患者血液常处于高凝状态,易发生血栓、栓塞,尤其是在患者血浆白蛋白<20g/L时,更易合并静脉血栓的形成。因此,根据病情给予合适的抗凝治疗十分必要。

6.其他

最近有研究报道除了以往所知的T细胞以外,B细胞也参与了原发性肾病综合征的发病机制。因而近年来已有不少报道应用抗CD20单克隆抗体(如美罗华)治疗肾病综合征。其作用是抑制 CD20 介导的 B 细胞增殖和分化,从而清除 B 细胞,达到治疗原发性肾病综合征的作用。

(六)护理评估

1.尿液评估

询问患者尿液的量、颜色、性状及透明度的变化。

2.水肿评估

应详细询问患者水肿的发生时间、部位、程度、特点、消长情况,以及有无胸闷、气促、腹胀等胸腔、腹腔、心包积液的表现;皮肤有无破损、压疮。

3.血栓栓塞及出血风险评估

观察患者双下肢是否对称,有无胸闷、憋气等栓塞表现,使用抗凝剂的患者评估皮肤黏膜有无出血,尿色有无变化等。

(七)护理指导

1.病情观察

(1)尿量变化:如发现患者血压突然下降,尿量突然减少,甚至无尿应及时通知医生,警惕循环衰竭或急性肾损伤。

(2)深静脉、肾静脉血栓的观察:每日测量双下肢腿围,询问患者有无一侧肢体突然肿胀,有无浅表静脉曲张,皮肤有无由暖变冷,甚至苍白等深静脉血栓的表现;有无腰痛、肾绞痛、肉眼血尿;有无胸痛、胸闷、呼吸困难,有无口渴、烦躁等情况,警惕肺栓塞的发生。

(3)监测体重变化:指导患者每日正确测量体重,并由护士进行记录。

(4)监测水肿变化:每日观察患者皮肤有无凹陷性水肿以及水肿有无进行性加重,尤其是颜面、下肢、阴囊等处的水肿情况;伴有腹腔积液的患者每日测量腹围;观察患者水肿部位随体位改变而移动的情况有无改变或加重。

(5)观察患者的皮肤有无破溃、感染,有无压疮形成。

2.饮食护理

一般给予正常量的优质蛋白,但当肾功能受损时,应根据肾小球滤过率调整蛋白质的摄入量;供给足够的热量;少食富含饱和脂肪酸的动物脂肪,并增加富含可溶性纤维的食物,以控制高脂血症;注意维生素及铁、钙等的补充;严重水肿患者给予低盐饮食。

3.用药护理

(1)利尿剂:治疗原则是不宜过快过猛。使用利尿剂要预防水电解质紊乱,特别是低钾血症、低钠血症,应当定时监测患者的生化检查中的各项指标变化。严格记录患者出入量及体重,密切观察尿量及血压变化,避免因过度利尿导致血容量不足,加重血液高凝状态。

(2)糖皮质激素:使用原则为起始剂量要足、疗程要长、减药要慢和小剂量维持治疗。长期应用者可出现感染、胃溃疡、骨质疏松、血压和血糖紊乱等并发症,少数患者甚至还可发生股骨头无菌性缺血性坏死。因此,服药期间询问患者有无骨痛、抽搐等症状,遵医嘱及时补充钙剂和活性维生素 D,以防骨质疏松;观察患者有无腹痛及黑便等消化道出血症状;观察患者有无感染征象,监测患者生命体征变化,做好皮肤、口腔护理,预防感染;观察患者血压、血糖、尿糖的变化;嘱患者不得自行增减药量或停药;口服激素的患者应饭后服用,以减少对胃黏膜的刺激;因为长期口服激素的患者常会有"满月脸,水牛背"的改变,护士应耐心向患者讲解药物的不良反应,做好心理辅导。

(3)环磷酰胺:使用该药物的患者易发生胃肠道反应、出血性膀胱炎等症状,所以应密切观察患者尿液颜色,并鼓励患者多饮水,以促进药物从尿中排出,减少出血性膀胱炎的发生;观察患者有无恶心、呕吐、畏食等消化道不适症状,以及脱发、皮疹、腹痛等表现;定期监测患者血常规。

(4)抗凝药物:定期检查患者凝血时间、凝血酶原及血小板计数,注意观察有无出血倾向;观察患者有无皮肤瘀斑的表现、有无黑便、尿液颜色有无加深等出血的表现;备用鱼精蛋白等拮抗剂,以对抗因肝素引起的出血。

(5)利妥昔单克隆抗体的应用:该类药物的不良反应主要出现在注射后前几小时,尤其在第1次静脉注射时明显,且与静脉注射速度有关,主要表现为过敏反应(荨麻疹、气管痉挛、呼吸困难、喉头水肿等)、发热、寒战、恶心等,对心血管系统可致高血压或直立性低血压,毒副作用大多为轻到中度,减慢输注速度、使用前给予盐酸异丙嗪、地塞米松及苯海拉明等能有效减少毒副作用的发生。

4.并发症的预防及护理

(1)感染:①自我检测:指导患者注意自身体温变化,告知患者出现发热、咽痛、咳嗽、胸痛、尿痛等症状大多提示有感染存在。②指导患者养成良好的卫生习惯。加强口腔护理,进餐后、睡前、晨起用生理盐水或氯己定溶液、碳酸氢钠溶液交替漱口,口腔黏膜有溃疡时,可增加漱口次数或遵医嘱用药;保持皮肤清洁,尽量穿柔软宽松的清洁衣裤,勤剪指甲,蚊虫蜇咬时应正确处理,避免抓伤皮肤;预防泌尿系感染,注意个人卫生,勤换内衣裤等。③预防外源性的感染:保持病室的整洁、空气清新,开窗通风;每日用紫外线照射;每日用消毒液擦拭家具,地面;叮嘱患者注意保暖,防止受凉;限制探视人数,避免到人群聚集的地方或与有感染迹象的患者接触;护士严格无菌操作,对白细胞或粒细胞严重低下的患者实行保护性隔离,向患者及家属解释其必要性,使其自觉配合。

(2)血栓和栓塞:血栓和栓塞是肾病综合征严重的、致死的并发症之一,常见的是肾静脉血栓及其脱落后形成的肺栓塞。

①病情观察:观察患者是否有一侧肢体突然肿胀,触摸肢体相关动脉搏动情况,有无深静脉、肾静脉血栓及肺栓塞的表现。

②护理指导:a.每日测量双侧下肢肢体的腿围情况(测量髌骨下缘以下10cm处,双侧下肢周径差>1cm有临床意义)。b.密切追踪患者血、尿各项检查结果,如尿蛋白突然升高,也应怀疑肾静脉血栓形成的可能。c.指导患者做床上足踝运动,如:屈曲、背屈、旋转,教会患者后指导其主动运动,增加下肢血液循环。患者肢体水肿症状减轻时,在医生准许的情况下可鼓励患者适当下床活动,促进静脉回流,防止血栓形成。d.根据病情进行双下肢血液循环驱动泵的治疗,以促进血液循环,已存在下肢血栓的患者禁用。

(3)急性肾损伤:监测患者肾功能的变化,如患者无明显诱因出现少尿、无尿,扩容利尿无效,及时通知医生。

5.水肿的护理

①水肿较重的患者应注意衣着柔软、宽松;②长期卧床的患者应协助其经常变换体位,防止发生压疮;胸腔积液者应半卧位,下肢水肿患者应抬高双下肢 $30°\sim40°$;③保持皮肤清洁干燥,保持床单位平整、无渣屑,嘱患者勿搔抓皮肤;④注意水肿患者的各项穿刺,如肌内注射时,应先将水肿皮肤推向一侧后进针,拔针后用无菌干棉签按压穿刺部位,以防进针口渗液而发生感染;⑤阴囊水肿患者应两腿自然分开,保持阴囊清洁干燥,必要时用三角巾托起阴囊,避免局部水肿加重及摩擦导致皮肤破损;⑥指导家属及患者使用芒硝外敷减轻水肿。

(八)健康教育

1.疾病知识

肾病综合征较易复发,因此向患者及家属讲解本病特点及如何预防并发症,如避免受凉,注意个人卫生、预防感染,并适当活动,以免发生肢体血栓等。

2.用药指导

向患者讲解药物作用、注意事项及不良反应,叮嘱其不可擅自增减量或停用药物。

3.自我管理

告知患者根据病情合理安排饮食,指导患者控制血压、监测水肿、尿蛋白和肾功能的变化。定期随访。

第三节　急性肾损伤

急性肾损伤(AKI)是影响肾脏结构和功能的疾病状态之一,特征为肾功能的急性减退,涵盖急性肾衰竭(ARF)。AKI是临床综合征,由多种不同病因引起,包括急性肾小管坏死、急性间质性肾炎、急性肾小球和血管性肾脏病、肾前性氮质血症和急性肾后性梗阻性疾病。AKI综合征涵盖了直接导致肾结构损伤以及急性肾功能损伤的疾病。

2012年美国K/DOQI专家组提出对AKI的分期方法,将AKI分为3期(表4-3-1)。

表 4-3-1　AKI 分期诊断标准

分级	血肌酐	尿量
1	升高达基础值的 1.5～1.9 倍;或升高达 $\geq26.5\mu mol/L$ ($\geq0.3mg/dL$)	$<0.5mL/(kg \cdot h)$,持续 6～12 小时
2	升高达基础值的 2.0～2.9 倍	$<0.5mL/(kg \cdot h)$,连续 ≥12 小时
3	升高达基础值的 3 倍以上;或升高达 $\geq353.6\mu mol/L$($\geq4.0mg/dL$);或开始肾脏替代治疗;或年龄 <18 岁,GFR 下降达 $<35mL/(min \cdot 1.73m^2)$	持续 24 小时 $<0.3m/(kg \cdot h)$;或无尿 ≥12 小时

一、病因及发病机制

AKI是由多种病因引起的急性肾脏损伤性病变,根据病因作用于肾脏部位的不同进行分类,可分为肾前性、肾性及肾后性三类。

1.肾前性

血容量不足和心脏泵功能明显降低导致的肾脏灌注不足有关。血容量不足常见于:①消化道失液:如呕吐、腹泻等。②各种原因引起的大出血:大量出血致低血容量甚至休克。③皮肤大量失液:见于中暑及大量出汗。④过度利尿等。心排血量严重不足常见于充血性心力衰竭、急性心肌梗死、心脏压塞、肾动脉栓塞或血栓形成、大面积肺栓塞、严重心律失常。

2.肾性

直接损害肾实质发生的急性病变,如急性肾小管损伤或坏死、急性肾小球及肾小血管疾病、急性肾间质性疾病、肾血管性疾病。

3.肾后性

尿路梗阻或排尿功能障碍(如肿瘤、结石、前列腺增生等)所致的 AKI。常见病因:①输尿管结石;②尿道梗阻;③膀胱颈梗阻;④前列腺增生肥大或癌;⑤膀胱肿瘤;⑥盆腔肿瘤蔓延、转移或腹膜后纤维化所致的粘连、压迫输尿管、膀胱、尿道等。

二、临床表现

AKI 的临床表现与病因和所处 AKI 分期不同有关,差异性很大。主要临床表现有:

1.尿量改变

AKI 发病时,尿量骤减或逐渐减少,由于致病原因不同,病情轻重不一,少尿持续时间不一致。AKI1 期至 2 期的患者少尿期较短,如果致病因素解除,很快进入多尿期或尿量恢复正常。AKI3 期患者少尿期一般为 1~2 周,但少数患者少尿可持续 1~3 个月以上。

2.水、电解质和酸碱平衡紊乱

(1)水过多:见于水分控制不严格,摄入量或补液量过多,再加体内本身的内生水。随少尿期延长,易发生水过多,表现为稀释性低钠血症、软组织水肿、体重增加、高血压、急性心力衰竭、肺水肿和脑水肿等。

(2)高钾血症:正常人 90% 的钾离子从肾脏排泄。AKI 少尿期由于尿液排钾减少,若同时体内存在高分解状态,如挤压伤时肌肉坏死、血肿和感染等;热量摄入不足所致体内蛋白分解、释放出钾离子;酸中毒时细胞内钾转移至细胞外;有时可在几小时内发生严重高钾血症。可表现为:①神经肌肉系统:四肢及口周感觉麻木,极度疲乏、肌肉酸痛、肢体苍白、湿冷。②消化道症状:恶心、呕吐。③心血管系统:室性心动过速、心室扑动和心室纤颤。

(3)代谢性酸中毒:AKI 时,由于酸性代谢产物排出减少,肾小管泌酸能力和保存碳酸氢钠能力下降,致使血浆 HCO_3^- 浓度有不同程度下降;在高分解状态时降低更多更快,从而导致代谢性酸中毒。

(4)低钙血症、高磷血症:低钙血症多由于高磷血症引起,正常人摄入的磷酸盐 60%~80% 经尿液排出。AKI 少尿期常有轻度血磷升高,伴有代谢性酸中毒时,高磷血症的表现更为突出,常见临床表现有:①消化道症状:恶心、呕吐、腹痛、腹胀等。②心律失常:心动过速、QT 间期延长。③精神症状:可有精神亢奋、胡言乱语等。

(5)低钠血症和低氯血症:两者多同时存在。低钠血症临床上表现疲乏、恶心、呕吐、嗜睡、严重者出现低渗昏迷等。低氯血症可出现腹胀或呼吸表浅、抽搐等代谢性碱中毒表现。

(6)高镁血症:严重高镁血症可引起呼吸抑制和心肌抑制,应予警惕。高镁血症的心电图改变表现为 P-R 间期延长和 QRS 波增宽。当高钾血症纠正后,心电图仍出现 P-R 间期延长及(或)QRS 增宽时应怀疑高镁血症的可能。

3.心血管系统表现

(1)高血压:肾缺血时神经体液因素作用促使收缩血管的活性物质分泌增多,或水过多引起容量负荷增加均可导致高血压。

(2)急性肺水肿和心力衰竭:是少尿期常见死因。主要为体液潴留引起,但高血压、严重感染、心律失常和酸中毒等均为影响因素。

(3)心律失常:多由高钾血症引起如不同程度房室传导阻滞和束支传导阻滞、室性心动过速、心室颤动。

4.消化系统表现

常见症状为食欲显著减退、恶心、呕吐、腹胀,呃逆或腹泻等。

5.神经系统表现

部分患者早期表现为疲倦、精神较差。若早期出现意识淡漠、嗜睡或烦躁不安甚至昏迷,提示病情危重,应及早实施 RRT。

6.血液系统表现

贫血是部分患者较早出现的征象,其程度与原发疾病、病程长短、有无出血并发症等密切相关。严重创伤、大手术后失血、溶血性贫血、严重感染等情况,贫血多较为严重;可发生弥散性血管性凝血(DIC),临床表现为出血倾向、血小板减少、消耗性低凝血症及纤维蛋白溶解等征象。

三、辅助检查

1.血液检查

早期可有程度较轻的贫血。常见有血肌酐和尿素氮进行性上升。血钾浓度升高也较常见,血清钠浓度可正常或偏低,血钙可降低,血磷升高。

2.尿常规

尿液外观多浑浊,尿色深。尿蛋白多为＋～＋＋,以中、小分子蛋白质为主;尿沉渣镜检可发现肾小管上皮细胞、上皮细胞管型、颗粒管型、红细胞、白细胞和晶体存在;如为肾前性氮质血症,尿比重多在 1.020 以上,尿钠小于 20mmol/L,尿渗透压大于 500mOsm/(kg·H_2O),如为急性肾小管坏死,尿比重多在 1.012 以下,尿钠大于 40mmol/L,尿渗透浓度低于 350mOsm/(kg·H_2O)。

3.其他检查

泌尿系统 B 超检查用于排除尿路梗阻。

4.肾活检

是重要的诊断手段。在明确无肾前性及肾后性原因时,对于病因不明确的肾性 AKI,如无禁忌证,都应尽早进行肾活检。

四、诊断

根据原发疾病,临床表现和辅助检查可做出诊断。诊断标准按照 K/DOQI 指南提出的 AKI 分期标准(表 4-3-1),或者结合急性透析质量倡议(ADQI)提出的 RIFLE 分层诊断标准(表 4-3-2)来确诊。

表 4-3-2 急性肾损伤 RIFLE 分层诊断标准

分层	肾小球功能指标	尿量
高危阶段	Scr↑×1.5 或 GFR↓>25%	<0.5mL/(kg·h)持续 6 小时
损伤阶段	Scr↑×2.0 或 GFR↓>50%	<0.5mL/(kg·h)持续 12 小时
衰竭阶段	Scr↑×3 或 4mL/dL 或 GFR↓>25%	<0.3mL/(kg·h)或无尿持续 12 小时
丢失阶段	肾功能丧失持续 4 周以上	
终末期肾脏病(ESRD)	肾功能丧失持续 3 个月以上	

五、治疗

(一)及时纠正可逆性病因,尽早干预治疗

在 AKI 起始期及时干预能最大限度地减轻肾脏损伤,促进肾功能恢复。对于各种严重外伤、严重脓毒血症、心力衰竭、急性失血等都应积极治疗。

(二)营养支持治疗

优先通过胃肠道提供营养,重症 AKI 患者常有明显胃肠道症状,可先从胃肠道补充部分营养让患者胃肠道适应,然后逐渐增加热量。酌情限制水、钠盐及钾盐的摄入。

(三)并发症治疗

1.容量过负荷

少尿期患者应严密观察每天出入量及体重变化。每天补液量应为显性失液量加上非显性失液量减去内生水量。

2.高钾血症

高血钾是 ARF 的重要死亡原因之一。高钾血症患者要禁用库血、限制摄入含钾高的食物、纠正酸中毒。当血钾>6.5mmol/L 时应紧急处理。

(1)10%葡萄糖酸钙 10～20mL 缓慢静脉注射,可拮抗钾对心肌的毒害作用。

(2)5%碳酸氢钠静脉注射。

(3)10%葡萄糖液 500mL 加胰岛素 10U 静脉滴注,可促进糖原合成促使钾进入细胞内。

(4)阳离子交换树脂 15～20g 口服,每天 3～4 次。

(5)血液透析清除钾。

3.代谢性酸中毒

当血浆实际碳酸氢根低于 15mmol/L 时,应给予 5%碳酸氢钠 100～250mL 静脉滴注,并

动态监测动脉血气。

4.急性左侧心力衰竭

通过透析清除水分,治疗容量过负荷所致的心力衰竭最为有效。

5.感染

尽早根据细菌培养和药物敏感试验合理选用对肾脏无毒性作用的抗生素治疗,并注意调整药物剂量。

(四)血液透析或腹膜透析治疗

早期预防性透析治疗可减少急性肾衰竭发生感染、出血和昏迷等威胁生命的并发症。透析指征:①有水钠潴留或急性左侧心力衰竭者;②严重高钾血症,血钾>6.5mmol/L;③高分解代谢状态;④无高分解代谢状态,但无尿2天或少尿4天以上;⑤血肌酐442μmol/L或血尿素氮为21.4~28.6mmol/L及以上;⑥二氧化碳结合力在13mmol/L以下;⑦少尿2天以上,并伴有体液过多、持续呕吐、烦躁或嗜睡、血钾在6mmol/L以上、心电图疑有高血钾图形等任何一种情况者。

(五)恢复期治疗

恢复期治疗主要根据患者的情况加强营养和增加活动量来治疗,定期随访肾功能,避免使用肾毒性的药物。

六、常见护理问题及相关措施

(一)体液过多

1.相关因素

与肾小球滤过功能受损有关。

2.临床表现

患者出现水肿、胸腔积液等,甚至出现呼吸困难、端坐呼吸等症状。

3.护理指导

(1)准确记录24小时出入量,密切观察生命体征的变化,尤其是血压的情况。每天定时测量体重并记录。

(2)观察有无水肿及水肿的部位、程度、范围,观察有无头晕、乏力、心悸、呼吸困难等心力衰竭表现;观察有无头痛、嗜睡、意识障碍、共济失调等水中毒或稀释性低钠血症的症状。

(3)监测血肌酐、血尿素氮及血电解质的变化,发现异常及时处理。

(4)维持出入液量平衡

①少尿期严格控制水、钠摄入:在纠正原有的体液缺乏后,每天的入液量应为前一天的尿量加上显性失水量(包括大便、呕吐物、渗出液、引流液等的总和)和非显性失水量,约500mL。如果有发热,体温每增加1℃,应增加入液量0.1mL/(kg·h)。钠的摄入应不超过丢失量。少尿期还应注意避免含钾高的食物如香蕉、橘子、蘑菇、牛瘦肉、海带、豆制品等的摄入,以免加重高钾血症。

②多尿期应预防脱水及水电解质紊乱:多尿期一般用半量等渗盐水补充排出的尿量,如果

尿素氮<21.4mmol/L,即使体液呈负平衡和体重下降,也不宜补液,但可自由饮水。若尿量持续在 3000~4000mL/d,应注意有无低血钾的表现,如食欲缺乏、恶心、呕吐、乏力等。

在实际应用中,补液量的计算一般以 500mL 为基础补液量,再加前一天的出液量。下列几点可作为观察补液量是否合适的指标:①皮下无水肿或脱水征象;②每天体重不增加,若体重增加超过 0.5kg 或以上,提示补液过多;③血清钠浓度正常,若偏低,且无失盐基础,提示体液潴留;④中心静脉压在 6~10cmH$_2$O(0.59~0.98kPa),若高于 12cmH$_2$O(1.17kPa),提示体液过多;⑤胸部 X 线片示血管影正常,若显示肺充血征象,提示体液潴留;⑥心率快、血压升高、呼吸加速,若无感染征象,应怀疑体液过多。

(5)若应用利尿药和降压药时,应观察用药疗效,即密切观察患者的尿量和血压变化,根据病情随时调整药物的剂量。少尿时应慎用保钾利尿药和血管紧张素转化酶抑制药,以免诱发高血钾。

(二)营养失调:低于机体需要量

1.相关因素

与摄入不足、消耗增加有关。

2.临床表现

出现低蛋白血症、电解质紊乱等症状。

3.护理指导

(1)ARF 患者少尿期的营养非常重要,每天最少摄入糖类 100g,适当限制蛋白质的摄入,为 0.5g/(kg·d),尽量给予高生物价的动物蛋白,尽量减少钠、钾摄入,进食富含多种维生素和必需氨基酸的食物。

(2)恢复期的患者应适当补充蛋白质,避免食用豆制品。

(3)对恶心、呕吐的患者,遵医嘱予以止吐药,必要时静脉补充营养物质。

(三)有感染的危险

1.相关因素

与机体免疫力下降、透析有关。

2.护理指导

(1)严密观察患者的生命体征,尤其是体温变化,观察有无感染的先驱症状如心动过速、呼吸急促等,及时报告医师予以处理。

(2)注意病室的通风、消毒,限制探视人员数量和频次,告知患者注意保暖,防止发生交叉感染。

(3)注意口腔、皮肤、会阴部卫生,加强患者的营养支持。卧床患者应注意定时翻身叩背,防止压疮和肺部感染的发生。

七、健康教育

(一)心理指导

AKI 患者治愈后还有一定的心理负担,应做好患者的心理疏导,告知患者治愈后一般无后遗症,在治愈后 1~2 年避免使用肾毒性药物。

（二）饮食指导

（1）AKI 在透析时由于蛋白质的丢失，应进食高优质蛋白饮食，为 $1.2\sim1.5g/(kg\cdot d)$，恢复期开始给予营养丰富的食物，保证营养的供给。

（2）电解质：少尿期应控制钠盐及含钾高食物的摄入，如腌制食物、罐头、味精含量高的食物、香蕉、橘子等，多尿期则不需多加控制，可根据血电解质的情况适当补充。

（三）用药指导

（1）使用保护肾功能的药物的观察。

（2）禁用对肾脏有毒性的药物，如四环素类、氨基糖苷类、磺胺类及镇痛药等，用药时要认真阅读药物说明书，切莫滥用。

（四）活动与休息指导

AKI 少尿期时应以卧床休息为主，恢复期可恢复适量活动，活动量应逐渐增加，以患者自身不感到疲劳为原则，注意劳逸结合。

（五）出院指导

1.出院后应继续监测肾功能恢复情况

一般在出院后 3 个月、6 个月、1 年各检查 1 次，若有异常，应及时就医治疗。

2.避免使用肾毒性药物

如非甾体抗炎药、氨基糖苷类药物、四环素类及镇痛药等，对于原发病应积极进行治疗，避免再次诱发 AKI。

第四节　慢性肾衰竭

慢性肾衰竭（CRF）又称慢性肾功能不全，是指各种原因造成的慢性进行性肾实质损害，肾单位逐渐硬化，数量减少，肾功能缓慢进行性减退，最终出现代谢产物潴留，水、电解质及酸碱平衡失调，全身各系统受累为主要表现的临床综合征，也称为尿毒症。

一、病因

1.各型原发性肾小球肾炎

膜增殖性肾炎、急进性肾炎、膜性肾炎、局灶性肾小球硬化症等如果得不到积极有效的治疗，最终导致尿毒症。

2.继发于全身性疾病

如高血压及动脉硬化、系统性红斑狼疮、过敏性紫癜肾炎、糖尿病、痛风等，可引发尿毒症。

3.慢性肾脏感染性疾患

如慢性肾盂肾炎，也可导致尿毒症。

4.慢性尿路梗阻

如肾结石、双侧输尿管结石、尿路狭窄、前列腺肥大、肿瘤等，也是尿毒症的病因之一。

5.先天性肾脏疾患

如多囊肾、遗传性肾炎及各种先天性肾小管功能障碍等,也可引起尿毒症。

6.其他原因

如服用肾毒性药物,以及盲目减肥等均有可能引发尿毒症。

二、发病机制

本病的发病机制未完全明了,有以下主要学说。

1.慢性肾衰竭进行性恶化的发病机制

(1)肾小球高滤过学说:CRF时残余肾单位肾小球出现高灌注和高滤过状态是导致肾小球硬化和残余肾单位进一步丧失的重要原因之一。由于高滤过的存在,可促进系膜细胞增殖和基质增加,导致微动脉瘤的形成。

(2)肾单位高代谢:CRF时残余肾单位肾小管高代谢状况,是肾小管萎缩、间质纤维化和肾单位进行性损害的重要原因之一。

(3)肾组织上皮细胞表型转化的作用:在某些生长因子或炎症因子的诱导下,肾小管上皮细胞、肾小球上皮细胞、肾间质成纤细胞均可转变为肌成纤维细胞,在肾间质纤维化、局灶节段性或球性肾小球硬化过程中起重要作用。

(4)某些细胞因子(生长因子)的作用:白细胞介素-1、单个核细胞趋化蛋白-1、血管紧张素Ⅱ、内皮素-1等均参与肾小球和小管间质的损伤过程,并在促进细胞外基质增多中起重要作用。

(5)其他:在多种慢性肾病动物模型中,均发现肾脏固有细胞凋亡增多与肾小球硬化、小管萎缩、间质纤维化有密切关系,提示细胞凋亡可能在CRF进展中起某种作用。此外,近年发现,醛固酮过多也参与肾小球硬化和间质纤维化的过程。

2.尿毒症的发生机制

目前一般认为,尿毒症的症状及体内各系统损害的原因,主要与尿毒症毒素的毒性作用有关,同时也与多种体液因子或营养素的缺乏有关。尿毒症毒素是由于绝大部分肾实质破坏,因而不能排泄多种代谢废物和不能降解某些内分泌激素,致使其积蓄在体内起毒性作用,引起某些尿毒症症状。尿毒症分为三阶段:①肾功不全代偿期 GFR＞50mL/min,血肌酐＜178μmol/L,血尿素氮＜9mmol/L;②肾功不全失代偿期:GFR＞25mL/min,血肌酐＞178μmol/L,血尿素氮＞9mmol/L;③肾功衰竭期:GFR＜25mL/min,血肌酐＞445μmol/L,血尿素氮＞20mmol/L。

三、临床表现

1.水、电解质和酸碱平衡失调

(1)钠、水平衡失调:常有钠、水潴留,而发生水肿、高血压和心力衰竭。

(2)钾的平衡失调:大多数患者的血钾正常,一直到尿毒症时才会发生高钾血症。

(3)酸中毒慢肾衰时,代谢产物如磷酸、硫酸等酸性物质因肾的排泄障碍而潴留,肾小管分泌氢离子的功能缺陷和小管制造 NH_3 的能力差,因而造成血阴离子间隙增加,而血 HCO_3^- 浓度下降,这就是尿毒症酸中毒的特征。如二氧化碳结合力<13.5mmol/L,则可有较明显症状,如呼吸深长、食欲缺乏、呕吐、虚弱无力,严重者可昏迷、心力衰竭和(或)血压下降。酸中毒是最常见死因之一。

(4)钙和磷的平衡失调:血钙常降低,很少引起症状。

(5)高镁血症当 GFR<20mL/min 时,常有轻度高镁血症,患者常无任何症状,仍不宜使用含镁的药物。透析是最佳解决方法。

(6)高磷血症:防止血磷升高有利于防止甲状旁腺功能亢进。

2.各系统症状体征

(1)心血管和肺症状:心、肺病变水钠潴留、肾缺血、肾素分泌增加引起的高血压长期作用于心可引起心力衰竭。血液内尿素过高渗入心包和胸膜可引起纤维素性心包炎和纤维素性胸膜炎,听诊时可听到心包和胸膜摩擦音。心力衰竭可引起肺水肿。血尿素从呼吸道排出可引起呼吸道炎症,有时沿肺泡壁可有透明膜形成;肺毛细血管通透性增加,肺泡腔内有大量纤维蛋白及单核细胞渗出,很少中性粒细胞,称为尿毒症性肺炎。

(2)血液系统表现:造血系统主要改变为贫血和出血。贫血原因:①严重肾组织损害时促红细胞生成素产生不足。②体内蓄积的代谢产物,有些如酚及其衍生物可抑制骨髓的造血功能。另一些毒物如胍及其衍生物可缩短红细胞生存期,加速红细胞破坏并可引起溶血。③转铁蛋白从尿中丧失过多,造成体内铁的运输障碍。

尿毒症患者常有出血倾向,表现为牙龈出血、鼻出血、消化道出血等。出血的原因:①毒性物质抑制骨髓,血小板生成减少;②有些患者血小板数量并不减少,却有出血倾向;这可能是由于血液内胍类毒性物质造成血小板功能障碍,使血小板凝聚力减弱和释放血小板第Ⅲ因子的作用降低所致。

(3)神经、肌肉系统症状:疲乏、失眠、注意力不集中是慢性肾衰的早期症状之一,其后会出现性格改变、抑郁、记忆力减退、判断错误,并可有神经肌肉兴奋性增加,尿毒症时常有精神异常、对外界反应淡漠、谵妄、惊厥、幻觉、昏迷等。

(4)胃肠道症状:最早最常见症状。消化系统体内堆积的尿素排入消化道,在肠内经细菌尿素酶的作用形成氨,可刺激胃肠黏膜引起纤维素性炎症,甚至形成溃疡和出血。病变范围广,从口腔、食管直至直肠都可受累。以尿毒性食管炎、胃炎和结肠炎较为常见。患者常有恶心、呕吐、腹痛、腹泻、便血等症状。

(5)皮肤症状:皮肤瘙痒是常见症状,尿毒症患者皮肤常呈灰黄色并有瘙痒,皮肤的颜色与贫血和尿色素在皮肤内积聚有关。体内蓄积的尿素可通过汗腺排出,在皮肤表面形成结晶状粉末称为尿素霜,常见于面部、鼻、颊等处。瘙痒的原因不清楚,可能与尿素对神经末梢的刺激有关。

(6)肾性骨营养不良症:包括纤维性骨炎、肾性骨软化症、骨质疏松症和肾性骨硬化症。

(7)内分泌失调在感染时,可发生肾上腺功能不全。慢性肾衰竭的血浆肾素可正常或升高,血浆 1,25-$(OH)_2D_3$ 则降低,血浆红细胞生成素降低。性功能障碍,患儿性成熟延迟。

(8)易于并发感染:尿毒症常见的感染是肺部和尿路感染。

(9)代谢失调及其他:①体温过低基础代谢率常下降,患者体温常低于正常人约1℃;②糖类代谢异常,慢肾衰时原有的糖尿病胰岛素量会减少,因胰岛素降解减少;③高尿酸血症,其升高速度比肌酐和尿素氮慢;④脂代谢异常。

四、辅助检查

1.血常规检查

可有红细胞计数降低、血红蛋白浓度下降、白细胞计数可升高或降低。

2.肾功能检查

内生肌酐清除率降低,血肌酐和尿素氮进行性上升。

3.血生化检查

血浆蛋白降低,总蛋白在60g/L,血清钾、钠浓度随病情变化。血钙降低,血磷升高。

4.尿液检查

夜尿增多,尿渗透压下降。尿沉渣检查可见红、白细胞、颗粒管型等。

5.影像学检查

影像学检查包括B超、肾区腹部平片、CT示双肾缩小。

五、预防与治疗

1.治疗基础疾病和使肾衰竭恶化的因素,及时诊断治疗慢性肾衰竭基本疾病,是处理肾衰竭的关键

2.延缓慢性肾衰竭的发展

(1)饮食治疗。①限制蛋白饮食,减少饮食中蛋白质含量能使血尿素氮(BUN)水平下降,尿毒症症状减轻。还有利于降低血磷和减轻酸中毒。一般根据GFR具体调整蛋白摄入量。②高热量摄入。摄入足量的糖类和脂肪。

(2)必需氨基酸的应用。

(3)控制全身性和(或)肾小球内高压力首选ACE抑制药和血管紧张素Ⅱ受体拮抗药。

(4)其他高脂血症的治疗与一般高血脂者相同,高尿酸血症通常不需治疗。

(5)中医药疗法。

3.水、电解质失调的治疗

①钠、水平衡失调没有水肿的患者,不需禁盐,有水肿者,应限制盐和水的摄入。如水肿较重,可试用呋塞米,但必须在肾尚能对利尿药发生反应时应用。已透析者,应加强超滤。如水肿伴有稀释性低钠血症,则需严格限制水的摄入,如果钠、水平衡失调而造成严重情况,对常规的治疗方法无效时,应紧急进行透析治疗。

②高钾血症判断诱发因素,如血钾仅中度升高,应首先治疗引起高血钾的原因和限制从饮食摄入钾。如果高钾血症>6.5mmol/L,出现心电图高钾表现,甚至肌无力,必须紧急处理。

③代谢性酸中毒。如酸中毒不严重,低钠饮食情况不可口服碳酸氢钠。二氧化碳结合力低于13.5mmol/L,尤其伴有昏迷或深大呼吸时,应静脉补碱。

④钙磷平衡失调应于慢性肾衰竭的早期防治高磷血症,积极使用肠道磷结合药,宜经常监测血清磷、钙水平。

4.药物的使用

根据药物代谢与排泄途径,内生肌酐清除率等因素,决定药物使用的剂量。

5.追踪随访

定期随访以便对病情发展进行监测,应至少每 3 个月就诊 1 次。

6.透析疗法

慢肾衰竭当血肌酐高于 $707\mu mol/L$,且患者开始出现尿毒症症状时,应透析治疗。

(1)血液透析:先做动静脉内瘘。

(2)腹膜透析特别适用于儿童、心血管情况不稳定的老年人、DM 患者或做动静脉内瘘有困难者。腹腔感染为最主要并发症。

7.肾移植可望重新恢复肾功能,但术后长期应用免疫抑制药物

8.尿毒症的替代治疗

当慢性肾衰竭患者 GFR 6～10mL/min 并有明显尿毒症临床表现;经治疗不能缓解时,则应进行透析治疗。对糖尿病肾病,可适当提前(GFR 10～15mL/min)安排透析。血液透析(简称血透)和腹膜透析(简称腹透)的疗效相近,但各有其优缺点,在临床应用上可互为补充。但透析疗法仅可部分替代。肾的排泄功能(对小分子溶质的清除仅相当于正常肾的 10%～15%),不能代替其内分泌和代谢功能。患者通常应先做一个时期透析,待病情稳定并符合有关条件后,可考虑进行肾移植术。

(1)血液透析:血透前 3～4 周,应预先给患者做动静脉内瘘(位置一般在前臂),以形成血流通道,便于穿刺。血透治疗一般每周做 3 次,每次 4～6 小时。在开始血液透析 4～8 周,尿毒症症状逐渐好转;如能长期坚持合理的透析,不少患者能存活 15～20 年以上。但透析治疗间断地清除溶质的方式使血容量、溶质浓度的波动较大,不符合生理状态,甚至产生一些不良反应。

(2)腹膜透析持续性不卧床腹膜透析疗法(CAPD):设备简单,易于操作,安全有效,可在患者家中自行操作。每日将透析液输入腹腔,并交换 4 次(6 小时 1 次),每次约 2L。CAPD 是持续地进行透析,对尿毒症毒素持续地被清除,血容量不会出现明显波动,故患者也感觉较舒服。CAPD 在保存残存肾功能方面优于血透,费用也较血透低。CAPD 的装置和操作近年已有很大的改进,例如使用 Y 型管道,腹膜炎等并发症已大为减少。CAPD 尤其适用于老人,心血管功能不稳定者、糖尿病患者、小儿患者或做动静脉内瘘有困难者。

(3)肾移植:成功的肾移植会恢复正常的肾功能(包括内分泌和代谢功能),可使患者几乎完全康复。肾移植需长期使用免疫抑制药,以防排斥反应,常用的药物为糖皮质激素、环孢素(或他克莫司)、硫唑嘌呤(或麦考酚吗乙酯)等。由于移植后长期使用免疫抑制药,故并发感染者增加,恶性肿瘤的患病率也有增高。

六、常用护理诊断/问题

(1)体液过多:与肾小球滤过功能降低导致水钠潴留有关。

（2）营养失调：与摄入量减少、肠道吸收障碍有关。

（3）有感染的危险：与营养不良、贫血、机体免疫力下降有关。

（4）活动无耐力：与心脏病变，贫血，水、电解质和酸碱平衡紊乱有关。

七、护理指导

（一）一般护理

1.合理安排活动与休息

慢性肾衰患者以休息为主，根据病情程度不同，活动量的安排不同。病情稳定者，可在护理人员陪伴下活动，活动以不出现疲劳、胸痛、心悸、憋喘、头晕为度；病情较重者，绝对卧床休息，保证安全和舒适。对长期卧床者，进行定时翻身和被动肢体活动，防止压疮、肌肉萎缩和静脉血栓形成。

2.饮食护理

（1）优质低蛋白饮食（LPD）：以动物蛋白为主，减少植物蛋白的摄入。根据内生肌酐清除率来调整蛋白质的摄入量。当 Ccr＜50mL/min 时，开始限制蛋白质摄入。Ccr 在 20～50mL/min 时，40g[0.7g/（kg·d）]；Ccr 10～20mL/min 时，35g[0.6g/（kg·d）]；Ccr 5～10mL/min 时，25g[0.4g/（kg·d）]；Ccr＜5mL/min 时，20g[0.3g/（kg·d）]。米面中的植物蛋白质含量较高（1 两主食约含 5g 蛋白质），应尽量去除，以麦淀粉为主食，亦可用其他淀粉类做主食，提供热量。着患者进行透析，因蛋白质丢失多，需相应增加蛋白质摄入量，血液透析1.1～1.5g/（kg·d）；腹膜透析 1.2～1.5g/（kg·d）。

（2）必需氨基酸（EAA）或 α-酮酸（α-KA）：对限制蛋白质的患者，为避免负氮平衡，需给予必需氨基酸或旷酮酸。α-酮酸可与身体中的氨基结合生成相应的必需氨基酸，有助于降低血尿素氮水平，改善营养状况；α-酮酸制剂中含有钙，可有助于纠正钙磷代谢紊乱，减轻继发性甲旁亢。

（3）低磷饮食：患者磷的摄入量应＜600～800mg/d。磷在动物蛋白质食物中，在烹煮时可溶于汤中，因此建议患者吃肉弃汤。

（4）水、钠、热量、钾、维生素的摄入：水的摄入应量出为入。具体参考本章各节中相关内容。

3.防治感染

定期对病室清洁消毒，防止交叉感染。进行透析、导尿、置管等操作时，要严格注意无菌。协助患者做好全身皮肤黏膜的清洁卫生。

4.病情观察

观察 CRF 症状、体征的变化，监测肾功能、电解质紊乱、血白蛋白水平、有无感染征象、有无体液过多（如体重迅速增加、血压升高、心率加快、憋喘、肺底湿啰音、颈静脉怒张等）。观察体重、尿量变化，记录液体出入量。

（二）用药护理

（1）静脉输注必需氨基酸时要注意输液速度，不在氨基酸内加入其他药物。

（2）使用红细胞生成素纠正贫血时，注意药物副反应，主要有头痛、血压高、癫痫发作等，定期监测血红蛋白和血细胞比容,调节药量。

(3)使用骨化三醇治疗肾性骨病时,经常监测血钙、血磷浓度。

(4)使用碳酸氢钠纠酸时,要注意观察有无低血钙抽搐,这是因为在酸性状态下,体内游离钙多,纠酸过程中游离钙减少,会发生抽搐。

八、健康指导

(1)积极治疗原发病,监测肾功能变化,避免各种加重肾损害的诱因,如感染、劳累、脱水、高蛋白高脂饮食、高血压、肾毒性药物等。

(2)指导患者饮食和活动量安排。尤其是饮食,告知患者如何保持出入量平衡,如何进行优质低蛋白饮食,如何合理摄入钾、钠。

(3)定期监测肾功能、血电解质和酸碱平衡。观察水肿、血压、心功能等变化情况。

(4)不自行用药,感染发生时,在医生指导下根据肾小球滤过率调整药量。

第五章　神经外科护理

第一节　颅内压增高

颅内压是指颅腔内容物对颅腔壁所产生的压力,颅腔内容物包括脑组织、脑脊液和血液。通常以侧卧位腰椎穿刺测得的脑脊液压力来代表,成人正常值为 $70\sim200\mathrm{mmH_2O}$($0.7\sim2.0\mathrm{kPa}$),儿童正常值为 $50\sim100\mathrm{mmH_2O}$($0.5\sim1.0\mathrm{kPa}$)。当颅内压持续高于 $200\mathrm{mmH_2O}$($2.0\mathrm{kPa}$)时,称为颅内压增高。

一、概述

(一)病因
(1)颅腔内容物体积增加,如脑水肿、脑积水、脑血流量增加等。脑水肿是最常见的原因。
(2)颅内占位性病变,如颅内血肿、脑脓肿、脑肿瘤等。
(3)颅腔容积缩小,如凹陷性骨折、狭颅症等。

(二)病理
当颅内压增高到一定程度时,尤其是占位性病变使颅内各分腔之间压力不均衡,会使一部分脑组织通过生理性间隙从高压区向低压区移位,产生相应的临床症状和体征,称为脑疝。脑疝是颅内压增高引起死亡的主要原因。常见的有小脑幕切迹疝和枕骨大孔疝。

二、护理评估

(一)健康史
患者是否有颅脑外伤、颅内感染、脑肿瘤、高血压、脑动脉硬化、颅脑畸形等病史,初步判断颅内压增高的原因;有无呼吸道梗阻、咳嗽、便秘、癫痫等导致颅内压增高的诱因;询问症状出现的时间和病情进展情况,以及发病以来所做的检查和用药等情况。

(二)身体状况
(1)颅内压增高"三主征"包括头痛、呕吐、视神经乳头水肿。
①头痛:是最常见的症状,以早晨和晚间较重,多位于前额和颞部,程度可随颅内压增高而加重,当患者低头、弯腰、咳嗽、用力时加重。
②呕吐:呈喷射状,可伴有恶心,与进食无关,呕吐后头痛可有缓解。
③视神经乳头水肿:是颅内压增高的重要客观体征。因视神经受压,眼底静脉回流受阻所

致。表现为视神经乳头充血水肿、边缘模糊、中央凹陷消失,视网膜静脉怒张,严重时可伴视力减退,视野缩小。长期慢性颅内压增高可引起视神经萎缩而导致失明。

（2）意识障碍:慢性颅内压增高的患者表现为神志淡漠、反应迟钝。急性颅内压增高时,常有进行性意识障碍甚至昏迷。

（3）生命体征紊乱:血压增高,尤其是收缩压升高,脉压增大;脉搏慢而有力;呼吸深慢（"二慢一高"）,称为库欣反应。严重患者可因呼吸循环衰竭而死亡。

（4）脑疝

①小脑幕切迹疝:为颞叶海马旁回、钩回通过小脑幕切迹向幕下移位所形成,常由一侧颞叶或大脑外侧的占位性病变引起。在颅内压增高的基础上出现进行性意识障碍、患侧瞳孔先缩小后逐渐散大、病变对侧肢体瘫痪、生命体征紊乱,最后因呼吸循环衰竭而死亡。

②枕骨大孔疝:是小脑幕下的小脑扁桃体经枕骨大孔向椎管内移位所形成,故又称小脑扁桃体疝。常因幕下占位性病变或作腰椎穿刺放出脑脊液过快、过多引起。病情变化快、头痛剧烈、呕吐频繁、颈项强直,生命体征改变出现较早,而意识障碍和瞳孔改变出现较晚。当延髓的呼吸中枢受压时,患者早期可突发呼吸骤停而死。

（三）心理-社会状况

了解颅内压增高的患者有无因头痛、呕吐等引起烦躁不安、焦虑等心理反应。还应了解患者家属对疾病的认知和适应程度。

（四）辅助检查

1.腰椎穿刺

可以直接测量颅内压,同时取脑脊液做检查,但当颅内压明显增高时应禁忌腰椎穿刺,以避免引发脑疝。

2.影像学检查

头部 X 线、CT、MRI、DSA 等检查有助于明确病因和病变部位。

（五）治疗要点

1.非手术治疗

包括限制液体入量,应用脱水药和糖皮质激素,亚低温冬眠疗法等治疗方法减轻脑水肿,降低颅内压。

2.手术治疗

对于颅内占位性病变,争取手术切除。有脑积水患者,先做侧脑室穿刺外引流术,暂时缓解颅内高压,待病因诊断明确后再手术治疗。一旦脑疝形成,立即应用高渗性脱水药、呋塞米、糖皮质激素等药物降低颅内压,争取时间尽快手术治疗。

三、护理问题

（1）疼痛:与颅内压增高有关。

（2）潜在并发症:脑疝。

四、护理指导

（一）一般护理

1.体位

平卧位,床头抬高 15°～30°,有利于脑静脉回流,减轻脑水肿。

2.吸氧

改善脑缺氧,减轻脑水肿。

3.控制液体摄入量

不能进食者,一般每日遵医嘱输液不超过 2000mL,保持尿量在 600mL 以上;控制输液速度,防止输液过快而加重脑水肿;注意水、电解质、酸碱、营养代谢平衡,防止体液代谢紊乱。

4.其他

加强皮肤护理,防止压疮;保持大小便通畅,患者有尿潴留和便秘时,应导尿或协助排便。

（二）病情观察

观察患者意识、生命体征、瞳孔和肢体活动的变化。

1.意识

意识反映了大脑皮层和脑干的功能状态;评估意识障碍的程度、持续时间和演变过程,是分析病情变化的重要指标。意识障碍的程度,目前通用的是格拉斯哥昏迷记分法（GCS）。评定睁眼、语言及运动反应,以三者积分来表示意识障碍轻重,最高 15 分,表示意识清醒,8 分以下为昏迷,最低 3 分（表 5-1-1）。

表 5-1-1　格拉斯哥昏迷计分表

睁眼反应（E）	得分	语言反应（V）	得分	运动反应（M）	得分
正常睁眼	1	回答正确	5	按吩咐动作	6
呼唤睁眼	3	回答错乱	4	刺痛能定位	5
刺痛睁眼	2	语句不清	3	刺痛时躲避	4
无反应	1	只能发声	2	刺痛后屈曲	3
		无反应	1	刺痛后过伸	2
				无反应	1

2.瞳孔

对比双侧是否等大、等圆,是否扩大或缩小,有无对光反应。

3.生命体征

观察脉搏的频率、节律及强度;血压、脉差;呼吸的频率、幅度和类型等。

4.肢体功能

肢体功能是否存在病变对侧肢体肌力的减弱和麻痹;是否存在双侧肢体自主活动的消失;有无阳性病理征等。

（三）治疗配合

1.脱水疗法护理

遵医嘱应用高渗性脱水剂和利尿剂增加水分的排出,减少脑组织中的水分,达到降低颅内压的目的。常用高渗性脱水剂如 20%甘露醇 250mL,于 15～30 分钟内静脉滴注,每日 2～3 次;用药后 10～20 分钟颅内压开始下降,维持 4～6 小时。同时使用利尿剂如呋塞米(速尿) 20～40mg,静脉注射,可重复使用。注意利尿剂可带来电解质紊乱;使用脱水剂要防止颅内压降低,用药期间要注意用药反应和效果,及时记录。

2.应用糖皮质激素护理

遵医嘱常用地塞米松 5～10mg,每日 1～2 次,静脉注射。可改善毛细血管通透性,防治脑水肿和颅内压增高。要注意防止高血糖、应激性溃疡和感染。

3.冬眠低温疗法护理

当患者体温过高,物理降温无效时,采用此疗法。可以降低脑组织代谢率,提高脑细胞对缺氧耐受力,减轻脑水肿,降低颅内压。常用药物为复方氯丙嗪和冬眠合剂一号、二号等,先按医嘱静脉滴注冬眠药物,通过滴数来控制冬眠的深度。给予冬眠药物半小时,机体进入睡眠状态后,方可进行物理降温。降温速度以每小时下降 1℃为宜,体温降至肛温 32～34℃为理想。密切观察患者意识、瞳孔、生命体征和神经系统征象,若脉搏超过 100 次/分、收缩压低于 100mmHg、呼吸慢而不规则时,通知医生停用药物。冬眠的时间一般为 3～5 日。停止冬眠疗法时,应先停止物理降温,再停止药物滴入。

4.防止颅内压骤升的护理

①患者要保持安静卧床休息,减少搬动,不要坐起,避免情绪激动;避免剧烈咳嗽和用力排便使胸、腹压上升导致颅内压增高。②保持呼吸道通畅,及时清除分泌物和呕吐物;舌根后坠者要托起下颌和放置口咽通气管;对意识不清或排痰困难者,应配合医生尽早施行气管切开术。③控制癫痫发作,注意观察患者有无症状出现,遵医嘱及时或定期给予抗癫痫药物,防止脑缺氧和脑水肿。

5.对症护理

①对高热患者,给予有效的降温措施,必要时遵医嘱采用冬眠低温疗法;②对头痛患者,可遵医嘱应用止痛剂,但禁用吗啡和哌替啶;③患者躁动时,应寻找原因,必要时遵医嘱予以镇静药物,切忌强制约束。

6.脑疝的急救与护理

保持呼吸道通畅并吸氧,快速静脉输入甘露醇、呋塞米(速尿)等强脱水剂和利尿剂,密切观察患者呼吸、心跳及瞳孔的变化。紧急做好手术前准备,发生呼吸骤停者立即进行气管插管及辅助呼吸。

7.脑室引流的护理

脑室引流术是经颅骨钻孔或椎孔穿刺侧脑室放置引流管将脑脊液引流至体外从而降低颅内压的一种治疗和急救措施。其护理要点为:

(1)注意引流管的连接和位置:患者手术返回病房后,应在严格无菌操作下连接引流瓶(袋)并妥善固定。引流管开口要高于侧脑室平面 10～15cm,以维持正常的颅内压。搬动患者时应将引流管暂时夹闭,防止脑脊液反流引起逆行感染。

(2)注意引流速度和量:正常脑脊液每日分泌 400～500mL,故每日引流量以不超过 500mL 为宜;颅内感染患者因脑脊液分泌增多,引流量可增加。每日引流过多过快可引起脑压骤然下降,导致意外发生。可适当抬高或降低引流瓶(袋)的位置,以控制流量和速度。

（3）保持引流通畅:引流管不可受压、扭曲、成角及折叠;若引流管内不断有脑脊液流出,管内的液面随患者的呼吸脉搏上下波动,表明引流管通畅;反之即为阻塞;要查明原因以纠正之。具体的原因有:①放入脑室过深过长,在脑室内折叠成角,处理方法是请医生将引流管向外拔出少许至有脑脊液流出后重新固定。②管口吸附于脑室壁,处理方法是将引流管轻轻旋转,使管口离开至脑脊液流出。③若怀疑引流管被血凝块或组织阻塞,可在严格消毒管口后,用无菌注射器轻轻向外抽吸,但不可向内注入生理盐水冲洗,以免管内阻塞物被冲至脑室狭窄处引起脑脊液循环受阻。如若无效应更换引流管。④颅内压低于 $120\sim150mmH_2O$,引流管内可能无脑脊液流出,证实的方法是将引流瓶(袋)降低,再观察有无液体流出。

（4）观察并记录脑脊液的颜色、量及形状:正常脑脊液无色透明,手术后 1~2 日可略呈血性,以后变淡并转为橙黄色。若脑脊液中有较多血液或血色逐渐加深,提示脑室内出血,要告知医生采取措施处理。引流时间一般不超过 5~7 日,否则有发生颅内感染可能。感染后的脑脊液混浊,可有絮状物,同时患者有全身感染表现。

（5）严格遵守无菌操作原则,每日更换引流瓶(袋),应先夹闭引流管以免脑脊液逆流入脑室内。注意保持整个装置无菌。

（6）拔管:开颅手术后脑室引流管一般放置 3~4 日,待脑水肿逐渐消失,颅内压开始降低时,可考虑拔管。此前应试行抬高或夹闭引流管 24 小时,以了解脑脊液循环是否通畅,有无颅内压再次升高的表现。若患者出现头痛、呕吐等症状时,要及时通知医生并降低引流瓶(袋)或开放夹闭的引流管。拔管后若伤口处有脑脊液流出,应告知医生处理。

（四）心理护理

及时发现患者的行为和心理异常,帮助其消除焦虑和恐惧,改善其心理状态。帮助患者和家属消除因疾病带来的对生活的疑虑和不安,接受疾病带来的改变。

（五）健康指导

（1）介绍疾病有关的知识和治疗方法,指导患者学习和掌握康复的知识和技能。

（2）颅内压增高的患者要防止剧烈咳嗽、便秘、负重等使颅压骤然增高的因素,以免发生脑疝。

（3）颅脑手术后可能遗留神经系统功能的障碍,患者应遵循康复计划,循序渐进地进行多方面的训练,以最大程度恢复其生活能力。

第二节　颅脑损伤

颅脑损伤是一种常见损伤,其发生率占全身损伤的 15%~20%,仅次于四肢损伤—多见于交通、工矿作业等事故,其他为自然灾害、爆炸、火气伤、坠落、跌倒、各种锐器、钝器对头部的伤害。颅脑损伤由外向内可分为头皮损伤、颅骨骨折、脑损伤,三者可单独或者合并存在。

一、头皮损伤

(一)病因及发病机制

头皮血肿多由钝器伤所致,按血肿出现于头皮的层次分为皮下血肿、帽状腱膜下血肿和骨膜下血肿。皮下血肿常见于产伤或碰伤,血肿位于皮肤表层与帽状腱膜之间;帽状腱膜下血肿是由于头部受到斜向暴力,头皮发生剧烈滑动,撕裂该层间的血管所致;骨膜下血肿常由于颅骨骨折引起或产伤所致。

头皮裂伤是常见的开放性头皮损伤,多为锐器或钝器打击所致。

头皮撕脱伤是一种严重的头皮损伤,多因发辫受机械力牵拉,使大块头皮自帽状腱膜下层或连同骨膜一并撕脱。

(二)护理评估

1.头皮血肿

(1)皮下血肿:血肿位于皮下和帽状腱膜下,体积小、张力高、压痛明显,有时周围组织肿胀隆起,中央反而凹陷,稍软,易误认为是凹陷性颅骨骨折。

(2)帽状腱膜下血肿:位于帽状腱膜和骨膜中间,该处组织疏松,出血较易扩散,严重者血肿边界可与帽状腱膜附着缘一致,覆盖整个穹窿部,似戴一顶有波动的帽子;小儿及体弱者,可因此致休克或贫血。

(3)骨膜下血肿:血肿多局限于某一颅骨范围内,以骨缝为界,血肿张力较高。

2.头皮裂伤

头皮血管丰富,出血较多,可引起失血性休克。头皮裂伤较浅时,因断裂血管受头皮纤维隔的牵拉,断端不能收缩,出血量反较帽状腱膜全层裂伤者多。由于出血多,常引起患者紧张,使血压升高,加重出血。

3.头皮撕脱伤

大块头皮自帽状腱膜下层连同骨膜一起被撕脱所致。剧烈疼痛及大量出血可导致失血性或疼痛性休克,易致颈椎骨折和脱位。较少合并颅骨损伤及脑损伤。

(三)辅助检查

头颅 X 线片可了解有无合并存在的颅骨骨折。

(四)处理原则

较小的头皮血肿一般在 1～2 周内可自行吸收,无需特殊处理;若血肿较大,则应在严格皮肤准备和消毒下,分次穿刺抽吸后加压包扎。

头皮裂伤现场急救可局部压迫止血,争取 24 小时内清创缝合。常规应用抗生素和破伤风抗毒素。

头皮撕脱伤现场急救可加压包扎止血、防治休克;尽可能在伤后 6～8 小时内清创做头皮瓣复位再植或自体皮移植。对于骨膜已撕脱不能再植者,需清洁创面,在颅骨外板上多处钻孔,深达板障,等骨孔内肉芽组织生成后再行植皮。

(五)护理诊断及合作性问题

(1)疼痛:与头皮血肿、头皮裂伤有关。

（2）潜在并发症：感染、出血性休克。

（六）护理指导

（1）病情观察：密切观察患者的生命体征、瞳孔、意识状况，警惕合并颅骨损伤、脑损伤及颅内压增高。

（2）头皮血肿嘱患者勿用力揉搓，以免增加出血，早期冷敷以减少出血和疼痛，24～48小时后改用热敷，以促进血肿吸收。

（3）遵医嘱应用抗生素预防感染、缓解疼痛。做好伤口护理，注意创面有无渗血，保持敷料干燥清洁，保持引流通畅。

（4）头皮撕脱伤在急救过程中应注意保护撕脱的头皮，避免污染，用无菌敷料或干净布包裹、隔水放置于有冰块的容器内，随伤员一同送往医院，争取清创后再植。对出现休克的患者，在送往医院途中应保持平卧。

二、颅骨骨折

（一）病因和病理

颅骨骨折指受暴力因素所致颅骨结构的改变。颅盖骨外板厚，内板较薄，内、外板表面均有骨膜覆盖，在颅骨的穹窿部，内骨膜与颅骨板结合不紧密，颅顶部骨折容易形成硬脑膜外血肿。颅底部的硬脑膜与颅骨贴附紧密，当颅底骨折时易导致硬脑膜撕裂，产生脑脊液漏，形成开放性骨折。

颅骨骨折临床意义不在于骨折本身，而在于因骨折所引起的脑膜、脑、血管和神经损伤，可合并脑脊液漏、颅内血肿及颅内感染等。

（二）分类

（1）按骨折的部位：分颅盖骨折和颅底骨折，发生比例为4∶1。

（2）按骨折线形态：分线性骨折和凹陷性骨折。

（3）按骨折是否和外界相通：分闭合性骨折和开放性骨折。

（三）临床表现

1.颅盖骨折

（1）线性骨折：发生率最高。骨折线多为单发，若多条骨折线交错则可形成粉碎性骨折。局部有压痛、肿胀，患者多伴发局部骨膜下血肿。当骨折线跨越脑膜中动脉或静脉窦，应警惕形成硬膜外血肿。

（2）凹陷性骨折：多见于额、顶部。多为颅骨全层凹陷，局部可扪及局限性下陷区。少数患者出现仅内板凹陷。成人凹陷性骨折多为粉碎性骨折，婴幼儿多为"乒乓球"样凹陷。可能出现脑组织受压的症状，如失语、偏瘫、癫痫等神经系统定位病征。

2.颅底骨折

多因暴力直接作用于颅底所致，线性骨折多见。颅底骨折可因出现脑脊液漏而确诊。根据骨折的部位不同分颅前窝、颅中窝和颅后窝骨折，临床表现见表5-2-1。

表 5-2-1　颅底骨折的临床表现比较

骨折部位	瘀斑部位	脑脊液漏	颅神经损伤
颅前窝骨折	眼眶青紫,球结膜下出血,呈熊猫眼征	鼻漏	嗅神经、视神经
颅中窝骨折	突部皮下瘀血斑(Battle 征)	鼻漏和耳漏	面神经、听神经
颅后窝骨折	出现 Battle 征或咽后壁、枕部皮下瘀血	无	少见

(四)辅助检查

1.X 线检查

颅盖骨骨折的诊断主要依靠的是 X 线检查确诊。凹陷性骨折 X 线可显示骨折碎片凹陷的深度。

2.CT 检查

有助于了解骨折情况及是否合并脑损伤。

(五)治疗原则

1.颅盖骨折

(1)单纯线性骨折:无须特殊处理,患者卧床休息,对症止痛、镇静。关键在于积极处理因骨折引起的脑损伤或颅内出血,特别是硬膜外血肿。

(2)凹陷性骨折:出现下列情况立即手术取出骨折碎片。①合并脑损伤或骨折面积直径＞5cm,骨折片陷入颅腔,导致颅内压升高;②骨折片压迫脑重要部位引起神经功能障碍;③非功能区部位的小面积凹陷骨折,无颅内压增高,但深度超过 1cm 可考虑择期手术;④开放性粉碎性凹陷骨折。

2.颅底骨折

本身无须特殊治疗,重点处理合并的脑损伤、脑脊液漏。出现脑脊液漏时即属开放性损伤,应使用 TAT 及抗菌药物预防感染,患者取头高位休息,避免填塞或冲洗耳道及鼻腔,避免用力咳嗽、打喷嚏或擤鼻涕。大部分脑脊液漏在伤后 1~2 周可自愈。若超过 4 周仍有脑脊液漏,可行手术修补硬脑膜。若骨折片压迫视神经,应尽早手术减压。

三、脑损伤

脑损伤是指由暴力作用使脑膜、脑组织、脑血管以及脑神经的损伤。

(一)病因及发病机制

根据伤后脑组织与外界是否相通,将脑损伤分为开放性和闭合性两类。前者多由锐器和火器直接造成,伴有头皮破裂、颅骨骨折和硬脑膜破裂,有脑脊液漏;后者多由间接暴力或头部接触钝性物体所致,脑膜完整,无脑脊液漏。根据脑损伤机制及病理改变,分为原发性和继发性两类。前者指暴力作用后立即发生的脑损伤,如脑震荡、脑挫裂伤;后者是指受伤一段时间以后出现的脑受损病变,包括脑水肿和脑血肿等。

(二)护理评估

1.健康史

详细了解患者的受伤经过,如暴力的性质、大小、方向及速度;了解其身体状况,有无意识障碍及程度和持续时间,有无头痛、恶心、呕吐、抽搐、大小便失禁和肢体瘫痪等。了解现场急救情况,既往健康状况。

2.身体状况

(1)脑震荡:为一过性脑功能障碍,无明显器质性脑组织损害。伤后立即出现短暂的意识障碍,一般不超过30分钟。同时伴有面色苍白、冷汗、血压下降、脉搏缓慢、呼吸减弱、肌张力减低、各种生理反射迟钝,清醒后大多对受伤经过不能回忆,称逆行性遗忘。常有头痛、头晕、恶心、呕吐、失眠等症状。神经系统检查无阳性发现,脑脊液无改变,头部CT无阳性发现。

(2)脑挫裂伤:为脑实质的损伤,包括脑挫伤、脑裂伤,二者常并存。因受伤部位不同临床表现差异较大。

①意识障碍:为最突出的临床表现,伤后立即出现,其程度和持续时间与脑挫裂伤的程度、范围有关,多数在30分钟以上。严重者可长期昏迷。

②局灶性症状与体征:受伤时立即出现与受伤部位相应的神经功能障碍和体征,如语言中枢受损出现失语,运动中枢受损出现对侧肢体瘫痪等。

③生命体征改变:由于脑水肿和颅高压,早期可出现血压升高、脉搏缓慢、呼吸深慢,严重者呼吸、循环功能衰竭。

④脑膜刺激征:合并有蛛网膜下腔出血时,患者有剧烈头痛、颈项强直、病理反射阳性,脑脊液检查有红细胞。

(3)颅内血肿:是颅脑损伤中最常见、最危险的继发性病变。如不及时处理,其引起的颅内压增高及脑疝往往可危及患者的生命。根据血肿的来源和部位分为硬脑膜外血肿、硬脑膜下血肿和脑内血肿。根据血肿引起颅内压增高及出现症状的时间,分为急性血肿:在3日内出现症状;亚急性血肿:在3日至3周内出现症状;慢性型血肿:在3周以上才出现症状。

①硬脑膜外血肿:出血积聚于颅骨与硬脑膜之间,与颅骨损伤有密切关系。其典型临床表现是在原发性意识障碍后有一段中间清醒期,然后再度意识障碍,并逐渐加重。两次意识障碍的原因不同,前者是原发性脑损伤引起,后者为继发性血肿及其颅内压增高所致。由于原发损伤程度不同、继发血肿治疗及时与否各异,临床上中间清醒期仅在部分患者中出现。病变发展可有其他颅内压增高表现以及血肿压迫所致的神经局灶症状和体征,甚至有脑疝表现。

②硬脑膜下血肿:出血积聚在硬脑膜下腔,是最常见的颅内血肿。多因脑挫裂伤导致脑实质内血管破裂所致。因多数与脑挫裂伤和脑水肿同时存在,故伤后持续性昏迷且进行性加重。较早出现颅内压增高和脑疝症状。

③脑内血肿:发生在脑内,常与硬脑膜下血肿共存。临床表现与脑挫裂伤和急性硬脑膜下血肿类似;常常缺乏定位体征,若血肿累及重要脑功能区,可出现偏瘫、失语、癫痫等症状(图5-2-1)。

3.社会-心理状况

因脑损伤多有不同程度的意识障碍和肢体功能障碍,故清醒患者在伤后对脑损伤及其功能的恢复有较重的心理负担,常表现为焦虑、悲观、恐惧等;患者意识和智力的障碍使家属有同样表现;此外,家庭对患者的支持程度和经济能力也影响着患者的心理状态。

4.辅助检查

X片可了解有无颅骨骨折。CT、MRI能清楚显示脑挫裂伤、颅内血肿的部位、范围和程度。

5.治疗要点

脑震荡无需特殊治疗,一般卧床休息1～2周,适当予以镇静、镇痛等对症处理,预后良好。脑挫裂伤的一般处理包括卧床休息,保持呼吸道通畅,给予营养支持及维持水、电解质和酸碱平衡;防止脑水肿,对症处置等。重度脑挫裂伤在颅内压增高明显时应做脑减压术或局部病灶清除术。颅内血肿确诊后根据血肿大小,采取手术或者观察、保守治疗。

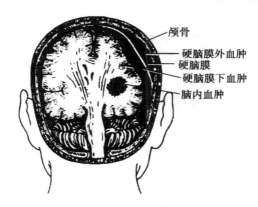

图 5-2-1　颅内血肿的部位

（三）护理问题

(1)急性意识障碍:与脑损伤、颅内压增高有关。

(2)清理呼吸道无效:与意识障碍,不能有效排痰有关。

(3)营养失调:低于机体需要量与伤后进食障碍及高代谢状态有关。

(4)潜在并发症:颅内压增高、脑疝、感染、外伤性癫痫、压疮及肌肉萎缩等。

（四）护理指导

1.急救护理

(1)妥善处理伤口:开放性颅脑损伤应剪短伤口周围头发,伤口局部不清洗、不用药,用无菌纱布保护外露的脑组织以避免受压。应遵医嘱尽早应用抗生素和破伤风抗毒素。

(2)防治休克:有休克征象者应积极补充血容量并查明有无其他部位的损伤和出血,如多发性骨折、内脏破裂等,及时做好手术前准备。

(3)做好护理记录:记录受伤经过、异常表现及处理经过;生命体征、意识、瞳孔及肢体活动等。

2.一般护理

(1)体位:抬高床头15°～30°,以利于脑静脉回流,减轻脑水肿。昏迷患者应采取侧卧位或侧俯卧位,以利于口腔内分泌物的排出和防止呕吐物、分泌物误吸。

(2)保持呼吸道通畅:颅脑损伤患者有意识障碍,丧失了正常咳嗽反射和吞咽功能,呼吸道分泌物不能有效排出可引起严重的呼吸道梗阻。因此,必须及时有效地清除口咽部的血块、呕吐物和分泌物;患者取侧卧位,定时吸痰,痰液黏稠时要给予雾化吸入以稀释痰液;必要时置口咽通气管,或行气管切开术和人工辅助呼吸。

(3)营养支持:无法进食的患者应及早采用胃肠外营养,从静脉补充葡萄糖、氨基酸、脂肪乳剂、维生素等。待肠蠕动恢复后,可采用鼻胃管补充营养。要定期评估患者的营养状况.如体重、氮平衡、血浆蛋白、血糖和电解质,以及时调整营养供给量和配方。

(4)做好基础护理:加强皮肤护理,定时翻身,预防压疮;保持四肢关节功能位,每日做四肢活动及肌肉按摩;留置导尿时,要定时消毒尿道口;防止便秘可给予缓泻剂,禁忌高压灌肠,以免诱发颅内压增高。

3.病情观察

观察患者意识、生命体征、瞳孔和肢体活动的变化。病情观察是颅脑损伤患者护理的重要内容,目的是观察病情变化及治疗效果,及时发现和处理继发性病变。

4.治疗配合

(1)遵医嘱应用脱水药、糖皮质激素、亚低温冬眠疗法等措施降低颅内压。

(2)应用抗生素防治颅内感染。

(3)对癫痫患者应掌握其发作先兆,做好预防措施,如采用护栏、床头放枕头、遵医嘱按时给予抗癫痫药物以预防发生;发作时应专人护理,用牙垫防止舌咬伤,及时吸出气管内分泌物,保持呼吸道通畅。

(4)昏迷者按昏迷常规护理,眼睑不能闭合者涂眼膏,预防角膜炎或角膜溃疡。

(5)高热患者,注意降温,常用方法有物理降温,如头部冰帽、大血管处置冰袋等;如物理降温无效,可遵医嘱给予亚低温冬眠疗法。

(6)做好手术患者术前常规准备,术后脑室引流者,注意妥善固定、无菌操作、保持通畅,定时观察记录。

5.心理护理

对于在疾病恢复过程中产生的症状,给予适当的解释和安慰;鼓励患者树立战胜疾病的信心和勇气。

(五)健康教育

脑损伤后遗留的语言、智力或运动功能障碍,通过康复训练在伤后1～2年内有部分恢复的可能。协助制订康复计划,鼓励患者尽早开始康复训练,如语言、运动等方面的功能锻炼;耐心指导,以改善生活自理的能力和社会适应能力。

第六章 普通外科护理

第一节 甲状腺疾病

一、甲状腺功能亢进

甲状腺功能亢进(甲亢),是各种原因所致循环血液中甲状腺素异常增多,出现以全身代谢亢进为主要特征的疾病总称。按引起甲亢的病因可分为:原发性甲亢、继发性甲亢和高功能腺瘤三类。①原发性甲亢:最常见,占甲亢的85%~90%,患者年龄多在20~40岁之间,男女之比为1:(4~7)。腺体呈弥漫性肿大、两侧对称;常伴眼球突出,故又称"突眼性甲状腺肿"。②继发性甲亢较少见,患者年龄多在40岁以上。主要见于单纯性甲状腺肿流行区,患者先有多年结节性甲状腺肿史,腺体呈结节状肿大。两侧多不对称;继而逐渐出现甲状腺功能亢进症状,易发生心肌损害。无突眼。③高功能腺瘤少见,甲状腺内有单发的自主性高功能结节,结节周围的甲状腺组织呈萎缩性改变,少见,无突眼。

(一)病因与发病机制

1.自身免疫病

患者体内 T、B 淋巴细胞功能缺陷可合成多种针对自身甲状腺抗原的抗体,其中一种甲状腺刺激免疫球蛋白可以直接作用于甲状腺细胞膜上的 TSH(促甲状腺激素)受体,刺激甲状腺细胞增生,分泌亢进,这是本病主要原因。

2.诱发因素

研究证明,本病是在遗传的基础上,因感染、精神创伤、劳累等应激因素破坏机体免疫稳定性而诱发。

(二)护理评估

1.健康史

(1)除评估患者的一般资料,如年龄、性别等外,还应询问其是否曾患有结节性甲状腺肿或伴有其他自身免疫性疾病。

(2)了解其既往健康状况及有无手术史和相关疾病的家族史。

(3)发病前有无精神刺激、感染、创伤或其他强烈应激等情况。

2.身体状况

(1)局部

①甲状腺呈弥漫性、对称性肿大,随吞咽上下移动,质软、无压痛,有震颤及杂音,为本病主要体征。

②突眼症：不到半数的 GD 患者有突眼，突眼为眼征中重要且较特异的体征之一。典型突眼双侧眼球突出、睑裂增宽。严重者眼球向前突出、瞬目减少、上眼睑挛缩、睑裂宽；向前平视时，角膜上缘外露；向上看物时，前额皮肤不能皱起；看近物时，眼球聚合不良；甚至伴眼睑肿胀肥厚、结膜充血水肿。

（2）全身

①高代谢综合征：由于 T_3、T_4 分泌过多，促进营养物质代谢，患者产热与散热明显增多，出现怕热、多汗，皮肤温暖湿润，低热等，多食善饥，体重下降。

②神经精神系统症状：神经过敏，多言好动，易激动、紧张焦虑、注意力不集中、记忆力减退、失眠。腱反射亢进，伸舌和双手前伸有细震颤。

③心血管系统症状：心悸，脉快有力，脉搏常在 100 次/分以上，休息和睡眠时间仍快是其特征性表现，脉压增大。

④消化系统症状：食欲亢进、消瘦；过多甲状腺激素刺激肠蠕动增加，大便次数增多等。

⑤其他：肌无力、肌萎缩，甚至甲亢性肌病等；女性患者月经量减少、闭经不孕；男性患者阳痿、乳房发育和生育能力下降等。

（3）术后并发症评估

①呼吸困难和窒息：手术后最危急的并发症，多发生在术后 48 小时以内，表现为进行性呼吸困难、烦躁、发绀甚至窒息，可有颈部肿胀，切口可渗出鲜血。出现呼吸困难和窒息的主要原因：a.手术区内出血压迫气管；b.喉头水肿；c.气管受压软化塌陷；d.气管内痰液阻塞；e.双侧喉返神经损伤。

②甲状腺危象：甲亢术后危及生命的严重并发症之一，为术后 12～36 小时内，出现高热（＞39℃）、脉搏细速（＞120 次/分）、烦躁不安、谵妄甚至昏迷，常伴有呕吐、水泄等。术后发生甲状腺危象主要与术前准备不充分、甲亢症状未能很好控制、手术创伤致甲状腺素过量释放及手术应急有关。

③喉返神经损伤：单侧喉返神经损伤可致声音嘶哑，双侧喉返神经损伤可发生两侧声带麻痹导致失音、呼吸困难甚至窒息。原因主要为手术切断、缝扎、错夹或牵拉过度引起，少数由于血肿压迫或瘢痕组织的牵拉而发生。

④喉上神经损伤：外支损伤，会使环甲肌瘫痪，引起声带松弛、音调降低。内支损伤，则使喉部黏膜感觉丧失，容易发生误咽和饮水呛咳。原因多为结扎、切断甲状腺上动静脉时，离开甲状腺腺体上极较远，未加仔细分离，连同周围组织大束结扎时所引起。

⑤手足抽搐：多数患者仅有面部或手足的强直麻木感；严重者可每日多次发生面肌及手足疼痛性痉挛，甚至可发生喉、膈肌痉挛，引起窒息死亡。主要为甲状旁腺被误切、挫伤或血供不足，导致具有升高和维持血钙水平的甲状旁腺激素不能正常分泌，血钙浓度下降至 2.0mmol/L 以下，从而使神经肌肉的应激性显著增高所致。

3.心理-社会状况

（1）心理状态：患者的情绪因内分泌紊乱而受到不同程度的影响，从轻微的欣快至谵妄程度不等；纷乱的情绪状态使患者人际关系恶化，更加重了患者的情绪障碍。此外，外形的改变，如突眼、颈部粗大可造成患者自我形象紊乱。因此，需评估患者有无情绪不稳定、坐卧不安、遇事易急躁、难以克制自己情绪或对自己的疾病顾虑重重等。

(2)社会支持状况:评估患者及亲属对疾病和手术治疗的了解程度;了解患者及家庭的经济状况,评估有无因长期治疗造成经济负担加重而影响家庭生活的现象;了解患者所在社区的医疗保健服务情况等。

4.辅助检查

(1)基础代谢率测定(BMR):基础代谢率是指人体在清醒而又极端安静的状态下,不受肌肉活动、环境温度、食物及精神紧张等影响时的能量代谢率。可根据脉压和脉率计算或用基础代谢率测定器测定,前者较简便,后者可靠。常用计算公式为:基础代谢率%=(脉率+脉压)-111,以±10%为正常,+20%~+30%为轻度甲亢,+30%~+60%为中度甲亢,+60%以上为重度甲亢。测定必须在清晨、空腹和静卧时进行。

(2)甲状腺摄^{131}I率测定:正常甲状腺24小时内摄取的^{131}I量为入体总量的30%~40%。若2小时内甲状腺摄取^{131}I量超过入体总量的25%,或24小时内超过入体总量的50%,且吸^{131}I高峰提前出现,都表示有甲亢。

(3)血清T_3、T_4含量测定:甲亢时T_3值的上升较早,且速度快,约可高于正常值的4倍;T_4上升较迟缓,仅高于正常的2.5倍,故测定T_3对甲亢的诊断具有较高的敏感性。诊断困难时,可作促甲状腺激素释放激素(TRH)兴奋试验,即静脉注射TRH后,促甲状腺激素(TSH)不增高(阴性)则更有诊断意义。

(4)促甲状腺激素(TSH):血清TSH浓度变化是反映甲状腺功能最敏感指标,先于TT_3、TT_4、FT_3、FT_4出现异常。甲亢时TSH降低。

(5)促甲状腺激素释放激素(TRH):甲亢时T_3、T_4增高,反馈性抑制TSH,故TSH不受TRH兴奋,TRH给药后TSH增高可排除甲亢。本实验安全,可用于老人及心脏病患者。

5.治疗要点

甲状腺大部切除术仍是目前治疗中度甲亢的一种常用而有效的方法,能使90%~95%的患者获得痊愈,手术死亡率低于1%。主要缺点是有一定的并发症,4%~5%的患者术后可复发甲亢。

手术适应证:①继发性甲亢或高功能腺瘤;②中度以上的原发性甲亢;③腺体较大,伴有压迫症状,或胸骨后甲状腺肿等类型的甲亢;④抗甲状腺药物或^{131}碘治疗后复发或坚持长期用药有困难者。鉴于甲亢对妊娠可造成不良影响(流产和早产等),而妊娠又可能加重甲亢,因此,妊娠早、中期的甲亢患者凡具有上述指征者,仍应考虑手术治疗。

手术禁忌证:①青少年患者;②症状较轻者;③老年患者或有严重器质性疾病不能耐受手术治疗者。

(三)护理诊断及合作性问题

(1)营养不良:与甲亢时基础代谢率显著增高所致代谢需求量大于摄入量有关。

(2)焦虑:与神经系统功能改变、甲亢所致全身不适等因素有关。

(3)潜在并发症:甲状腺危象、呼吸困难和窒息、喉返神经损伤、喉上神经损伤或手足抽搐。

(4)自我形象紊乱:与突眼和甲状腺肿大引起的身体外观改变有关

(5)组织完整性受损:与浸润性突眼有关。

(四)护理目标

(1)患者能积极配合和遵医嘱做好手术前药物控制甲亢的准备,未发生甲亢危象或发生后能得到及时救治和护理。

(2)患者术后生命体征平稳。不发生呼吸困难和窒息、喉返神经损伤、喉上神经损伤或手足抽搐等并发症。

(3)情绪稳定,焦虑减轻,营养状况稳定,表现为体重恢复正常。

(五)护理指导

1.术前护理

充分而完善的术前准备和护理是保证手术顺利进行和预防术后并发症的关键。

(1)休息与心理护理:多与患者交谈,消除顾虑和恐惧心理,避免情绪激动。精神过度紧张或失眠者,适当应用镇静剂或安眠药物。保持病房安静,指导患者减少活动,适当卧床,以免体力消耗。

(2)配合术前检查:除常规检查外,还包括:①颈部摄片,了解气管有无受压或移位;②心电图检查;③喉镜检查,确定声带功能;④测定基础代谢率。

(3)用药护理:术前通过药物降低基础代谢率是甲亢患者手术准备的重要环节。通常有以下几种方法。

①单用碘剂:a.碘剂的作用:抑制蛋白水解酶,减少甲状腺球蛋白的分解,逐渐抑制甲状腺素的释放,有助于避免甲状腺危象在术后的发生。但不准备施行手术治疗的甲亢患者不宜服用碘剂。b.常用的碘剂与用法:复方碘化钾溶液口服,每日 3 次,从第一日每次 3 滴开始,以后逐日每次增加 1 滴至 16 滴,然后维持此剂量,直至手术。服药 2~3 周后甲亢症状得到基本控制,表现为患者情绪稳定,睡眠好转,体重增加,脉率稳定在每分钟 90 次以下,脉压恢复正常,基础代谢率+20%以下,便可进行手术。

②硫脲类药物加用碘剂:先用硫脲类药物,待甲亢症状基本控制后停药,再单独服用碘剂 1~2 周后再行手术。由于硫脲类药物能使甲状腺肿大充血,手术时极易发生出血,增加手术困难和危险;而碘剂能减少甲状腺的血流量,减少腺体充血,使腺体缩小变硬,因此服用硫脲类药物后必须加用碘剂。

③碘剂加用硫脲类药物后再单用碘剂:少数患者服碘剂 2 周后症状改善不明显,可加服硫脲类药物,待甲亢症状基本控制、停用硫脲类药物后再继续单独服用碘剂 1~2 周后手术。在此期间应严密观察用药效果与不良反应。

④普萘洛尔单用或合用碘剂:对于不能耐受碘剂或硫脲类药物,或对此两类药物都不能耐受或无反应的患者,主张单用普萘洛尔或与碘剂合用做术前准备,每 6 小时服药 1 次,每次 20~60mg,一般服用 4~7 日后脉率即降至正常水平。由于普萘洛尔半衰期不到 8 小时,故最末 1 次须在术前 1~2 小时服用,术后继续口服 4~7 日。术前不用阿托品,以免引起心动过速。

(4)突眼护理:突眼者注意保护眼睛,常滴眼药水。外出戴墨镜以免强光、风沙及灰尘刺激;睡前用抗生素眼膏敷眼,戴黑眼罩或以油纱布遮盖,以免角膜过度暴露后干燥受损,发生溃疡。

(5)饮食护理:给予高热量、高蛋白质和富含维生素的食物,加强营养支持,纠正负氮平衡,保证术前营养;给予足够的液体摄入以补充出汗等丢失的水分,但有心脏疾病患者应避免大量摄入水,以防水肿和心力衰竭。禁用对中枢神经有兴奋作用的浓茶、咖啡等刺激性饮料,戒烟、酒,勿进食富含粗纤维的食物以免增加肠蠕动而导致腹泻。

(6)其他措施:术前教会患者头低肩高卧位,可用软枕每日练习数次,使机体适应术时颈过伸的体位。指导患者深呼吸,学会有效咳嗽的方法,有助于术后保持呼吸道通畅。患者接往手术室后备麻醉床,床旁备引流装置、无菌手套、拆线包及气管切开包等。

2.术后护理

(1)体位和引流:术后取平卧位,待血压平稳或全麻清醒后取半坐卧位,以利呼吸和引流。指导患者在床上变换体位、起身、咳嗽时可用手固定颈部以减少震动。术野常规放置橡皮片或胶管引流24~48小时,注意观察引流液的量和颜色,保持引流通畅,及时更换浸湿的敷料,估计并记录出血量。

(2)保持呼吸道通畅:鼓励和协助患者进行深呼吸和有效咳嗽,必要时行超声雾化吸入,使痰液稀释易于排出。因切口疼痛而不敢或不愿意咳嗽排痰者,遵医嘱适当给予镇痛药。

(3)并发症的观察与护理

①呼吸困难和窒息:是术后最危急的并发症。多因切口内出血压迫气管、喉头水肿、气管塌陷、痰液阻塞、双侧喉返神经损伤等原因引起。发生在术后48小时内。术后应严密观察患者的呼吸、脉搏、血压及切口渗血情况。如发现患者有颈部紧压感、切口大量渗血、呼吸费力、气急烦躁、心率加快、发绀等,应立即床边拆除切口缝线,敞开伤口,去除血块。如出血严重,应急送手术室彻底止血。指导、鼓励患者进行有效的咳嗽咳痰。当痰液黏稠不易咳出时,可行雾化吸入,必要时吸痰。床边备好气管切开包及抢救药品、器械,以备气管插管或气管切开时用。

②喉返神经损伤:一侧喉返神经损伤会出现声音嘶哑;双侧喉返神经损伤会导致严重呼吸困难。术后应鼓励患者及早发音,以观察患者有无声音嘶哑,根据损伤程度给予药、理疗、针灸等方法促进康复。

③喉上神经损伤:喉上神经外支损伤可引起声带松弛,音调降低。如损伤内支,则喉部黏膜感觉丧失,进食时,特别是饮水时易发生呛咳、误咽。术后首次进食时应在床边指导、协助患者进食,观察患者进水及流质时有无呛咳。

④甲状旁腺损伤:术后1~3日应密切观察患者有无面部、口唇周围、手、足针刺感和麻木感或强直感,严重者可出现面肌和手足阵发性、疼痛性痉挛或手足抽搐,甚至发生喉及膈肌痉挛,引起窒息死亡。给予葡萄糖酸钙及维生素D或双氢速变固醇油剂口服,同时分管护士耐心向患者解释,消除其紧张情绪,指导患者限制含磷较高食物,如乳制品、鱼类、蛋黄、瘦肉等的摄入。抽搐发作时,立即遵医嘱静脉注射10%葡萄糖酸钙或氯化钙10~20mL。

⑤甲状腺危象:指危及生命的严重甲状腺功能亢进状态。术后12~36小时内体温在39℃以上,一般解热措施无效;脉快而弱,在120次/分以上;大汗、烦躁、焦虑、谵妄甚至昏迷。处理措施:a.降温:应使用物理降温、退热药物、冬眠药物等综合措施,使体温控制在37℃左右。b.吸氧:必要时进行辅助呼吸。c.静脉输液:以保证水、电解质和酸碱平衡。d.碘剂:口服复方碘化钾溶液3~5mL,紧急时将10%碘化钠加入葡萄糖溶液中静脉滴注。e.降低应激反应:应

用肾上腺皮质激素,首选氢化可的松。f.降低组织对甲状腺素的反应:如利血平、普萘洛尔等。g.对症治疗:镇静、抗心力衰竭等。

(4)特殊药物的应用:甲亢患者术后继续服用复方碘化钾溶液,每日 3 次,从每次 16 滴开始,逐日每次减少 1 滴,直至病情平稳。年轻患者术后常规口服甲状腺素,每日 30~60mg,连服 6~12 个月,以抑制促甲状腺激素的分泌和预防复发。

(5)饮食与营养:术后清醒患者,即可给予少量温水或凉水。若无呛咳、误咽等不适,可逐步给予便于吞咽的微温流质饮食,注意过热可使手术部位血管扩张,加重创口渗血。以后逐步过渡到半流质和软食。甲状腺手术对胃肠道功能影响很小,只是在吞咽时感觉疼痛不适,应鼓励患者少量多餐,加强营养,促进愈合。

3.健康教育

(1)康复与自我护理指导:指导患者正确面对疾病,自我控制情绪,保持心情愉快、心境平和。合理安排休息与饮食,维持机体代谢需求。鼓励患者尽可能生活自理,促进康复。

(2)用药指导:说明甲亢术后继续服药的重要性并督促执行。教会患者正确服用碘剂的方法,如将碘剂滴在饼干、面包等食物上,一并服下,以保证剂量准确,减轻胃肠道不良反应。

(3)复诊指导:嘱咐出院患者定期至门诊复查,以了解甲状腺的功能,出现心悸、手足震颤、抽搐等情况及时就诊。

(六)护理评价

(1)患者情绪是否稳定,焦虑是否减轻或缓解,能否安静地休息和睡眠。

(2)患者能否正确认识疾病,积极配合治疗和护理;突眼是否得到很好的防治,是否出现角膜损伤或感染。

(3)患者的营养需求是否得到满足,体重是否维持在标准体重的(100±10)%。

(4)患者术后能否有效咳嗽、及时清除呼吸道分泌物,保持呼吸道通畅。

(5)患者是否发生并发症,防治措施是否恰当及时,术后是否恢复顺利。

二、甲状腺肿瘤

甲状腺肿瘤分良性和恶性两类。良性肿瘤多为腺瘤;恶性肿瘤以甲状腺癌为主,肉瘤极为少见。甲状腺腺瘤病理上可分为滤泡状腺瘤和乳头状囊性腺瘤两种,以前者多见,患者常为女性,年龄常在 40 岁以下。甲状腺腺瘤有引起甲亢(发生率约为 20%)或恶变(发生率约为 10%)的可能,应积极治疗。甲状腺癌约占全身恶性肿瘤的 1%,女性多于男性。按组织学形态分为乳头状腺癌、滤泡状腺癌、未分化癌、髓样癌 4 类。

(一)护理评估

1.健康史

注意患者的年龄、性别,了解有无结节性甲状腺肿等甲状腺疾病史;有无相关疾病的家族史;是否有放射碘治疗史。

2.身体状况

(1)甲状腺腺瘤:早期多无自觉症状,常常在他人提示下发现颈部增粗,相应部位多可触及单发腺瘤结节,呈圆形或卵圆形,局限于一侧腺体内,质地较周围甲状腺组织稍硬,表面光滑,边界清楚,无压痛,随吞咽上下活动。腺瘤一般生长缓慢,但乳头状囊性腺瘤有时可因囊壁血管破裂,发生囊内出血而迅速增大。继发甲亢者可有相应表现。

(2)甲状腺癌:多为腺体内单发肿块,质硬、表面高低不平、边界不清,增长较快,吞咽时肿块活动度差。晚期可压迫气管、食管、神经等出现呼吸困难、吞咽困难、声音嘶哑;如压迫颈交感神经节,可产生 Horner 综合征;局部转移常在颈部,并可有颈淋巴结肿大等转移症状。

3.心理-社会状况

患者初识病情后,常担忧肿块的性质和预后,表现出惶恐不安;女患者也往往为颈部伤口疤痕对自我形象的影响而焦虑。

4.辅助检查

(1)放射性[131]碘或[99]锝扫描:比较甲状腺结节与周围正常组织放射性密度的差异。密度较正常组织高者为热结节;相等者为温结节;较正常弱为凉结节;缺乏密度显示者为冷结节。甲状腺癌多为冷结节且边缘模糊。

(2)其他检查:B超检查甲状腺肿块的大小、位置、数目、毗邻关系;X线检查了解有无气管移位受压;实验室检查了解甲状腺功能、血清降钙素等变化有助于甲亢、髓样癌等诊断;细针穿刺细胞学检查有助于结节性质的诊断。

5.治疗要点及反应

甲状腺腺瘤患侧腺体大部分手术切除是唯一的治疗手段。甲状腺癌争取早期手术切除患侧腺体全部、峡部及健侧腺体大部分,甚至全腺体切除;如有淋巴结转移者应行颈部淋巴结清扫术。未分化癌转移早、恶性程度高,手术治疗不能提高生存率,宜采用外放射治疗。

(二)护理诊断及合作性问题

(1)焦虑:与担忧疾病预后及颈部疤痕有关。

(2)潜在并发症:呼吸困难和窒息、喉返神经损伤、喉上神经损伤、手足抽搐、甲状腺功能减退。

(三)护理目标

患者焦虑减轻、情绪稳定、积极配合术前治疗和护理。

(四)护理指导

甲状腺肿瘤患者的护理与甲亢、肿瘤患者的护理指导基本相同。如无甲亢,则不需要术前碘剂等药物准备。甲状腺全切除需终身依赖外源性甲状腺激素。注意加强肿瘤患者心理护理;颈淋巴结清扫术后,在切口愈合后即应加强颈部和肩关节的功能锻炼,并随时保持患侧上肢高于健侧的体位,以防肩下垂;教会患者颈部自行体检的方法,并定期门诊复查。

第二节 乳腺疾病

一、乳腺炎

急性乳腺炎是发生在乳房的急性化脓性炎症。多发生在产后 3～4 周哺乳期,初产妇更多见。

(一)概述

1.病因

(1)乳汁淤积:患者乳头发育不良,乳管引流不通畅;初产妇哺乳经验不足不能将乳汁充分排出,都会导致乳汁淤积。乳汁淤积有利于入侵的细菌生长繁殖。

(2)细菌入侵:致病菌多为金黄色葡萄球菌,少数为溶血性链球菌。细菌多因乳头破损或皲裂侵入乳房。个别经乳头开口侵入。

2.病理生理

乳汁淤积有利于入侵的细菌生长繁殖,妇女产后哺乳期免疫力下降,细菌可从乳头入侵,迅速生长繁殖,沿淋巴管到乳腺及其结缔组织,侵入到乳腺小叶,引起急性化脓感染,早期为蜂窝织炎,数日后出现炎性脓肿。表浅脓肿可向乳房表面破溃或破入乳管由乳头流出。深部脓肿可波及乳房与胸肌间的疏松组织中,形成乳房内脓肿、乳晕下脓肿、乳房后脓肿。严重感染者,可发生脓毒血症。

(二)护理评估

1.健康史

了解乳头情况,有无乳头发育不良,如过小或内陷。了解哺乳情况,哺乳是否正常,乳汁能否完全排空,即有无乳汁淤积的情况。了解患者有无乳头破损或皲裂的情况。

2.身心状况

(1)局部表现:患侧乳房首先出现胀痛,局部红、肿、热、痛,触诊肿块有压痛。脓肿形成时肿块可有波动感,深部脓肿的波动感不明显,但乳房肿胀明显,有局部深压痛。脓肿破溃时,可见脓肿液自皮肤或乳头排出;常伴患侧腋窝淋巴结肿大和触痛。

(2)全身表现:患者可出现寒战、高热和脉搏加快、食欲减退等症状。

3.辅助检查

(1)实验室检查:血常规可见白细胞计数升高,中性粒细胞比例升高。

(2)诊断性穿刺:深部脓肿可在乳房压痛明显处穿刺,抽出脓液即确诊。

4.治疗要点

(1)局部治疗

①非手术治疗:炎症早期停止患乳哺乳,排空乳汁。采取局部热敷、理疗或外敷药物等措施促进炎症的吸收。

②手术治疗:一旦脓肿形成应及时切开引流(图 6-2-1)。定时换药,保持伤口清洁,保持引

流通畅,促进伤口愈合。

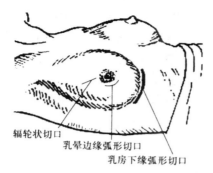

辐轮状切口
乳晕边缘弧形切口
乳房下缘弧形切口

图 6-2-1　乳腺脓肿切开引流切口

(2)全身治疗

①抗生素药物治疗:应用足量有效的抗生素,首选青霉素。由于药物可以分泌到乳汁,因此要避免使用对婴儿有不良影响的抗生素,如氨基糖苷类、磺胺类和甲硝唑等药物。

②中药治疗:服用清热解毒类药物。

③回乳:感染严重出现乳瘘者应采取措施终止乳汁分泌。常用方法为己烯雌酚 1～2mg,口服,3 次/日,共 2～3 日。还可以用炒麦芽 60g,每日一剂水煎,分两次服,共 2～3 日。

(三)护理问题

(1)体温过高:与乳腺急性化脓性感染有关。

(2)疼痛:与炎症致乳房肿胀、乳汁淤积有关。

(3)知识缺乏:缺乏哺乳和急性乳腺炎预防知识。

(四)护理指导

1.缓解疼痛

(1)防止乳汁淤积:患乳暂停哺乳,定时用吸乳器吸净或挤净乳汁。

(2)局部托起:用宽松的胸罩托起乳房,以减轻疼痛和减轻肿胀。

(3)局部热敷、药物外敷或理疗:以促进局部血循环和炎症的消散;局部皮肤水肿明显者,可用 25％硫酸镁溶液湿热敷。

2.控制体温和感染

(1)控制感染:遵医嘱早期应用抗菌药物。

(2)病情观察:定时测量体温、脉搏、呼吸,监测血白细胞计数及分类变化,必要时做血培养及药物敏感试验。

(3)采取降温措施:高热者,予以物理降温,必要时遵医嘱应用解热镇痛药物。

(4)脓肿切开引流后的护理:保持引流通畅,定时更换切口敷料。

3.心理护理

向患者及家属说明病情变化及有关治疗方法、护理指导的意义,进行有效沟通及心理疏导,稳定患者的情绪,使其能积极配合治疗。

4.健康教育

(1)保持乳头和乳晕清洁:在孕期经常用肥皂及温水清洗两侧乳头,妊娠后期每日清洗一次;产后每次哺乳前、后均需清洗乳头,保持局部清洁和干燥。

(2)纠正乳头内陷:经常挤捏、提拉乳头以矫正乳头内陷。

(3)养成良好的哺乳习惯:定时哺乳,每次哺乳时应将乳汁吸净,如有乳汁淤积,应及时用吸乳器或手法按摩排空乳汁。养成婴儿不含乳头睡眠的良好习惯。

(4)保持婴儿口腔卫生,及时治疗婴儿口腔炎。

(5)及时处理乳头破损:乳头、乳晕破损或皲裂时暂停哺乳,用吸乳器吸出乳汁哺乳婴儿;局部用温水清洗后涂以抗菌药软膏,待愈合后再行哺乳;症状严重时应及时诊治。

二、乳腺癌

乳腺癌近年发病率呈上升趋势,占女性恶性肿瘤的首位,在我国乳腺癌发病率占全身恶性肿瘤的 7%～10%,好发于 40～60 岁女性。男性也可患乳腺癌,占全部乳腺癌的 1%。

(一)病因与发病机制

1.病因

该病病因尚不清楚。雌酮和雌二醇与乳腺癌的发病有直接关系。月经初潮年龄早、绝经年龄晚、未生育、晚生育或未哺乳的人群乳癌发病率高。一级亲属中若有乳腺癌病史,其发病危险性是普通人群的 2～3 倍。乳管内乳头状瘤、乳房囊性增生病是乳腺癌的癌前病变。此外,营养过剩、肥胖、脂肪饮食、放射线、环境因素及生活方式与乳腺癌的发病也有一定的关系。

2.病理类型

(1)非浸润性癌:包括导管内癌、小叶原位癌、乳头湿疹样癌,此型属早期,预后较好。

(2)早期浸润癌:包括早期浸润性导管癌、早期浸润性小叶癌,此型仍属早期,预后较好。

(3)浸润性特殊癌:包括髓样癌、乳头状癌、小管癌、腺样囊性癌、大汗腺样癌等,此型分化较高,预后尚好。

(4)浸润性非特殊癌:包括浸润性导管癌、浸润性小叶癌、硬癌、髓样癌等,此型分化低,预后差。

(5)其他:罕见癌。

3.转移途径

(1)直接蔓延:癌细胞沿导管或筋膜间隙蔓延,可以侵犯 Cooper 韧带、皮肤等。

(2)淋巴转移:主要途径有两条:同侧腋窝淋巴结转移;胸骨旁淋巴结转移。

(3)血行转移:转移的器官依次为肺、骨、肝。

(二)护理评估

1.健康史

评估亲属中有无乳腺癌病史;评估有无癌前疾病病史、生育史、月经史;了解有无不良饮食习惯。

2.身体状况

(1)乳房肿块:为乳腺癌的早期表现,为无痛性、单发小肿块,质地硬、表面不光滑,形状不规则,边界不清楚,不易推动。肿块最多见于乳房的外上象限(45%～50%),其次是乳头乳晕区(15%～20%)或内上象限(12%～15%)。肿块多在无意间或自我检查时发现。

(2)乳房外形改变:若癌肿侵及 Cooper 韧带,可使其缩短而致癌肿表面皮肤凹陷,即乳房"酒窝征";若癌肿侵犯大乳管使之收缩,可使乳头内陷、扁平、歪斜;若皮内及皮下淋巴管被癌细胞堵塞引起淋巴回流障碍,可出现真皮水肿,乳房皮肤呈橘皮样改变。晚期癌肿增大侵犯皮肤,出现坚硬小结或条索,有时会引起皮肤破溃而形成溃疡。少数患者出现乳头血性分泌物。

(3)转移表现:乳癌淋巴转移最多见于同侧腋窝,早期为质硬、无痛、散在的结节,后期融合成不规则团块。血行转移至肺、骨、肝等,可出现相应的症状。

(4)特殊类型乳腺癌

①炎性乳腺癌:多见于年轻妇女,尤其在妊娠期或哺乳期。乳房明显增大,伴红、肿、热、硬,无明显的肿块,肿瘤在短期内侵及整个乳房。转移早而广,预后极差。

②乳头湿疹样乳腺癌:乳头及乳晕呈湿疹样改变、皮肤发红、糜烂、潮湿,继而乳头内陷、破损。乳晕深部扪及肿块。恶性程度低,转移晚。

3.心理-社会状况

乳腺癌是恶性肿瘤,患者对疾病的预后产生恐惧、焦虑心理;手术切除乳房,使患者失去第二性征,加上患者对放疗、化疗、内分泌治疗及疗效的担忧,患者会产生恐惧、抑郁心理;家属尤其配偶对本病的预后、治疗的认知及心理承受能力也会对患者的心理产生巨大影响。

4.辅助检查

(1)X线:钼靶X线摄片乳腺癌肿块呈现密度增高阴影,边缘呈不规则,或呈针状,或见微小钙化灶。这是目前最有效的检查方法。

(2)B超检查:可显示乳腺癌肿块的形态和质地。

(3)近红外线扫描:可提示乳腺癌肿块和周围的血管情况。

(4)病理学检查:可做细针穿刺细胞学检查、乳头溢液涂片细胞学检查、活组织快速病理切片检查等,其中活组织病理检查是确定诊断的可靠方法。

5.治疗与反应

手术治疗是乳腺癌的主要治疗方法之一。目前多主张缩小手术范围,同时联合术后化疗、放疗、内分泌治疗及生物治疗等。临床常用的手术方式如下。①乳腺癌根治术,切除包括整个患侧的乳房、胸大肌、胸小肌、腋窝及锁骨下所有脂肪组织和淋巴结。②乳腺癌扩大根治术,是指在乳腺癌根治术的基础上同时切除胸廓内动、静脉和胸骨旁淋巴结。③乳腺癌改良根治术,有两种术式,一是保留胸大肌,一是保留胸大肌及胸小肌。④全乳房切除术,切除整个乳腺,包括腋尾部和胸大肌筋膜。⑤保留乳房的乳腺癌切除术,完整切除肿块和腋窝淋巴结清扫。乳腺癌根治术后,可引起的并发症有皮瓣坏死、皮瓣下积液、患侧上肢肿胀等。

(三)护理诊断及合作性问题

(1)恐惧:与担忧疾病预后、术后身体外观改变有关。

(2)躯体移动障碍:与手术导致胸肌缺损、瘢痕牵拉有关。

(3)自我形象紊乱:与乳房切除、化疗后脱发有关。

(4)知识缺乏:缺乏有关乳腺癌自我检查、术后患肢功能锻炼的知识。

(5)潜在并发症:皮瓣下积液、皮瓣坏死、患侧上肢水肿等。

（四）护理指导

1.做好心理护理,让患者正确对待手术引起的自我形象改变

护理人员应有针对性地进行心理护理,多了解和关心患者,向患者和家属耐心解释手术的必要性和重要性,鼓励患者表述手术创伤对自己今后角色的影响,介绍患者与曾接受过类似手术且已经痊愈的妇女联系,通过成功者的现身说法帮助患者度过心理调适期,使之相信一侧乳房切除将不影响正常的家庭生活、工作和社交;告知患者今后行乳房重建的可能,鼓励其树立战胜疾病的信心,以良好的心态面对疾病和治疗。对已婚患者,应同时对其丈夫进行心理辅导,鼓励夫妻双方坦诚相待,让丈夫认识其手术的必要性和重要性以及手术对患者的影响,取得丈夫的理解、关心和支持,并能接受妻子手术后身体形象的改变。

2.促进伤口愈合,预防术后并发症

（1）术前严格备皮:对手术范围大、需要植皮的患者,除常规备皮外,同时做好供皮区(如腹部或同侧大腿区)的皮肤准备。乳房皮肤溃疡者,术前每日换药至创面好转,乳头凹陷者应清洁局部。

（2）体位:术后麻醉清醒、血压平稳后取半坐卧位,以利呼吸和引流。

（3）加强病情观察:术后严密观察生命体征的变化,观察切口敷料渗血、渗液情况,并予以记录。乳腺癌扩大根治术有损伤胸膜可能,患者若感胸闷、呼吸困难,应及时报告医师,以便早期发现和协助处理肺部并发症,如气胸等。

（4）加强伤口护理

①保持皮瓣血供良好。

a.手术部位用弹性绷带加压包扎,使皮瓣紧贴胸壁,防止积液积气。包扎松紧度以能容纳一手指、维持正常血运、不影响患者呼吸为宜。

b.观察皮瓣颜色及创面愈合情况。正常皮瓣的温度较健侧略低,颜色红润,并与胸壁紧贴;若皮瓣颜色暗红,则提示血循环欠佳,有可能坏死,应报告医生及时处理。

c.观察患侧上肢远端血循环情况,若手指发麻、皮肤发绀、皮温下降、动脉搏动不能扪及,提示腋窝部血管受压,应及时调整绷带的松紧度。

d.绷带加压包扎一般维持7～10日,包扎期间告知患者不能自行松解绷带,瘙痒时不能将手指伸入敷料下搔抓。若绷带松脱,应及时重新加压包扎。

②维持有效引流:乳腺癌根治术后,皮瓣下常规放置引流管并接负压吸引,以便及时、有效地吸出残腔内的积液、积血,并使皮肤紧贴胸壁,从而有利于皮瓣愈合。护理时应注意以下五点。

a.保持有效的负压吸引:负压吸引的压力大小要适宜。若负压过高会使引流管腔瘪陷,导致引流不畅;过低则不能达到有效引流的目的,易致皮下积液、积血。若引流管外形无改变,但未闻及负压抽吸声,应观察连接是否紧密,压力调节是否适当。

b.妥善固定引流管:引流管的长度要适宜,患者卧床时将其固定于床旁,起床时固定于上身衣服。

c.保持引流通畅:防止引流管受压和扭曲。引流过程中若有局部积液、皮瓣不能紧贴胸壁且有波动感,应报告医师,及时处理。

　　d.观察引流液的颜色和量:术后 1~2 日,每日引流血性液 50~200mL,以后颜色量逐渐变淡、减少。

　　e.拔管:术后 4~5 日,每日引流液转为淡黄色、量少于 10~15mL、创面与皮肤紧贴,一手指按压伤口周围皮肤无空虚感,即可考虑拔管。若拔管后仍有皮下积液,可在严格消毒后抽液并局部加压包扎。

　　(5)预防患侧上肢肿胀:患侧上肢肿胀是患侧腋窝淋巴结切除、头静脉被结扎、腋静脉栓塞、局部积液或感染等因素导致的上肢淋巴回流不畅、静脉回流障碍引起的。护理方法如下。

　　①勿在患侧上肢测血压、抽血、做静脉或皮下注射等。

　　②指导患者保护患侧上肢:平卧时患肢下方垫枕抬高 10°~15°,肘关节轻度屈曲;半坐卧位时屈肘 90°放于胸腹部;下床活动时用吊带托或用健侧手将患肢抬高于胸前;需他人扶持时只能扶健侧,以防腋窝皮瓣滑动而影响愈合;避免患肢下垂过久。

　　③按摩患侧上肢或进行握拳、屈、伸肘运动,以促进淋巴回流。肢体肿胀严重者,可戴弹力袖促进淋巴回流;局部感染者,及时应用抗菌药物治疗。

　　3.指导患者做患侧肢体功能锻炼

　　由于手术切除了胸部肌肉、筋膜和皮肤,使患侧肩关节活动明显受限制。随时间推移,肩关节挛缩可导致冰冻肩。术后加强肩关节活动可增强肌肉力量,松解和预防粘连,最大限度地恢复肩关节的活动范围。为减少和避免术后残疾,鼓励和协助患者早期开始患侧上肢的功能锻炼。

　　(1)术后 24 小时内:活动手指及腕部,可做伸指、握拳、屈腕等锻炼。

　　(2)术后 1~3 日:进行上肢肌肉的等长收缩,利用肌肉泵作用促进血液、淋巴回流;可用健侧上肢或他人协助患侧上肢进行屈肘、伸臂等锻炼,逐渐过渡到肩关节的小范围前屈、后伸运动(前屈小于 30°,后伸小于 15°)。

　　(3)术后 4~7 日:患者可坐起,鼓励患者用患侧手洗脸、刷牙、进食等,并做以患侧手触摸对侧肩部及同侧耳朵的锻炼。

　　(4)术后 1~2 周:术后 1 周皮瓣基本愈合后,开始做肩关节活动,以肩部为中心,前后摆臂。术后 10 日左右皮瓣与胸壁黏附已较牢固,循序渐进地做抬高患侧上肢(将患侧的肘关节伸屈、手掌置于对侧肩部,直至患侧肘关节与肩平)、手指爬墙(每日标记高度,逐渐递增幅度,直至患侧手指能高举过头)、梳头(以患侧手越过头顶梳对侧头发、扪对侧耳朵)等的锻炼。指导患者做患肢功能锻炼时应注意锻炼的内容和活动量应根据患者的实际情况而定,一般以每日 3~4 次,每次 20~30 分钟为宜;应循序渐进,功能锻炼的内容应逐渐增加;术后 7~10 日内不外展肩关节,不要以患侧肢体支撑身体,以防皮瓣移动而影响创面愈合。

　　4.健康教育

　　(1)活动:术后近期避免用患侧上肢搬动、提取重物,继续行功能锻炼。

　　(2)避孕:术后 5 年内应避免妊娠,以免促使乳腺癌复发。

　　(3)放疗或化疗:放疗期间应注意保护皮肤,出现放射性皮炎时及时就诊;放疗、化疗期间因免疫力低,应少到公共场所,以减少感染机会;加强营养,多食高蛋白质、高维生素、高热量、低脂肪的食物,以增强机体的免疫力。

（4）义乳或假体：为患者提供改善自我形象的方法。

①介绍假体的作用和应用。

②出院时暂佩戴无重量的义乳（有重量的义乳在治愈后佩带），乳房硕大者，为保持体态匀称，待伤口一期愈合后即可佩带有重量的义乳。

③避免衣着过度紧身。

④根治后 3 个月可行乳房再造术，但有肿瘤转移或乳腺炎者，严禁假体植入。

（5）乳房自我检查：20 岁以上的女性应每月自查乳房一次，宜在月经干净后 4～7 日进行。乳房自查方法如下。

①视诊：站在镜前取各种姿势（两臂放松垂于身体两侧、向前弯腰或双手上举置于头后），观察双侧乳房的大小和外形是否对称；有无局限性隆起、凹陷或皮肤橘皮样改变；有无乳头回缩或抬高。

②触诊：仰卧，肩下垫软薄枕，被查侧的手臂枕于头下，使乳房完全平铺于胸壁。对侧手指并拢平放于乳房，从乳房外上象限开始检查，依次为外上、外下、内下、内上象限，然后检查乳头、乳晕，最后检查腋窝注意有无肿块，乳头有无溢液。若发现肿块和乳头溢液，应及时到医院做进一步检查。

（五）护理评价

（1）患者焦虑、恐惧有否缓解，情绪是否稳定，患者及家属能否正确接受手术所致的乳房外形改变。

（2）置引流管期间患者有否出现感染征象，创面是否愈合良好，患侧肢体有否出现肿胀，功能有否障碍。

（3）患者是否掌握患肢功能锻炼的方法。

三、乳腺良性肿瘤

（一）乳房纤维腺瘤

乳房纤维腺瘤是女性常见的乳房肿瘤，好发年龄为 20～25 岁，多发生于卵巢功能旺盛时期，其病因与雌激素的作用活跃密切相关。临床表现多为乳房外上象限单发的肿块，少数为多发。肿块增大缓慢，质似硬橡皮球的弹性感，表面光滑，易于推动，患者常无明显自觉症状。月经周期对肿块大小无影响。X 线钼靶摄片、活组织检查有助于肿块定性。

乳房纤维瘤虽属良性，但亦有恶变的可能，手术切除是治疗该病唯一有效的方法。手术切除的肿块必须常规做病理学检查。

护理要点：①向患者解释纤维腺瘤的病因及治疗方法；②密切观察肿块的变化，指导患者尽早手术切除；③行手术切除时，妥善保留切除的组织标本，常规送病理学检查。术后保持切口敷料清洁干燥，促进伤口愈合。

（二）乳管内乳头状瘤

乳管内乳头状瘤多见于经产妇，以 40～50 岁为多。瘤体很小，容易出血，恶变率为 6%～8%。临床表现主要为乳头溢血性液。常因乳头溢暗棕色或黄色血性液体污染内衣而引起注意。肿块不易扪及,如扪及肿块,多为位于乳晕区直径为数毫米的小结节,质软,可推动,轻压此肿块,常可见乳头溢出血性液。乳腺导管造影、溢液细胞学检查有助于肿瘤的定位定性。

处理原则以手术治疗为主,可行肿块切除或单纯乳房切除,并作病理学检查。

护理要点:①向患者解释乳头溢液的病因、手术治疗的必要性,减轻焦虑心理;②术后保持切口敷料清洁干燥;③定期复查。

(三)乳腺囊性增生病

乳腺囊性增生病为乳腺导管及腺泡上皮增生和囊肿形成,是乳腺实质的良性增生性疾病。多发生于 30～50 岁的中年妇女。其发生与卵巢功能失调引起的激素分泌紊乱有关。病程较长,发展缓慢。少数可有恶变,尤其伴有乳头溢液的患者恶变的可能性增大。临床表现为:①乳房胀痛,具有周期性,表现为月经来潮前疼痛加重,月经结束后减轻或消失,也可整个月经周期都有疼痛。②乳房肿块,一侧或双侧乳腺有弥漫性增厚,肿块呈结节状或片状,大小不一,质韧,与周围界限不清。少数患者可有乳头溢液。

处理原则主要是观察和对症治疗,调整卵巢功能。若肿块无明显消退者,或在观察过程中,对局部病灶有恶性病变可疑时,应尽早手术切除肿块并作病理学检查。

护理要点:①解释疼痛发生的原因,消除患者的思想顾虑,保持心情舒畅;②指导患者用宽松乳罩托起乳房,以减轻疼痛;③遵医嘱服用中药调理或其他对症治疗药物;④指导患者观察病情变化,定期复查和乳房自我检查,发现异常及时就诊。

第七章　骨科护理

第一节　骨折

一、概述

骨折是指骨的连续性和(或)完整性的中断。以外伤性骨折较常见,常合并有周围软组织的损伤;少数患者可因骨质的严重病变而并发骨折。

(一)分类

1.根据骨折原因分类

(1)外伤性骨折:外伤性骨折可见于以下情况:

①直接暴力:骨折发生在受力的部位,多为横断骨折和粉碎骨折。

②间接暴力:骨折发生在远离暴力作用的部位,多为斜形骨折、螺旋形骨折、压缩性骨折。

(2)牵拉暴力,当肌肉猛烈收缩,牵拉其附着处的骨质,使其发生骨折。

(3)疲劳应力,伤力较弱,但长期反复作用于骨的某个部位,导致骨折,如长途行军所致的第二、三跖骨颈骨折。

(4)病理性骨折:骨质被肿瘤、结核、骨髓炎等疾病破坏,在轻微外力作用下即可导致骨折。

2.根据骨折端是否与外界相通分类

可分为闭合性骨折和开放性骨折。闭合性骨折者骨折处皮肤或黏膜完整,细菌不易侵入骨折端。开放性骨折者骨折处皮肤或黏膜的完整性破坏,骨折端与外界相通,易发生感染。

3.根据骨折时间长短分类

分为新鲜骨折和陈旧骨折,2周以内为新鲜骨折,2周以上为陈旧骨折。

(二)骨折愈合

1.骨折愈合过程

骨折的愈合过程可分为三个阶段:①血肿机化期,这一过程持续 2～3 周才能初步完成。②原始骨痂形成期,一般需 4～8 周。X 线片上可见骨干骨折四周包围有梭形骨痂阴影,骨折线仍隐约可见。患者可拆除外固定,进行功能锻炼,逐渐恢复日常活动。③骨痂改造塑型期,原始骨痂逐渐被改造成为永久骨痂,具有正常的骨结构。骨髓腔可再通,恢复骨的原形,此时可进行正常的劳动。这一过程成人大约需要 8～12 个月。

2.影响骨折愈合因素

影响骨折愈合因素有全身因素、局部因素和治疗因素。全身因素有年龄、性别、发育、营养及健康状况等;局部因素有骨折的类型和数量、引起骨折的原因、骨折部位血运情况、周围软组织损伤程度、神经功能障碍、感染、软组织的嵌入;治疗因素有过度牵引、复位不及时或复位不当、固定不妥、手术操作不当、过早或不当的功能锻炼。

(三)护理评估

1.健康史

评估患者的外伤情况,受伤的部位、姿势,暴力大小、性质,受伤时间,伤后的急救处理经过等;患者的年龄、性别、发育、营养状态;有无骨结核、骨髓炎、骨肿瘤、骨质疏松等骨骼疾病史;有无心血管疾病、糖尿病、甲状旁腺功能亢进史。

2.身体状况

骨折患者的表现与骨折的部位、骨折的程度、有无并发症等有关。

(1)一般表现:局部可有肿胀、疼痛、瘀血、瘀斑、肢体活动障碍等表现。开放性骨折患者可见到伤口流血并有骨质外露。

(2)专有表现:畸形、反常活动、骨擦音或骨擦感。畸形是由于骨折段的移位所致。反常活动是指在没有关节的部位发生了类似关节样的活动。骨擦音或骨擦感是指在活动骨折端时可以感觉到粗糙物体之间的摩擦感觉或听到粗糙物体之间摩擦的声音。在临床上只要有骨折的专有体征,就表示有骨折发生。但是没有骨折的专有体征不能排除骨折,如青枝骨折和裂纹骨折。在检查骨折专有体征时,切忌反复检查,以免增加患者的痛苦或造成神经血管的损伤。

(3)并发症的评估:骨折的并发症较多,早期并发症有休克、感染、血管损伤、神经损伤、脂肪栓塞、骨筋膜室综合征、内脏损伤等;晚期并发症有关节僵直、骨延迟愈合或不愈合、畸形愈合、损伤性骨化、骨形成异常、创伤性关节炎、缺血性骨坏死等。尤其需要重点关注的并发症如下:

①神经、血管损伤:骨折端刺破神经或压迫神经,使其支配肢体的感觉减退或消失,肌力减退,肢体运动功能障碍,生理反射减弱或消失。邻近的血管被骨折端刺破或压迫,使其肢体远端血液循环障碍,出现皮肤苍白、发凉、脉搏减弱或消失、肢体坏死,有时出现肿胀,青紫、水疱。

②感染:多见于开放性骨折,细菌进入伤口内,引起化脓性骨髓炎或脓毒症。局部出现红、肿、热、痛、流脓。全身高热、头痛、乏力、不适。

③骨筋膜室综合征:最多见于前臂和小腿闭合性骨折。是由于骨折时出血、水肿,导致骨筋膜室内的压力增高,压迫血管造成急性缺血。主要表现是局部剧烈疼痛、肿胀、皮肤张力增高,有时可见到水疱,肢体呈微屈曲状态,被动伸展剧痛,远端动脉搏动减弱或消失。

④关节僵直:属于晚期并发症,长期固定关节得不到活动,韧带、关节囊、肌肉、肌腱发生痉挛,使关节处于一定的状态,活动范围明显减少,达不到功能的要求。

3.心理-社会状况

突如其来骨折、疼痛、行动障碍,患者常表现出忧虑、失眠、烦躁、情绪异常。家庭及社会对患者治疗的经济支持力度、骨折的并发症、后遗症也都会影响患者的心理感受。

4.辅助检查

(1)血、尿常规检查:可了解骨折是否合并感染及泌尿系损伤。

(2)X线检查:了解是否发生骨折,掌握骨折的程度及分类,判断治疗的效果及骨折愈合情况。

(3)其他检查:CT、MRI 可以了解脊柱骨折脊髓损伤的程度。

5.治疗要点及反应

骨折的治疗原则是复位、固定、功能锻炼。复位有手法复位、手术复位、牵引复位。固定方法有外固定和内固定,外固定包括小夹板、石膏、外固定架、牵引固定(皮牵引、骨牵引、牵引带牵引);内固定包括螺丝钉、钢板、髓内针、克氏针、张力带内固定等。功能锻炼分为三个阶段,早期(2 周内)、中期(2 周~2 个月)、后期(2 个月以上)锻炼。此外,内外用药(主要是用活血化瘀的药物)对骨折愈合有一定的促进作用。

(四)护理诊断及合作性问题

(1)急性疼痛:与骨折端的刺激、肢体肿胀、血肿的压迫、固定不当、感染有关。

(2)躯体活动障碍:与疼痛、制动、外固定有关。

(3)有感染的危险:与开放性骨折、长期卧床等有关。

(4)焦虑:与疼痛、生活不能自理、担心肢体残废有关。

(5)潜在并发症:休克、感染、压疮、骨筋膜室综合征、关节僵直。

(五)护理目标

患者疼痛得到缓解及逐渐消除;能在不影响固定的前提下得到有效的活动,生活得到照顾;未发生感染;焦虑减轻或消失,积极配合医疗与护理。

(六)护理指导

1.骨折的现场急救护理

(1)抢救生命:骨折患者出现呼吸心跳停止、休克、大出血、窒息、张力性或开放性气胸时,配合医生或独立进行现场急救,包括人工呼吸、胸外按压、压迫止血、给氧、输液等处理。注意观察呼吸、脉搏、血压、神志情况,并作详细记录。使用止血带止血时,注意标明止血带的使用时间,每 1 小时放松 1~2 分钟,以防止肢体长时间的缺血而坏死。

(2)保护伤口:对于开放性骨折,用无菌敷料或比较干净的衣物进行包扎,以压迫止血和避免伤口进一步污染;如果骨折端外露,远端肢体动脉搏动减弱,可沿肢体方向稍作牵拉,使压迫解除,但不能使骨折端复位,以免细菌侵入。

(3)固定骨折:用简单的方法做骨折肢体的固定,最好用小夹板固定,也可利用人体进行固定,上肢用纱布绷带固定于躯干上,下肢患侧用纱布绷带固定于健侧,以达到防止继续损伤、减轻疼痛、便于搬运的目的。

(4)搬动转运:经过简单的现场处理后,快速将患者送往附近医院进行治疗。转运患者应选用合适的转运工具,如救护车等。搬动骨盆骨折者,在搬动时,先行骨盆兜固定、平拉下肢翻动或将患者平行托起,防止骨盆分离和上移;脊柱骨折者,尽量减少搬动,必须搬动时,几个人平行托起,平行放下,始终保持脊柱中立位,切忌背驮、抱托或坐立;颈椎骨折者,须用双手牵引头部,使颈椎维持中立位,平置患者于硬板上,在头颈两侧填塞沙袋或布团以限制头颈活动;现场有条件者可在牵引下安放颈托。保持头颈躯干平直,不能屈曲、旋转,防止发生移位,损伤颈髓。

2.一般护理

(1)卧床护理:骨科患者常需要长时间卧硬板床。四肢骨折者应抬高患肢并制动。卧床期间要做好生活护理,如协助洗漱、进食;做好排尿排便护理,保持会阴区及床单清洁、干燥。经常进行皮肤护理,勤翻身或适度调节体位,改善患者的舒适度,预防压疮。鼓励患者主动进行有关肢体的活动,指导患者深呼吸,预防下肢静脉血栓形成以及呼吸系统等并发症。

(2)饮食护理:供给患者高蛋白、高能量、高维生素、高纤维饮食,多吃水果蔬菜,以防便秘;长期卧床者易发生骨质脱钙,应多饮水,预防泌尿系结石形成与感染。

(3)防止畸形:肢体长时间外固定而卧床的患者,应注意保持肢体功能位,如肘关节应屈70°~90°,前臂中立位;截瘫患者,足部常使用石膏托或支架以防垂足畸形。

3.病情观察

(1)生命体征:创伤严重者观察体温、脉搏、呼吸、血压。

(2)肢端血运状况:观察患肢末梢皮肤的色泽、温度,了解有无肿胀、青紫、感觉异常及肢体运动障碍情况;对比双侧肢体的周径,评估患肢肿胀程度,是否发生骨筋膜室综合征。

(3)伤口情况:对于开放性损伤或手术者,观察伤口渗血情况;观察伤口有无红、肿、热、痛、流脓等感染迹象。

4.治疗配合

(1)小夹板固定的护理:小夹板固定是利用小夹板之间的挤压力来防止已复位骨折端发生再移位。在护理时注意:①协助医生选择大小、型号合适的小夹板。②夹板固定松紧适度,夹板固定的布带能上下移动1cm或两块夹板之间能容纳成人一横指。③抬高患肢,促进血液循环,减轻肿胀和疼痛。④对门诊患者,需告知家属及患者,如果出现末梢肿胀、青紫、麻木、疼痛、活动障碍、脉搏减弱或消失,及时返院复诊;前3天随着肿胀的加重或减轻,可能出现固定过紧或过松,应每日来院复查,以便及时调整。⑤定期拍X线片,以便了解骨折有无移位,避免发生畸形愈合,影响外观和功能。⑥指导患者进行功能锻炼。

(2)牵引患者护理

①准备工作:向患者及其家属说明牵引的目的、作用、体位、持续时间、可能出现的不适和并发症等,指导患者配合医护操作;牵引前清洗患肢皮肤,剃去较长的汗毛;准备好各种牵引架、牵引绳、滑轮、牵引弓、无菌钢针及骨钻或骨锤、带橡皮塞的小瓶、牵引砝码等;如用牵引带,选合适的型号。

②协助牵引:牵引操作过程中,摆好并维持患者患肢位置,协助医生麻醉、做牵引。保持有效牵引:a.设置对抗牵引:如果牵引重量较大时,可将放置重量的床端抬高15~30cm,利用体重形成与牵引力方向相反的对抗牵引;b.告知家属:不要随意放松牵引绳,不要随意固定牵引重量和改变牵引方向。

③维护牵引:牵引线要在滑轮的滑槽内;被褥衣物不能压在牵引绳上;滑轮运动灵活程度良好;用重量在肢体的远端施加持续牵引时,应注意皮牵引有无胶布和绷带松散、脱落,皮肤水疱、糜烂、撕脱,发现异常及时协助医生处理;颅骨牵引,注意牵引弓的螺母不能松动,如有松动应及时拧紧,防止牵引弓脱落;骨牵引,注意观察骨圆针位置不能左右移动,不能与支托摩擦。所选用的各种支架,托马斯架、勃朗架大小要合适,起到有效固定和支持肢体的作用。

（3）石膏固定的护理

①准备工作：向患者及家属解释石膏固定的重要性、不适和注意事项；清洁患肢皮肤，去除血迹及异物，如果有伤口要提前换好药；在石膏固定的范围内垫绵纸或棉花，骨隆起处加放棉垫；将肢体置于功能位或固定要求的位置；准备一盆温水（35～40℃）；根据固定范围的大小，选择适合的石膏卷并折叠；将准备好的石膏绷带放于水中，待气泡排尽后，从两边向中间挤出水分，即可使用。

②协助包扎：石膏绷带固定的类型分为石膏托固定和石膏管型固定。石膏托固定时，应注意用手掌托起石膏，切忌用手指捏、提，协助医生使用纱布卷轴绷带将石膏托妥善固定好；石膏管型固定时强调石膏绷带自肢体近端向远端包扎，松紧度适中，每圈压前一圈的1/3。暴露肢体末端，便于观察血运、感觉及运动。修整石膏边缘，伤口处开窗，以便日后换药。

③加速石膏凝固：冬季温度低，石膏凝固慢，可用灯泡烘烤、红外线照射、热吹风机吹干；避免硬物压迫，放置在平软的支托上，否则石膏内形成许多凸起，压迫肢体局部血管、神经和软组织，使患肢出现缺血性坏死或皮肤破溃形成溃疡；石膏未干以前切勿活动关节，切忌搬动患者，以免石膏断裂和变形，需要搬动患者时，要保持原姿势不变，平行托起，切忌在关节部位施加力量。

④保持石膏清洁、干燥：会阴及臀部附近的石膏易受大小便污染，要注意大小便护理，保持床单清洁、干燥。有伤口要及时换药，及时清除伤口分泌物。冲洗伤口时，防止冲洗液或脓液流入石膏内。石膏有断裂、松动或污染严重时，应及时更换。石膏内皮肤瘙痒，切勿用手搔抓，以防发生感染，可用70％乙醇涂擦。

⑤解除疼痛和压迫：石膏固定后可出现疼痛，主要是石膏压迫造成。可采取抬高患肢，促进血液循环，减轻水肿，减轻疼痛；如为管型则在痛处开窗、减压；如果为石膏夹，及时调整石膏的松紧度；切勿向石膏内填塞棉花，越填塞，内部的压力越高，疼痛越严重。出现血运障碍、感觉异常，立即通知医生，必要时行石膏剪开减压、局部开窗减压或更换石膏。

⑥拆除石膏：拆除石膏管型时协助医师保护肢体，拆除后用温开水清洗皮肤，涂抹护肤霜。

（4）疼痛的护理：在做牵引时可出现不同程度的疼痛，多给患者解释、沟通，放松过度紧张的心理，严重时遵医嘱，给予止痛剂。

（5）并发症的预防和护理

①骨牵引针孔感染：针孔处每天滴70％乙醇或碘伏1～2滴以防牵引针孔处感染；避免牵引针左右移动，告知家属在搬动患者或患者转换体位时，不能移动牵引针。如发现牵引针偏移，经严格的消毒后再进行调整，或者报告医生，切不可随意推拉牵引针；针孔处血痂不要随意清除，如果出现针孔处有分泌物，应用棉签拭去，严格消毒，以防痂下积脓。如果感染，使用有效的抗生素，彻底引流，及时换药，必要时去除牵引。

②血管、神经损伤：牵引重量过大出现肢体远端血液循环障碍，感觉、运动障碍，应报告医生处理。

③关节僵直：对骨牵引患者，要鼓励和协助患者进行主动和被动活动。在限定的范围内鼓励患者主动活动；指导患者运用辅助装置进行锻炼；教会患者进行患肢末端的收缩运动；帮助患者保持身体处于功能位。

（6）手术护理

①手术前护理：除一般外科手术前护理外，重点是皮肤准备，术前2～3日开始备皮，每日用肥皂水擦洗手术区皮肤，并用70%乙醇或碘伏消毒1次，再用无菌布单包裹局部，术前1日剃毛后，再进行消毒包扎，术晨再消毒1次；足和手的手术，应每日用温水泡洗，去除角化层。开放性骨折，给予紧急处理后，进行清创术，遵医嘱注射TAT以及抗生素。

②术后护理：除按照骨科护理常规护理外，还应注意以下护理要点。

a.将术后患者用足够的人力平稳地抬上硬板床，注意手术肢体要有专人保护。

b.四肢手术，应抬高患肢，利于血液回流，减轻水肿。并注意观察患肢感觉、运动及血运情况，如见异常应查明原因，及时处理。脊柱手术，应保持脊柱平直按时给予轴向翻身。

c.密切观察患者生命体征变化，注意监测体温和血压变化。密切观察切口敷料有无渗血，保持引流管的通畅，观察记录引流液的颜色、性质及量。术后石膏固定患者，石膏里面切口出血时，可渗到石膏表面，出血多时可沿着内壁流到石膏外面，污染床单。所以除了观察石膏表面外，还要检查石膏边缘及床单有无血迹，为了判断石膏表面上的血是否还在扩大，可沿着血迹边界用铅笔做标记，并注明时间；如发现血迹边界不断扩大，应报告医生处理。患者若有术后伤口疼痛，应遵医嘱给镇痛药。

d.卧床患者需协助定时翻身，做好防压疮的护理，每班交接时，应检查患者的骨突部位，下肢石膏固定者，应特别注意足跟和外踝部的皮肤情况。

e.由于骨科手术患者卧床时间长，易形成腹胀。因此，术后患者待肛门排气后方可进流质饮食，逐渐过渡至普食。

f.鼓励患者早期床上活动（患肢关节制动），可使用牵引床上拉手，抬高躯体，避免压疮，增加肺活量，促进循环，防止肺部感染；按摩肌肉，防止下肢深静脉血栓形成。

g.指导患者及早行功能锻炼，目的是恢复肢体功能，防止并发症。

③骨折术后功能锻炼指导：是骨科患者治疗的重要阶段。

a.目的：保持和恢复关节运动的幅度，防止关节僵硬。保持和恢复肌肉力量及耐力，防止肌肉萎缩。防止骨质脱钙，预防骨质疏松。促进血液循环，改善局部条件，促进骨折痊愈。早日恢复正常生活和工作。

b.分阶段锻炼

早期（伤后1～2周内）：早期局部肿胀疼痛，主要任务是促进血液循环，消除肿胀，防止肌萎缩。运动重点是患肢肌肉舒缩锻炼，固定范围以外的部位在不影响患肢固定情况下进行锻炼。

中期（骨折2～3周后）：此期患肢肿胀疼痛已消，骨折处已形成纤维性连接，主要任务是防止肌肉萎缩和关节粘连，运动重点以患肢骨折的远近关节运动为主。

晚期（骨折6～8周后）：已达骨折的临床愈合，外固定已拆除，任务是促使功能全面恢复，进行以重点关节为主的全身锻炼，此期是功能锻炼的关键阶段，前两期的不足此期可给予弥补。

c.掌握原则：功能锻炼要遵循动静结合，主动、被动结合，循序渐进的原则。

5.心理护理

骨折患者及家属的心理变化比较复杂,多与患者进行交流,耐心听取患者诉说,同情患者的心理感受,针对性地消除患者产生焦虑的因素。

6.健康指导

进行劳动、交通安全教育,防止发生意外伤害;向患者及家属介绍骨折的有关知识,使患者以良好的心态面对目前的状态,积极配合治疗;加强营养,促进骨折的愈合;调整饮食结构,防止发生便秘;多向患者解释有关骨折治疗、功能锻炼及预后的知识。正确引导患者正视伤残现实,鼓励患者树立起正确的人生观和价值观。指导患者最大程度地自理,积极参加社会各项活动,使其生活丰富多彩。根据患者情况制定确切、可行的锻炼计划,鼓励患者最大限度的自理。功能锻炼要循序渐进,切勿操之过急。早期的功能锻炼是指伤后2周内,固定关节进行肌肉舒缩运动锻炼。中期功能锻炼指伤后3周到2个月,骨折已达临床愈合,在早期锻炼的基础上,不影响固定的前提下,进行主动锻炼。后期功能锻炼在伤后2个月到1年期间进行,此时骨折已愈合,已解除外固定,应加强功能锻炼,增强肌力,逐渐恢复劳动能力。

(七)护理评价

患者的疼痛是否消失;是否能在有效固定下适度活动,生活得到照顾;是否发生感染;焦虑是否减轻和消失,能否主动配合医护操作。

二、锁骨骨折

(一)定义

锁骨骨折多发生于锁骨外、中1/3交界处,是常见的骨折之一,约占全身骨折的6%。患者多为儿童和青壮年。锁骨为1个"S"形的长骨,横形位于胸部前上方,有2个弯曲,内侧2/3呈三棱棒形,向前凸起,外侧1/3扁平,凸向后方。其内侧端与胸骨柄构成胸锁关节,外侧端与肩峰形成肩锁关节,从而成为上肢与躯干之间联系的桥梁。

(二)病因及发病机制

锁骨骨折多由间接暴力引起,如跌倒时手掌着地或肘、肩着地,暴力均可传达至锁骨引起骨折。骨折线多位于中段。儿童骨质柔软,多表现为青枝骨折,无移位,仅向上成角状,或使前弓加大;成年人多发生横形骨折,偶为斜形或粉碎骨折,常有移位。骨折端除重叠移位外,近折段受胸锁乳突肌的牵拉向上向后移位,远折端受三角肌、胸大肌和肢体重量的牵拉向前向后下移位。粉碎骨折的小碎片,可呈垂直变位,尖端刺入皮内或刺向锁骨下的血管、神经。直接暴力打击所致的锁骨骨折,折线多位于外1/3处,移位情况同前,仅程度稍轻而已。

(三)临床表现

局部肿胀、疼痛,锁骨中外1/3畸形。肩关节活动受限,患肩下垂,患者常以健手扶托患肘以减轻因牵拉造成的疼痛。局部压痛,可摸到移位的骨折端,可触及异常活动与骨擦感。

(四)辅助检查

①疑有锁骨骨折时需拍X线片确定诊断。一般中1/3锁骨骨折拍摄前后位及向头倾斜45°斜位相。拍摄范围应包括锁骨全长,肱骨上1/3、肩胛带及上肺野,必要时需另拍摄胸X线

片。前后位相可显示锁骨骨折的上下移位,45°斜位相可观察骨折的前后移位。

②婴幼儿的锁骨无移位骨折或青枝骨折有时在原始 X 线像上难以明确诊断,可于伤后 5～10 天再复查拍片,常可呈现有骨痂形成。

③锁骨内 1/3 前后位 X 线片与纵隔及椎体相重叠,不易显示出骨折。拍摄向头倾斜40°～45°X 线片,有助于发现骨折线。有时需行 CT 检查。

(五)治疗

根据患者年龄、移位情况、并发症有无决定治疗方案。

(六)观察要点

观察上肢皮肤颜色是否发白或发绀,温度是否降低,感觉是否麻木,如有上述现象,可能系"8"字绷带包扎过紧所致。应指导患者双手叉腰,尽量使双肩外展后伸,如症状仍不缓解,应报告医生适当调整绷带,直至症状消失。"8"字绷带包扎时禁忌做肩关节前屈、内收动作,以免腋部血管神经受压。

(七)护理指导

1.常规护理

(1)心理护理青少年及儿童锁骨骨折后,因担心肩部、胸部畸形,影响发育和美观,常会产生焦虑、烦躁心理。应告知其锁骨骨折只要不伴有锁骨下神经、血管损伤,即使是再叠位愈合,也不会影响患侧上肢的功能,局部畸形会随着时间的推移而减轻甚至消失,治疗效果较好,以消除患者心理障碍。

(2)饮食给予高蛋白、富含维生素、高钙及粗纤维饮食。

2.非手术治疗及术前护理

(1)体位局部固定后,宜睡硬板床,取半卧位或平卧位,避免侧卧位,以防外固定松动。平卧时不用枕头,可在两肩胛间垫上一个窄枕,使两肩后伸外展;在患侧胸壁侧方垫枕,以免悬吊的患肢肘部及上臂下坠。患者初期对去枕不习惯,有时甚至自行改变卧位,应向其讲清治疗卧位的意义,使其接受并积极配合。告诉患者日间活动不要过多,尽量卧床休息,离床活动时用三角巾或前臂吊带将患肢悬吊于胸前,双手叉腰,保持挺胸、提肩姿势,可缓解对腋下神经、血管的压迫。

(2)功能锻炼

①早、中期:骨折急性损伤经处理后 2～3 天,损伤反应开始消退,肿胀和疼痛减轻,在无其他不宜活动的前提下,即可开始功能锻炼。

准备:仰卧于床上,两肩之间垫高,保持肩外展后伸位。

第 1 周:做伤肢近端与远端未被固定的关节所有轴位上的运动,如握拳、伸指、分指,屈伸、腕绕环、肘屈伸,前臂旋前、旋后等主动练习,幅度尽量大,逐渐增大力度。

第 2 周:增加肌肉的收缩练习,如捏小球、抗阻腕屈伸运动。

第 3 周:增加抗阻的肘屈伸与前臂旋前、旋后运动。

②晚期:骨折基本愈合,外固定物去除后进入此期。此期锻炼的目的是恢复肩关节活动度,常用的方法有主动运动、被动运动、助力运动和关节主动牵伸运动。

第 1～2 日:患肢用三角巾或前臂吊带悬挂胸前站立位,身体向患侧侧屈,做肩前后摆动;

身体向患侧侧屈并略向前倾,做肩内外摆动。应努力增大外展与后伸的运动幅度。

第3~7日:开始做肩关节各方向和各轴位的主动运动、助力运动和肩带肌的抗阻练习,如双手握体操棒或小哑铃,左右上肢互助做肩的前上举、侧后举和体后上举,每个动作5~20次。

第2周:增加肩外展和后伸主动牵伸,双手持棒上举,将棍棒放颈后,使肩外展、外旋,避免做大幅度和用大力的肩内收与前屈练习。

第3周:增加肩前屈主动牵伸,肩内外旋牵伸,双手持棒体后下垂将棍棒向上提,使肩内旋。

以上练习的幅度和运动量以不引起疼痛为宜。

3.术后护理

(1)体位:患侧上肢用前臂吊带或三角巾悬吊于胸前,卧位时去枕,在肩胛区垫枕使两肩后伸,同时在患侧胸壁侧方垫枕,防止患侧上肢下坠,保持上臂及肘部与胸部处于平行位。

(2)症状护理

①疼痛:疼痛影响睡眠时,适当给予止痛、镇静剂。

②伤口:观察伤口有无渗血、渗液情况。

(3)一般护理:协助患者洗漱、进食及排泄等,指导并鼓励患者做些力所能及的自理活动。

(4)功能锻炼:在术后固定期间,应主动进行手指握拳、腕关节的屈伸、肘关节屈伸及肩关节外展、外旋和后伸运动,不宜做肩前屈、内收的动作。

4.健康指导

(1)休息:早期卧床休息为主,可间断下床活动。

(2)饮食:多食高蛋白、富含维生素、含钙丰富、刺激性小的食物。

(3)固定:保持患侧肩部及上肢于有效固定位,并维持3周。

(4)功能锻炼:外固定的患者需保持正确的体位,以维持有效固定,进行早、中期的锻炼,避免肩前屈、内收动作。解除外固定后则加强锻炼,着重练习肩的前屈、肩旋转活动,如两臂做划船动作。值得注意的是应防止两种倾向:①放任自流,不进行锻炼;②过于急躁,活动幅度过大,力量过猛,造成软组织损伤。

(5)复查时间及指征:术后1个月、3个月、6个月需进行X线摄片复查,了解骨折愈合情况。有内固定者,于骨折完全愈合后取出。对于手法复位外固定患者,如出现下列情况须随时复查:骨折处疼痛加剧,患肢麻木,手指颜色改变,温度低于或高于正常等。

三、肱骨髁上骨折

(一)定义

肱骨髁上骨折是指肱骨远端内外髁上方的骨折。约占全身骨折的11.1%,占肘部骨折的50%~60%,是儿童最为常见的骨折,多见于5~12岁的儿童。

肱骨髁上骨折的特点:①由于导致骨折的暴力和损伤机制不同,分伸直型和屈曲型,并以伸直型为最常见,约占95%;②多见于儿童,且骨折易于愈合,即使复位不理想,与肘关节活动方向一致的畸形,可在生长过程中自行矫正;③伸直型肱骨髁上骨折,近侧骨折端向前易损伤肱动脉,而产生骨筋膜室综合征。如未及时处理,可导致前臂肌缺血性坏死,纤维化后形成缺血性肌挛缩,导致手畸形,造成严重残废。④可出现肘内翻畸形,严重者需手术矫正。

(二)病因及发病机制

(1)直接暴力:少见。

(2)间接暴力:是引起髁上骨折的常见原因。滑跌时,患儿手掌或肘部触地,暴力传递至髁上处引起骨折。手掌着地,暴力向后上方传递,骨折远端向后上方移位。肘部着地,暴力向前上方传递,骨折远端向前上方移位。

(三)临床表现

局部疼痛、肿胀及畸形明显,肘关节活动障碍,检查时骨擦音及假关节活动,肘后三角关系正常。伸直型肱骨髁上骨折易损伤肱动脉及正中神经、桡神经、尺神经,引起前臂骨筋膜室综合征,治疗不及时可导致缺血性肌挛缩,严重影响手的功能。

(四)辅助检查

X线检查通常即可确诊。

(五)治疗

(1)移位的治疗:对无移位或移位小不影响功能的肱骨髁上骨折,可用三角巾固定。移位明显者需行手法复位和石膏固定。

(2)伸直型骨折复位:用对抗牵引解决重叠移位,同时必须将骨折远端推向桡侧,防止肘内翻。复位后,石膏固定,肘关节屈曲90°。固定后,应密切注意末梢血运、手指的感觉和运动情况。手法复位不成功,或因骨折部肿胀和水疱严重无法进行复位,可行前臂皮牵引或尺骨鹰嘴部骨牵引,经垂直牵引复位。如上述疗法失败,或为陈旧性移位骨折,或疑有血管、神经断裂者,应及时切开探查,可用交叉克氏针或钢板固定。

(3)屈曲型骨折治疗原则:与伸直型相同,但复位的方向相反。复位后,用石膏托固定,肘关节置于半伸位或伸直位;1周以后改为功能位。

(六)观察要点

①密切观察患肢桡动脉波动是否减弱或消失,手指是否发绀、发凉、发麻,能否主动握拳、伸指、对指、夹指,被动伸手指时,有无产生剧烈的疼痛。72小时内每2~4小时巡视1次。

②伴有正中神经损伤时,注意观察神经功能恢复情况,并给予相应的护理。

(七)护理指导

1.术前护理

(1)心理护理:因儿童语言表达能力差,不能准确叙述自己的不适及要求,应关心爱护患儿,及时解决他们的痛苦与需求。

(2)饮食:给予高蛋白、富含维生素、含钙丰富的饮食,注意食物的色、香、味,增加患儿食欲。

(3)体位:患肢采用石膏托于肘关节屈曲位固定,于患肢下垫枕,使其高于心脏水平,减轻肿胀。行尺骨鹰嘴持续骨牵引治疗时,取平卧位。

(4)警惕前臂骨筋膜室综合征:由于肱动脉受压或损伤,或严重的软组织肿胀可引起前臂骨筋膜室综合征,如不及时处理,可引起前臂缺血性肌挛缩。当患儿啼哭时,应密切观察是否有"5P"征象:①剧烈疼痛:一般止痛剂不能缓解,晚期严重缺血后神经麻痹即转为无痛;②患肢苍白或发绀;③肌肉麻痹:患肢进行性肿胀,肌腹处发硬,压痛明显;手指处于屈曲位,主动或被动牵伸手指时,疼痛加剧;④感觉异常:患肢出现套状感觉减退或消失;⑤无脉:桡动脉搏动减弱或消失。如出现上述表现,应立即松开所有包扎的石膏、绷带和敷料,并立即报告医生,紧急手术切开减压。

(5)功能锻炼:向患儿及家长讲明功能锻炼的重要性,取得家长的重视、理解和合作。反复示范功能锻炼的动作要领,直到家长和患儿学会为止。

①早、中期:复位及固定后当日开始做握拳、伸指练习。第2日增加腕关节屈伸练习。患肢三角巾或前臂吊带胸前悬挂位,做肩前后、左右摆动练习。1周后增加肩部主动练习,包括肩屈、伸、内收、外展与耸肩,并逐渐增加其运动幅度。

②晚期:骨折固定去除后增加关节活动范围的主动练习,包括肘关节屈、伸、前臂旋前和旋后。恢复肘关节活动度的练习,伸展型骨折着重恢复屈曲活动度;屈曲型骨折则增加伸展活动度。应以主动锻炼为主,被动活动应轻柔,以不引起剧烈疼痛为度。禁止被动反复粗暴屈伸肘关节,以免引起再度损伤或发生骨化性肌炎,加重肘关节僵硬。

2.术后护理

①维持有效固定,经常观察患者,查看固定位置有无变动,有无局部压迫症状,保持患肢功能位;如肘关节屈曲角度过大,影响桡动脉搏动时,应予调整后再固定。

②告知患儿及家长固定时限为3~4周,以便配合。

3.健康指导

(1)饮食:高蛋白、高热量、含钙丰富且易消化的饮食,多食蔬菜及水果。

(2)休息:与体位行长臂石膏托固定后,卧床时患肢垫枕与躯干平行;离床活动时,用三角巾或前臂吊带悬吊于胸前。

(3)功能锻炼:家长应督促并指导患儿按计划进行功能锻炼,最大限度地恢复患肢功能。

(4)复查的指征及时间:石膏固定后,如患肢皮肤发绀、发凉、剧烈疼痛或感觉异常,应立即就诊。自石膏固定之日起,2周后复诊。分别在骨折后1个月、3个月、6个月复查X线片,了解骨折的愈合情况,以便及时调整固定,防止畸形愈合。

四、肱骨干骨折

(一)定义

肱骨干骨折是指肱骨髁上与胸大肌止点之间的骨折。其发生率约占全身骨折的2.6%,多见于青壮年。

肱骨干上起胸大肌止点上缘,肱骨外科颈下1cm,至肱骨髁上2cm。上半部分为圆柱形,下半部为扁平状。上部前外侧面三角肌止点,内侧有胸大肌止点,中上1/3段交界处后外侧有桡神经沟,桡神经紧贴沟内绕行。肱骨滋养动脉自肱骨中段穿入肱骨下行,中下段骨折时,常伤及滋养动脉而影响骨折的愈合。

(二)病因及发病机制

大多数发生于30岁以下的青年。直接暴力引起者多在肱骨中上段,成横断骨折或粉碎骨折。间接暴力引起多发生在肱骨的中下部。如跌倒时肘部着地,多为斜形或螺旋骨折。由投手榴弹、棒球、掰手腕等旋转暴力引起者也可为螺旋骨折。

(三)临床表现

①创伤后局部肿胀、疼痛、成角畸形、异常活动和骨擦音。

②骨折合并桡神经损伤可出现垂腕,手掌指关节不能伸直,拇指不能伸展和手背、虎口区感觉减退或消失。

(四)辅助检查

X线片可确定骨折类型、移位方向。

(五)治疗

手法复位、小夹板固定。若有分离移位则应消除分离,防止愈合障碍。

①整复时可用局部麻醉,不宜牵引以免引起分离。

②固定时,消除远端肢体重量的牵拉,防止分离。如用外展架或弹力带固定,或早期多卧床,均可预防分离。

(六)观察要点

①夹板或石膏固定者,观察伤口及患肢的血运情况,如出现患肢发绀、肿胀、剧痛等,应立即报告医生处理。

②伴有桡神经损伤者,应观察其感觉和运动功能恢复情况。通过检查汗腺功能,可了解自主神经恢复情况。

③如骨折后远端皮肤苍白、皮温低,且摸不到动脉搏动,在排除夹板、石膏固定过紧的因素外,应考虑有肱动脉损伤的可能;如前臂肿胀严重,皮肤发绀、湿冷,则可能有肱静脉损伤。出现上述情况应及时报告医生处理。

(七)护理指导

1.术前护理

(1)心理护理:肱骨干骨折,特别是伴有桡神经损伤时,患肢伸腕、伸指功能障碍,皮肤感觉减退,患者心理压力大,易产生悲观情绪。应向患者介绍神经损伤修复的特殊性,告知骨折端将按1mm/d的速度由近端向远端生长,治疗周期长,短期内症状改善不明显,使患者有充分的思想准备,以预防不良情绪的产生。关注患者感觉和运动恢复的微小变化,并以此激励患者,使其看到希望。

(2)饮食:给予高蛋白、高热量、富含维生素、含钙丰富的饮食,以利于骨折愈合。

(3)体位:U形石膏托固定时可平卧,患侧肢体以枕垫起,保持复位的骨折不移动。悬垂石膏固定2周内只能取坐位或半卧位,以维持其下垂牵引作用。但下垂位或过度牵引,易引起骨折端分离,特别是中、下1/3处横行骨折,其远折端血供差,可致骨折延迟愈合或不愈合,需予以注意。

(4)皮肤护理:桡神经损伤后,引起支配区域皮肤营养改变,使皮肤萎缩干燥,弹性下降,容易受伤,而且损伤后伤口易形成溃疡。预防:①每日用温水擦洗患肢,保持清洁,促进血液循环;②定时变换体位,避免皮肤受压引起压疮;③禁用热水袋,防止烫伤。

(5)功能锻炼

①早、中期:骨折固定后即可进行上臂肌肉的早期舒缩活动,可加强两骨折端在纵轴上的压力,以利于愈合。握拳、腕屈伸及主动耸肩等动作每日 3 次,并根据骨折的部位,选择相应的锻炼方法。

②晚期:去除固定后第 1 周可进行肩摆动练习,患肢做前后、左右摆动,垂直轴做绕环运动;第 2 周用体操棒协助进行肩屈、伸、内收、外展、内旋、外旋练习,并做手爬墙练习,用拉橡皮带做肩屈、伸、内收、外展及肘屈等练习,以充分恢复肩部肌力。

2.术后护理

(1)体位:内固定术后,使用外展架固定者,以半卧位为宜。平卧位时,可于患肢下垫一软枕,使之与身体平行,并减轻肿胀。

(2)疼痛的护理

①找出引起疼痛的原因:手术切口疼痛在术后 3 天内较剧烈,以后逐日递减。组织缺血引起的疼痛,表现为剧烈疼痛且呈进行性,肢体远端有缺血体征。手术 3 天后,如疼痛呈进行性加重或搏动性疼痛,伴皮肤红、肿、热,伤口有脓液渗出或有臭味,则多为继发感染引起。

②手术切口疼痛可用镇痛药;缺血性疼痛须及时解除压迫,松解外固定物;如发生骨筋膜室综合征须及时切开减压;发现感染时报告医生处理伤口,并应用有效抗生素。

③移动患者时,对损伤部位要重点托扶保护,缓慢移至舒适体位,以免引起或加重疼痛。

(3)行神经修复和血管重建后,可能出现血管痉挛。应加以预防:①避免一切不良刺激:严格卧床休息,石膏固定患肢 2 周;患肢保暖,保持室温 25℃左右;不在患肢测量血压;镇痛;禁止吸烟。②1 周内应用扩血管、抗凝药,保持血管的扩张状态。③密切观察患肢血液循环的变化:检查皮肤颜色、温度、毛细血管回流反应、肿胀或干瘪、伤口渗血等。

3.健康指导

(1)饮食:多食高蛋白、富含维生素、含钙丰富的食物。

(2)体位:对桡神经损伤后行外固定者,应确保外固定的稳定,以保持神经断端于松弛态有利于恢复。

(3)药物:对伴有神经损伤者,遵医嘱口服营养神经药物。

(4)继续进行功能锻炼:防止肩、肘关节僵硬或强直而影响患肢功能。骨折 4 周内,严禁做上臂旋活动。

(5)复诊、复查指征及时间:U 形石膏固定的患者,在肿胀消退后,石膏固定会松动,应复诊;悬吊石膏固定 2 周后,更换长臂石膏托,继续维持固定 6 周左右。伴桡神经损伤者,定期复查肌电图,了解神经功能恢复情况。

五、股骨颈骨折

(一)定义

股骨颈骨折特别是头下型骨折一直被认为是最难处理的骨折之一。这是由于:①多发生于老年人,原来已存在着骨质疏松,骨折后不愈合率很高,长期卧床容易并发肺炎、心力衰竭、泌尿系感染、压疮等严重并发症;②骨折的近端多为软骨组织,血液供应差,很难愈合。即使初步愈合后,以后也常出现股骨头的缺血性坏死;③内收型的股骨颈骨折,从生物力学的角度研究,剪切力大,不利于愈合。

(二)病因及发病机制

股骨颈骨折多发生于老年人,女性发生率高于男性。由于老年人多有不同程度的骨质疏松,而女性活动相对较男性少,由于生理代谢的原因骨质疏松发生较早,故即便受伤不重,也会发生骨折。骨质疏松是引起股骨颈骨折的重要因素,甚至有些学者认为,可以将老年人股骨颈骨折看作为病理骨折。骨质疏松的程度对于骨折的粉碎情况(特别是股骨颈后外侧粉碎)及内固定后的牢固与否有直接影响。

大多数老年人股骨颈骨折创伤较轻微,年轻人股骨颈骨折则多为严重创伤所致。有学者认为损伤机制可分为两种:①跌倒时大粗隆受到直接撞击;②肢体外旋。在第二种机制中,股骨头由于前关节囊及髂股韧带牵拉而相对固定,股骨头向后旋转,后侧皮质撞击髋臼而造成颈部骨折。此种情况下,常发生后外侧骨皮质粉碎。年轻人中造成股骨颈骨折的暴力多较大,暴力沿股骨干直接向上传导,常伴软组织损伤,骨折也多为粉碎性。

1.根据骨折发生机制分

(1)外展型骨折:股骨颈外展型骨折是在股骨干急骤外展及内收肌的牵引下发生的。骨折线自内下斜向外上。股骨头多在外展位。骨折多是无移位的线状骨折或移位很少的嵌插骨折,比较稳定。关节囊血运破坏较少,愈合率较高,预后较好。

(2)内收型骨折:股骨颈内收型骨折是在股骨干急骤内收及外展肌群(臀中肌、臀小肌)牵引下发生的。骨折线自内上斜向外下。股骨头呈内收,或先内收,以后因远骨折端向上移位时牵拉而外展。骨折断端极少嵌插。因此,骨折远段因外展肌群收缩牵引多向上移位,又因下肢重量而外旋,故关节囊血运破坏较大。因而愈合率比外展型骨折低,股骨头坏死率较高。

2.按骨折线的走行方向分

一型:骨折线与股骨干纵轴的垂线所构成的角小于30°。骨折最稳定。

二型:骨折线与股骨干纵轴的垂线所构成的角在30°~50°之间。骨折稳定性次之。

三型:骨折线与股骨干纵轴的垂线所构成的角大于50°。骨折最不稳定。

3.按骨折移位程度分

(1)不完全骨折:骨折线没有穿过整个股骨颈,股骨颈有部分骨质连续,骨折无移位,近骨折端血供好,骨折容易愈合。

(2)无移位完全骨折:股骨颈虽完全断裂,但对位良好,近骨折端血供较好,骨折仍易愈合。

(3)部分移位骨折:近骨折端血供破坏较严重,骨折愈合较困难。

(4)完全移位骨折:近骨折端血供严重破坏,容易发生迟延愈合、不愈合或股骨头缺血性坏死。

(三)临床表现

股骨颈骨折有80%发生于60岁以上的老年人。由于妇女绝经期后,内分泌失调,更容易出现骨质疏松,故女性患者约四倍于男性患者。对老年患者,轻微的外力或损伤即能导致股骨颈骨折。受伤骨折后,有时局部疼痛可以很轻微。骨折有移位时,可以发现患肢呈外旋畸形,患肢较健肢缩短,患髋有压痛或冲击痛。

(四)辅助检查

最后确诊需要髋正侧位 X 线检查,尤其对线状骨折或嵌插骨折更为重要。X 线检查作为骨折的分类和治疗上的参考也不可缺少。应引起注意的是有些无移位的骨折在伤后立即拍摄的 X 线片上可以看不见骨折线。等 2～3 周后,因骨折处部分骨质发生吸收现象,骨折线才清楚地显示出来。因此,凡在临床上怀疑股骨颈骨折的,虽 X 线片暂时未见骨折线,仍应按嵌插骨折处理,3 周后再拍片复查。

(五)治疗

合理的治疗应根据患者年龄、活动情况,骨骼密度、其他疾病、预期寿命和依从性来决定。目前对股骨颈骨折的治疗主要包括保守治疗、复位加内固定、髋关节置换术。

(六)观察要点

1.严密观察病情变化

术后 24 小时内严密监测生命体征变化及切口疼痛情况,护理过程中与患者多沟通,多倾听,给患者以安全感,充分发挥心理镇痛作用,必要时遵医嘱给予镇痛剂。保持引流管通畅,防止医源性感染。密切观察切口出血情况以及引流液的颜色、性质及量。术后 6 小时内引流量＞300mL 且颜色呈鲜红,或短时间引流量较多伴血压下降时,应立即通知医生,做好止血、输血准备工作。保持切口敷料清洁干燥。切口靠近会阴部,排便时注意保护,避免感染,敷料一旦被血液浸透,污物污染要及时更换。同时为预防切口感染,预防性应用抗生素 3～5 天,观察用药的反应,随时进行调整。

2.患肢的观察与处理

注意观察患肢末梢血液循环、感觉、温度及足背动脉的波动情况,如患肢末梢麻木、疼痛及血液循环不良,应及时通知医生。鼓励患者做患肢的足背伸、背屈运动及股四头肌的等长收缩运动,以促进血液循环,减轻患肢肿胀。

3.假体脱位的观察及护理

术后髋关节脱位是全髋关节置换术后常见的并发症之一。老年人由于缺乏运动协调性和准确性易造成脱位。术后保持患肢外展中立位,注意观察双下肢是否等长、疼痛、触摸手术部位有无异物感。若有脱位应及时报告医生。指导患者翻身(两腿之间放 1 个枕头),取物、下床的动作应避免内收屈髋。

(七)护理指导

1.术前护理

(1)心理护理:老年人意外致伤,常常自责,顾虑手术效果,担忧骨折预后,易产生焦虑、恐惧心理。应给予耐心的开导,介绍骨折的特殊性及治疗方法,并给予悉心的照顾,以减轻或消除患者心理问题。

(2)饮食:宜高蛋白、富含维生素、高钙、粗纤维及果胶成分丰富的食物。品种多样,色、香、味俱全,且易消化,以适合于老年骨折患者。

(3)体位:①必须向患者及其家属说明保持正确体位是治疗骨折的重要措施之一,以取得配合;②指导与协助维持患肢于外展中立位:患肢置于软枕或布朗架上,行牵引维持,并穿防旋鞋;忌外旋、内收,以免重复受伤机制而加重骨折移位;不侧卧;尽量避免搬动髋部,如若搬动,需平托髋部与肢体;③在调整牵引、松开皮套检查足跟及内外踝等部位有无压疮时,或去手术室的途中,均应妥善牵拉以固定肢体;复查 X 线片尽量在床旁,以防骨折或移位加重。

(4)维持有效牵引效能:不能随意增减牵引重量,若牵引量过小,不能达到复位与固定的目的;若牵引量过大,可发生移位。

(5)并发症预防:老年创伤患者生理功能退化,常合并有内脏疾病,一旦骨折后刺激,可诱发或加重原发病导致脑血管意外、心肌梗死、应激性溃疡等意外情况的发生。应多巡视,尤其在夜间。若患者出现头痛、头晕、四肢麻木、表情异常(如口角偏斜)、健肢活动障碍;心前区不适和疼痛、脉搏细速、血压下降;腹部不适、呕血、便血等症状,应及时报告医生紧急处理。

(6)功能锻炼骨折复位后,即可进行股四头肌收缩和足趾及踝关节屈伸等功能锻炼。3～4周骨折稳定后可在床上逐渐练习髋、膝关节屈伸活动。解除固定后扶拐不负重下床活动直至骨折愈合。

2.术后护理

(1)体位:术后肢体仍为外展中立位,不盘腿,不侧卧,仰卧时在两大腿之间置软枕或三角形厚垫。各类手术的特殊要求为:

①三翼钉内固定术:术后 2 天可坐起,2 周后坐轮椅下床活动。3～4 周可扶双拐下地,患肢不负重,防跌倒(开始下床活动时,须有人在旁扶持)。6 个月后去拐,患肢负重。

②移植骨瓣和血管束术:术后 4 周内保持平卧位,禁止坐起,以防髋关节活动度过大,造成移植的骨瓣和血管束脱落。4～6 周后,帮助患者坐起并扶拐下床做不负重活动。3 个月后复查 X 线片,酌情由轻到重负重行走。

③转子间或转子下截骨术:带石膏下地扶双拐,并用 1 根长布带兜住石膏腿挂在颈部,以免石膏下坠引起不适。

④人工股骨头、髋关节置换术:向患者说明正确的卧姿与搬动是减少潜在并发症——脱位的重要措施,帮助其提高认识,并予以详细的指导,以避免置换的关节外旋和内收而致脱位。

(2)功能锻炼:一般手术患者的功能锻炼在前面内容已提到,在此着重介绍髋关节置换术后的功能锻炼。

①术后 1 天可做深呼吸,并开始做小腿及踝关节活动。

②术后 2～3 天进行健肢和上肢练习,做患肢肌肉收缩,进行股四头肌等长收缩和踝关节屈伸,收缩与放松的时间均为 5 秒,每组 20～30 次,每日 2～3 组。拔除伤口引流管后,协助患者在床上坐起,摇起床头 30°～60°,每日 2 次。

③术后 3 天继续做患肢肌力训练,在医生的允许下增加髋部屈曲练习。患者仰卧伸腿位,收缩股四头肌,缓缓将患肢足跟向臀部滑动,使髋屈曲,足尖保持向前,注意防止髋内收、内旋,屈曲角度不宜过大(<90°),以免引起髋部疼痛和脱白。保持髋部屈曲 5 秒后回到原位,放松 5秒,每组 20 次,每日 2～3 组。

④术后 4 天继续患肢肌力训练。患者用双手支撑床坐起,屈曲健肢,伸直患肢,移动躯体至床边。护士在患侧协助,一手托住患肢的足跟部,另一手托起患侧的腘窝部,随着患者移动而移动,使患肢保持轻度外展中立位。协助患者站立时,嘱患者患肢向前伸直,用健肢着地,双手用力撑住助行器挺髋站起。患者坐下前,腿部应接触床边。

⑤术后5天继续患肢肌力训练和器械练习。护士要督促患者在助行器协助下做站立位练习,包括外展和屈曲髋关节。患者健肢直立,缓慢将患肢向身体侧方抬起,然后放松,使患肢回到身体中线。做此动作时要保持下肢完全伸直,膝关节及足趾向外。屈曲髋关节时,从身体前方慢慢抬起膝关节,注意勿使膝关节高过髋关节,小腿垂直于地面,胸部勿向前弯曲。指导患者在助行器的协助下练习行走:患者双手撑住助行器,先迈健肢,身体稍向前倾,将助行器推向前方,用手撑住助行器,将患肢移至健肢旁;重复该动作,使患者向前行走,逐步增加步行距离。在进行步行锻炼时,根据患者关节假体的固定方式决定患肢负重程度(骨水泥固定的假体可以完全负重;生物型固定方式则根据手术情况而定,可部分负重;而行翻修手术的患者则完全不能负重)。在练习过程中,患者双手扶好助行器,以防摔倒。

⑥术后6天到出院继续患肢肌力、器械和步行训练。在患者可以耐受的情况下,加强髋部活动度的练习,如在做髋关节外展的同时做屈曲和伸展活动、增加练习强度和活动时间,逐步恢复髋关节功能。

(3)术后潜在并发症的预防及护理

①出血:行截骨、植骨、人工假体置换术后,由于手术创面大,且需切除部分骨质,老年人血管脆性增加、凝血功能低下,易致切口渗血,应严密观察局部和全身情况。了解术中情况,尤其是出血量;术后24小时内患肢局部制动,以免加重出血;严密观察切口出血量(尤其是术后6小时内),注意切口敷料有无渗血迹象及引流液的颜色、量,确保引流管不受压、不扭曲,以防积血残留在关节内;监测神志、瞳孔、脉搏、呼吸、血压、尿量每小时1次,有条件者使用床旁监护仪,警惕失血性休克。

②切口感染:多发生于术后近期,少数于术后数年发生深部感染,后果严重,甚至需取出置换的假体,因此要高度重视。

③血栓形成:有肺栓塞、静脉栓塞、动脉栓塞。肺栓塞可能发生在人工髋关节术中或术后24小时内。虽然少见,但来势凶猛,是由于手术中髓内压骤升,导致脂肪滴进入静脉所致;静脉栓塞,尤其是深静脉栓塞,人工关节置换术后的发生率较高;动脉栓塞的可能性较小。

3.健康指导

由于髋关节置换术后需防止脱位、感染、假体松动、下陷等并发症,为确保疗效,延长人工关节使用年限,特做如下指导:

(1)饮食:多进食富含钙质的食物,防止骨质疏松。

(2)活动:避免增加关节负荷量,如体重增加、长时间站或坐、长途旅行、跑步等。

(3)日常生活:洗澡用淋浴而不用浴缸,如厕用坐式而不用蹲式。

(4)预防感染:关节局部出现红、肿、痛及不适,应及时复诊;在做其他手术前(包括牙科治疗)均应告诉医生曾接受了关节置换术,以便预防用抗生素。

(5)复查:基于人工关节经长时间磨损与松离,必须遵医嘱定期复诊,完全康复后,每年复诊1次。

六、股骨干骨折

(一)定义

股骨干骨折是指转子下2~5cm的股骨骨折。青壮年和儿童常见,约占全身骨折的6%。

多由强大的直接暴力或间接暴力造成,直接暴力包括车辆撞击、机器挤压、重物击伤及火器伤等,引起股骨横断或粉碎骨折;间接暴力多是高处跌下、产伤等所产生的杠杆作用及扭曲作用所致,常引起股骨的斜形或螺旋骨折。

(二)病因及发病机制

股骨干是全身最粗管状骨,强度最高。多由于高能量直接暴力造成骨折,以粉碎型及横型骨折常见。交通事故是主要致伤原因,工农业创伤、生活创伤和运动创伤次之。坠落伤骨折多为间接暴力所致,斜骨折或螺旋骨折常见,少年儿童可发生嵌插骨折或不全骨折。直接暴力打击或火器伤所致骨折周围软组织损伤重,出血多,闭合骨折的内出血量即可达到 500 ～ 1000mL,可并发休克。如有头、胸、腹部复合伤和(或)多发骨折则更易发生休克。

1.股骨干上 1/3 骨折

近位骨折片因髂腰肌、臀中肌及外旋肌牵拉而屈曲、外展、外旋。远位骨折片因内收肌群,股四头肌群后侧肌群作用而内收并向后上方移位。

2.股骨干中 1/3 骨折

近位骨折片由于同时受部分内收肌群作用,除前屈外旋外无其他方向特殊移位,远位骨折片由于内外及后侧肌群牵拉而往往有较明显重叠移位,并易向外成角。

3.股骨干中下 1/3 骨折

远位骨折片受腓肠肌牵拉向后倾斜移位,可损伤腘窝部血管和神经。非手术治疗难以复位固定。上述移位并非固定不变,骨折片因受各种外力的作用、肌群收缩和肢体重量及搬运等因素影响可发生各种不同方向的移位。但其固有的变位机制对手法复位和持续牵引治疗均有参考价值。

(三)临床表现

成人股骨干骨折多由强大暴力引起,内出血可达 500～1000mL,出血多时,可引起休克,应注意及时诊治。患肢剧烈疼痛、肿胀、成角、短缩、旋转畸形,髋及膝关节活动障碍,可出现假关节活动和骨擦音。股骨干下 1/3 骨折时,骨折远端因受到腓肠肌的牵拉而向后移位,有压迫或损伤腘动脉、腘静脉和腓神经、腓总神经的危险。

(四)辅助检查

1.X 线检查

包括髋、膝关节的股骨全长正、侧位 X 线片,可明确诊断并排除股骨颈骨折。

2.血管造影

如末梢循环障碍,应考虑血管损伤的可能,必要时做血管造影。

(五)治疗

在急诊处理时患肢可暂时用夹板固定。这样既利于减轻疼痛,又可防止软组织进一步损伤。治疗应尽可能达到较好的对位和对线,防止旋转和成角。

(六)观察要点

1.全身情况

监测生命体征,包括神志、瞳孔、脉搏、呼吸、腹部情况以及失血征象。创伤初期应警惕颅脑、内脏损伤及休克发生。

2.肢体情况

观察患肢末梢血液循环、感觉和运动情况,尤其对于股骨下 1/3 骨折的患者,应注意有无刺伤或压迫腘动脉、静脉和神经征象。

(七)护理指导

1.非手术治疗及术前护理

(1)心理护理:由于股骨干骨折多由强大的暴力所致,骨折时常伴有严重软组织损伤,大量出血、内脏损伤、颅脑损伤等可危及生命安全,患者多恐惧不安,应稳定患者的情绪,配合医生采取有效的抢救措施。

(2)饮食:高蛋白、高钙、富含维生素饮食,需急症手术者则禁食。

(3)体位:抬高患肢。

(4)保持牵引有效效能:不能随意增、减牵引重量,以免导致过度牵引或达不到牵引效果。小儿悬吊牵引时,牵引重量以能使臀部稍悬离床面为宜,且应适当约束躯干,防止牵引装置滑脱至膝下而压迫腓总神经。在牵引过程中,要定时测量肢体长度和进行床旁 X 线检查,了解牵引重量是否合适。

(5)指导、督促患者进行功能锻炼

①伤后 1～2 周内应练习患肢股四头肌等长收缩;同时被动活动髌骨(左右推动髌骨);还应练习踝关节和足部其他小关节,乃至全身其他关节活动。

②第 3 周健足踩床,双手撑床或吊架抬臀练习髋、膝关节活动,防止股间肌和膝关节粘连。

2.术后护理

(1)饮食:鼓励进食促进骨折愈合的饮食,如排骨汤、牛奶、鸡蛋等。

(2)体位:抬高患肢。

(3)功能锻炼:方法参见术前。

3.健康指导

(1)体位:股骨中段以上骨折患者下床活动时,应始终保持患肢的外展位,以免因负重和内收肌的作用而发生继发性向外成角突起畸形。

(2)扶拐锻炼:由于股骨干骨折后的愈合及重塑时间延长,因此需较长时间扶拐锻炼。扶拐方法的正确与否与发生继发性畸形、再损伤,甚至臂丛神经损伤等有密切关系。因此,应教会患者正确使用双拐。

(3)拐杖是辅助步行的一种工具,常用的有前臂拐和腋拐。前臂拐轻便,使用方便,拐的把手位置可依患者上肢长短调节;腋拐靠腋下支撑,应用普遍。用拐注意事项:

①拐杖下端必须安装橡皮头,以免拐杖压在地上滑动而致不稳;拐杖上端的横梁上须垫软垫,以免使用时压迫腋下软组织。

②腋拐高度:以患者直立时,拐从腋窝到地面并向身体两侧分开,橡皮头距足 20cm 为宜。过高,行走时拐杖将撑至腋下,引起疼痛不适,甚至难以行走;过低,则可发生驼背,感到疲劳。

③单拐与双拐的选择与使用:腋拐可用单拐也可用双拐。单拐适用于因手术后恢复期患肢不能完全负重,而需借助单拐来增加健侧对整个身体重量的支撑,大部分置于健侧。当一侧下肢完全不能负重时,必须使用双拐,这样可增加行走时的平衡,且省力。双腋拐使用方法:先

将两拐同时稳放在两腿前方,然后提起健肢移到两拐的前方,再将两拐同时向前方移到健肢前方,如此反复,保持两拐及一健肢形成一个等边三角形。

④防跌倒:患者初次下地时,应有护理人员在旁扶助,并及时给予帮助与鼓励,指导用拐,防止患者因不习惯而失去重心而跌倒及出现情绪低落。初次下地时间不可过长,以后逐渐延长下地时间。

(4)2~3个月后行X线片复查:若骨折已骨性愈合,可酌情使用单拐而后弃拐行走。

七、脊柱骨折及脊髓损伤

(一)脊柱骨折

又称脊椎骨折,是一种较严重而且复杂的创伤性疾病,其发病率占全身骨折的5%~6%。脊髓损伤是脊柱骨折的严重并发症,常导致截瘫,造成患者终身残疾,还会继发其他系统并发症,危及生命。

1.病因和分类

脊柱骨折绝大多数属间接暴力引起,少数由直接暴力所致。例如,从高处坠落,头、肩或足、臀部着地,地面对身体的阻挡使身体猛烈屈曲。所产生的垂直分力可导致椎体压缩性骨折;若水平分力较大,则可同时发生脊柱脱位。弯腰时,重物落下打击头部、肩或背部,也可产生同样的损伤。直接暴力所致的损伤,多为战伤、爆炸伤等。脊柱骨折可分为多种。

(1)根据暴力作用的方向分类:①屈曲型损伤,较常见,多发生于胸腰段交界处的椎骨。②伸直型损伤,极少见,如椎弓骨折合并椎体向后脱位。③屈曲旋转型损伤,可发生椎间小关节脱位。④垂直压缩型损伤,可引起胸、腰椎粉碎性骨折或寰椎裂开骨折。

(2)根据骨折的稳定型分类:①稳定型骨折,指单纯压缩骨折,不超过椎体原高度的1/3,骨折无移位。②不稳定型骨折,损伤较为严重,复位后容易移位。

2.临床表现

受伤局部疼痛、肿胀、畸形、椎突间隙加宽及局部有明显触痛、压痛和叩击痛,脊柱活动受限。胸腰段损伤时,有后突畸形,合并脊髓损伤时,有脊髓损伤的症状和体征,可伴有四肢的感觉、运动、肌张力、腱反射及括约肌功能异常等。

3.辅助检查

(1)X线检查:可显示椎体损伤情况,如压缩、粉碎及移位;椎间孔变小,关节突骨折或交锁棘突间隙增宽及附件骨折等,有助于进一步明确诊断,确定损伤部位、类型和移位等。

(2)CT、MRI:可清楚地显示小关节的骨折及椎管的变化。

4.处理原则

(1)伴有其他严重多发伤,如颅脑、胸腹腔器官损伤或休克时,应优先处理以挽救生命,勿随意搬动患者,以防损伤脊髓。

(2)胸腰椎骨折:①单纯压缩型骨折,椎体压缩不到1/3或年老体弱不能耐受复位及固定者。可仰卧于硬板床上,骨折部位垫厚枕,使脊柱过伸。3天后开始锻炼腰背肌,第3个月可开始稍下地活动,但以卧床休息为主,3个月后开始逐渐增加下地活动时间。椎体压缩超过1/3的青少年和中年受伤者,可采用两桌法或双踝悬吊法复位,复位后固定3个月。②爆破型骨折,无神经症状且证实无骨折片挤入椎管者,可采用双踝悬吊法复位。有神经症状和骨折片挤入椎管者需手术去除突入椎管的骨折片及椎间盘组织,再做植骨和内固定术。

(3)颈椎骨折:①稳定型颈椎骨折,轻者可用枕颌带悬吊卧位牵引复位,有明显压缩脱位者,采用持续颅骨牵引复位。牵引重量 3～5kg,复位并牵引 2～3 周后用头颈胸石膏固定 3 个月。②爆破型骨折有神经症状者,原则上应早期手术切除碎片,减压、植骨及内固定。但若有严重并发伤需待病情稳定后再手术。

(二)脊髓损伤

是脊柱骨折的严重并发症,由于椎体的移位或碎骨块突入椎管内,使脊髓或马尾神经产生不同程度的损伤。受伤平面以下,感觉、运动、反射完全消失,括约肌功能完全丧失称完全截瘫,部分丧失称不完全截瘫。以胸腰段损伤最多见,大多数为 30 岁左右的年轻人,平时脊髓损伤多由于交通、工伤事故不慎发生,在战时或震伤中尤为多见。脊髓损伤最常见的原因是闭合性钝性外伤。

1.病因和分类

根据脊髓损伤的程度和部位分类。

(1)脊髓震荡:脊髓遭受强烈震荡,立即发生迟缓性瘫痪,损伤平面以下的感觉、运动、反射及括约肌功能完全丧失,但数分钟或数小时内可以完全恢复,是脊髓损伤中最轻的一种。

(2)脊髓挫伤:是脊髓的实质性破坏,脊髓内部可有出血、水肿、神经细胞破坏和神经传导纤维的中断。

(3)脊髓断裂:脊髓的连续性中断。

(4)脊髓受压:骨折移位,椎体滑落,碎骨块和破裂的椎间盘突入椎管内,直接压迫脊髓,使脊髓产生系列脊髓损伤的病理变化。

(5)马尾神经损伤:表现为受伤平面以下出现弛缓性瘫痪。

2.临床表现

脊髓损伤由于受损部位、受损原因、受损程度不同而表现出不同的症状和体征。

(1)脊髓震荡:损伤平面以下的感觉、运动、反射及括约肌功能完全丧失,但在数分钟或数小时内可完全恢复。

(2)脊髓挫伤、出血及受压:表现为受伤平面以下单侧或双侧同一水平的感觉、运动、反射及括约肌功能全部暂时消失或减弱。其预后取决于脊髓挫伤程度、出血量、受压程度及解除压迫的时间。

(3)脊髓圆锥损伤:会阴部表现为皮肤鞍状感觉障碍,大小便失禁或尿潴留和性功能障碍。双下肢感觉、运动正常。

(4)脊髓断裂:损伤平面以下的感觉、运动、反射及括约肌功能完全丧失。

(5)马尾神经:损伤平面以下弛缓性瘫痪,有感觉及运动功能障碍,括约肌功能丧失,肌肉张力降低,腱反射消失。

(6)胸段脊髓损伤:表现为截瘫。

(7)颈段脊髓损伤:表现为四肢瘫痪。

脊髓损伤后各种功能丧失的程度可用截瘫指数来表示:"0"代表功能完全正常;"1"代表功

能部分丧失或接近丧失;"2"代表功能完全丧失。分别用相应数字表示某截瘫患者的自主运动、感觉和两便功能情况。代表3项功能的数字之和即为该患者的截瘫指数。

例如,某患者,自主运动功能完全丧失,而其他两项部分丧失,其截瘫指数为 $2+1+1=4$。截瘫指数最大为 6,最小为 0。截瘫指数大致可反映脊髓损伤的程度、发展情况,便于记录和比较治疗效果。

3. 辅助检查

(1)实验室检查:血尿大便常规、全血计数、血中 BUN、氯化物、磷酸酶、钠、钾、钙、磷、pH、动脉血氧分压和二氧化碳分压等均应及时检测。

(2)X 线检查:当患者急诊入院,仍躺在车上未移动前即需做脊髓的 X 线检查,包括整个脊柱的正、侧位片,特别是受伤部位的脊椎和胸片。颈椎需拍斜位片,第 1 颈椎需要张口正位片,以尽快明确脊柱骨折或脱位的部位。

(3)脊髓造影:检查显影剂的流动是否有阻断现象。

(4)CT、MRI:能清晰显示脊髓压迫的影像,尤其能显示椎管内软组织的病变轮廓。

4. 处理原则

(1)及早稳妥固定脊柱,防止因损伤部位的移动而产生脊髓的再损伤。

(2)及早解除脊髓压迫是保证脊髓功能恢复的关键。

(3)减轻脊髓水肿和继发性损伤。

(三)护理

1. 护理评估

(1)健康史:了解患者受伤的时间及暴力的性质、方向和大小、作用部位,受伤的体位、抢救措施、搬运方法及所用工具等。

(2)身体情况:了解患者疼痛、压痛、叩击痛的特点、部位及伴有的活动受限情况,有无合并脊髓损伤的表现,是否伴有神志改变的变化。了解有无高热,大、小便失禁,便秘,压疮,坠积性肺炎等并发症的出现。

(3)心理-社会状况:了解患者对功能失调的感性认识和对现况的承受能力,患者及其家属对疾病治疗的态度,患者心理状况的改变程度等。

2. 护理问题

(1)低效性呼吸形态:与呼吸肌神经损伤致活动受限有关。

(2)体温调解无效:与自主神经功能紊乱有关。

(3)躯体移动障碍:与疼痛及神经损伤有关。

(4)生活自理能力缺陷:与四肢瘫痪后活动或功能受限有关。

(5)知识缺乏:缺乏有关功能锻炼的知识。

3. 护理指导

(1)维护呼吸平稳:①观察患者的呼吸状态、频率、深浅,听诊肺部呼吸音,以了解有无呼吸困难及呼吸道梗阻。②患者床边应准备各种急救药品和器械。③鼓励患者定时进行深呼吸及有效咳嗽训练,以利于肺部膨胀和排痰。④协助患者每 2 小时翻身 1 次,轻轻叩击胸背部,便于痰液排出。对于痰液黏稠者,可给予雾化吸收,使痰液稀释。⑤呼吸机辅助呼吸的患者,应监测其动脉血气分析,以作为调整各项参数的依据。⑥高位颈部脊髓损伤(指 $C_4 \sim C_5$ 段以上的损伤)的患者,应早期实行气管切开,减少呼吸道梗阻和防止肺部感染,气管切开的患者应按气管切口术后常规护理。⑦遵医嘱持续或间断吸氧,以增加血氧饱和度。

(2)病情观察:①在伤后 48 小时内应严密观察患者的生命体征,每 4 小时测心率、血压 1 次,防止低血压和心动过缓的出现。②在受伤 24 小时内,每隔 2~4 小时检查患者的感觉、运动、反射等功能有无变化,观察病情有无加重或减轻,如有变化立即通知医生。③留置导尿管,检测尿量,正确记录每日出入量。④严密监测体温变化,体温异常是病情恶化的征兆。

(3)生活护理:①增强自理能力:协助患者活动关节,按摩肢体。②训练规律排便:排便训练要求患者每天定时排便。③促进规律排尿:仔细观察并记录尿量、颜色及清晰度,评价患者膀胱功能及受伤情况。

(4)改善营养状况:保证充足营养和水分的摄入;进食时,安排患者尽量保持舒适的坐位,避免环境中的不良刺激;鼓励患者摄入含蛋白质丰富的食物,多进食富含纤维素的食物。

(5)并发症的护理:①压疮:保持床单清洁、整齐、无折叠;保持皮肤干燥并定期按摩;定期翻身,用气圈或棉垫使骨突处悬空,并于翻身时按摩骨突部位。②泌尿系感染:保持会阴部清洁;尿潴留和尿失禁的患者,应留置尿管,插导尿管时,需严格无菌操作。③肺部感染:鼓励患者定时进行深呼吸及有效咳嗽训练,定时翻身、拍背以利于痰液排出;痰液黏稠时,给予超声雾化吸入;对于年龄较大,分泌物多,且不能排出者,应早期行气管切开术。

(6)指导功能锻炼:①根据患者病情,制订合理的功能锻炼计划。②指导和协助患者进行未瘫痪肌的主动锻炼。按脊柱骨折的训练方法做颈部活动、上肢各关节活动、深呼吸运动、腹背肌锻炼等(图 7-1-1)。③指导患者利用床上拉手,定期做引体向上,以锻炼上肢及腰背力量。④对瘫痪肢体,应指导患者及家属做关节的全范围被动活动和腰背肌肉按摩。每日 2~3 次,每次 30~60 分钟。⑤注意适度锻炼。活动度从小到大,手法轻柔,不可过急过猛以防加重损伤。锻炼时间及次数应以患者不感到疲惫为宜。

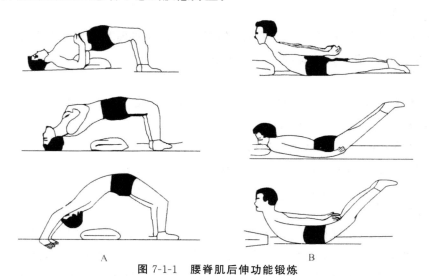

图 7-1-1　腰脊肌后伸功能锻炼

A.仰卧位功能锻炼法;B.俯卧位功能锻炼法

（7）心理护理：与患者交流,鼓励患者表达对疾病及预后的看法,并说出自己的感受。耐心回答患者提出的问题,尤其是与疾病预后及康复有关的问题。让患者了解由于机体的功能改变引起不良情绪反应是正常的。帮助患者明确如何正确对待身体的各种变化,采取正确的应对措施。指导并协助患者最大限度地自理,减少依赖性,保持患者自尊感,增强自信心。与患者家属、亲友及其社交成员进行交流,鼓励他们多与患者接触,关心照顾患者,给患者以身体上及心理上的支持。

（四）健康教育

（1）教会并鼓励患者继续按计划进行功能锻炼,培养其自理能力。

（2）指导患者及家属学会皮肤护理的方法及注意事项。

第二节　关节脱位

一、概述

构成关节的关节面失去正常的对合关系称为关节脱位。脱位的主要表现为疼痛、肿胀和功能障碍,并有特殊的畸形、弹性固定和关节盂空虚等特征。脱位的治疗原则是在麻醉下尽早手法复位,适当固定,以利软组织修复;及时活动,以恢复关节功能。

（一）护理评估

1.健康史

评估患者的外伤史。脱位按原因可分为外伤性脱位、病理性脱位、先天性脱位及习惯性脱位;按脱位程度可分为全脱位及半脱位;按远侧骨端的移位方向可分为前脱位、后脱位、侧方脱位和中央脱位等;按脱位时间可分为急性脱位（脱位在3周以内）、陈旧性脱位（脱位3周以上未复位者）等;按脱位是否有伤口与外界相通可分为闭合性脱位与开放性脱位。

2.身心状况

（1）躯体表现:外伤性关节脱位只有当关节囊、韧带和肌腱等软组织撕裂或伴有骨折时方能发生脱位。具有一般损伤的症状和脱位的特殊表现。

①一般表现:a.疼痛:活动患肢时加重。b.肿胀:因出血、水肿使关节明显肿胀。c.功能障碍:关节脱位后结构失常,关节正常活动功能障碍。

②特殊表现:a.畸形:关节脱位后肢体出现旋转、内收或外展和外观变长或缩短等畸形,与健侧不对称。关节的正常骨性标志发生改变。b.弹性固定:关节脱位后,未撕裂的肌肉和韧带可将脱位的肢体保持在特殊的位置,被动活动时有种免疫和弹性的感觉。c.关节盂空虚:最初的关节盂空虚较易被触知,但肿胀严重时则难以触知。

（2）心理状态:脱位患者,特别是习惯性脱位的患者,因脱位的反复发生,易对治疗效果产生怀疑,担心留下后遗症,出现疑虑和紧张情绪。

（3）辅助检查:X线检查关节正、侧位片可确定有无脱位、脱位的类型和有无合并骨折,防止漏诊和误诊。

（4）治疗原则：复位、固定、功能锻炼。

（二）护理问题

（1）焦虑或恐惧：与学习、工作中断或顾虑肢体伤残等因素有关。

（2）疼痛：与关节脱位有关。

（3）躯体移动障碍：与疼痛、肢体固定及卧床有关。

（4）自理残缺：与外固定和肢体制动等因素有关。

（5）有废用综合征的危险：肌肉萎缩、关节僵硬与肢体制动等因素有关。

（6）潜在并发症：压疮、创伤性关节炎、血管损伤、神经损伤等。

（三）护理指导

1.尽早实行复位

复位中切忌粗暴，要注意防止附加损伤，如骨折、血管和神经损伤等。复位后给予及时正确的固定。护理中应观察患肢远端的感觉、活动及血运情况。

2.加强并发症的观察

早期全身可合并多发伤、内脏伤和休克等，局部可合并骨折和神经损伤，应详细检查并及时发现和处理。晚期可发生骨化性肌炎、骨缺血坏死和创伤性关节炎等，应注意预防。

3.需行手术治疗者

按骨科手术后护理常规进行护理。

（四）健康教育

注意伤肢的功能锻炼，脱位关节固定后，按功能锻炼原则指导患者进行患肢功能锻炼，以利于功能恢复。

二、肩锁关节脱位

（一）定义

肩锁关节脱位十分常见，多见于年轻人。由直接暴力与间接暴力所致，以直接暴力多见。如肩关节处于外展内旋位时，暴力冲击于肩的顶部或跌倒时肩部着地而致脱位。肩锁关节脱位预后较好。

（二）病因及发病机制

肩锁关节脱位可因直接暴力由上部向下冲击肩峰而发生脱位，或间接暴力过度牵引肩关节向下而引起脱位，或上肢贴于胸壁跌倒，肩端或前面或后面撞击地面，其力作用于肩峰端，使肩胛骨向前、向下或向后错动，而引起脱位。损伤轻者，仅有关节头撕裂、无畸形移位。重者，肩锁韧带、喙锁韧带等断裂，锁骨外端因斜方肌的作用而向下向内错位，因此肩锁关节部出现畸形移位。

（三）临床表现

本病患者有明显创伤史，伤后局部肿胀、疼痛，肩关节功能障碍，压痛明显，外部畸形不明显，摸之肩锁关节高低不平，为半脱位；外部畸形，肩峰低陷，锁骨外端隆起，为全脱位。

（四）辅助检查

行 X 线检查可明确诊断。肩关节的正侧位片和患侧上肢负重下肩关节正位片,以明确脱位的部位、类型、移位情况。

（五）治疗

1.保守疗法

Ⅰ型肩锁关节脱位者,休息并用三角巾悬吊 1～2 周即可;Ⅱ型脱位者,可采用背带固定,方法为患者立位,两上肢高举,先上石膏围腰,上缘齐乳头平面,下缘至髂前上棘稍下部,围腰前后各装一铁扣,待石膏干透后,用厚毡一块置锁骨外端隆起部,勿放肩峰上,另用宽 3～5cm 皮带式帆布带,越过患肩放置的厚毡,将带的两端系于石膏围腰前后的铁扣上,适当用力拴紧,使分离之锁骨外侧端压迫复位。拍片证实复位,用三角巾兜起伤肢,固定 4～6 周。亦可在局部麻醉下复位,从锁骨远端经肩锁关节与肩峰做克氏针交叉固定。术后悬吊患肢,6 周后拔出钢针,行肩关节功能锻炼。

2.手术疗法

对肩锁关节全脱位,即Ⅲ型损伤患者,因其关节囊及肩锁韧带、喙锁韧带均已断裂,使肩锁关节完全失去稳定,上述外固定效果不满意,对年龄＜45 岁者,应手术修复。

（六）观察要点

观察患肢的血液循环、感觉、运动情况。

（七）护理指导

1.非手术治疗及术前护理

(1)心理护理:患者因脱位后关节活动受限可感到不安。及时给患者以精神安慰,减轻紧张心理。同时应向患者及家属说明,关节脱位可伴软组织损伤,以引起他们对后期治疗的重视。

(2)饮食:进食易消化食物,补充维生素。

(3)体位:保持肩关节中立位。移动患者时需托扶患肢,动作要轻柔,避免引起疼痛。

(4)肿胀的护理:①早期冷敷,减轻损伤部位的出血和水肿;②24 小时后热敷,以减轻肌肉的痉挛;③后期理疗,改善血液循环,促进渗出液的吸收。

(5)外固定护理:①经常查看固定位置有无移动,有无局部压迫症状;②让患者了解固定时限,一般为 4 周,如合并骨折可适当延长时间。若固定时间过长易发生关节僵硬、过短,损伤的关节囊、韧带得不到充分修复,易发生再脱位。

2.术后护理

(1)心理、体位、饮食护理参见术前护理相关内容。

(2)用三角巾或前臂吊带固定患肩,避免前臂下垂。进行患手抓握练习,以促进血液循环,减轻水肿。

3.健康指导

(1)休息、饮食:保持患肩制动 4 周,注意补充维生素,易消化饮食。

(2)功能锻炼:固定期间进行前臂屈伸、手指抓捏练习;4 周后去除外固定,逐步活动肩关节。

(3)随诊:术后 4 周拍 X 线片复查。

三、肩关节脱位

(一)定义

肩关节指肩肱关节,由肱骨头、肩胛盂、关节囊组成,周围的肩袖、肌肉将肱骨悬挂于肩胛骨上。肩关节脱位由直接和间接暴力所致,占全身关节脱位的 40% 以上,且多发生于青壮年,男性多于女性。分为前脱位、后脱位,以前者较多见。肩关节前脱位以间接暴力引起者最多见,有传导暴力和杠杆暴力两种。因脱位后肱骨头所在的位置不同,又分为肩胛盂下脱位、喙突下脱位和锁骨下脱位。

(二)病因及发病机制

肩关节脱位按肱骨头的位置分为前脱位和后脱位。肩关节前脱位者很多见,常因间接暴力所致,如跌倒时上肢外展外旋,手掌或肘部着地,外力沿肱骨纵轴向上冲击,肱骨头自肩胛下肌和大圆肌之间薄弱部撕脱关节囊,向前下脱出,形成前脱位。肱骨头被推至肩胛骨喙突下,形成喙突下脱位,如暴力较大,肱骨头再向前移至锁骨下,形成锁骨下脱位。后脱位很少见,多由于肩关节受到由前向后的暴力作用或在肩关节内收内旋位跌倒时手部着地引起。后脱位可分为肩胛冈下和肩峰下脱位,肩关节脱位如果在初期治疗不当,可发生习惯性脱位。

(三)临床表现

1.症状

患肩疼痛、肿胀、活动障碍,肩部失去原有圆隆曲线,呈方肩畸形。肩胛盂处有空虚感,有时伴有血管神经损伤。

2.Dugas 征阳性

将患侧肘部紧贴胸壁时,手掌不能搭到健侧肩部;将手掌搭在健侧肩部时,肘部无法贴近胸壁,称 Dugas 征阳性。

(四)辅助检查

X 线检查根据肱骨头分离的程度和方向,分为以下几型:

(1)肩关节半脱位:关节间隙上宽下窄。肱骨头下移,尚有一半的肱骨头对向肩盂。

(2)肩关节前脱位:最多见。其中以喙突下脱位尤为常见。正位片可见肱骨头与肩盂和肩胛颈重叠,位于喙突下 0.5~1.0cm 处。肱骨头呈外旋位,肱骨干轻度外展。肱骨头锁骨下脱位和盂下脱位较少见。

(3)肩关节后脱位:少见。值得注意的是正位片肱骨头与肩盂的对位关系尚好,关节间隙存在,极易漏诊。只有在侧位片或腋位片才能显示肱骨头向后脱出,位于肩盂后方。

(五)治疗

(1)手法复位:脱位后应尽快复位,选择适当麻醉(臂丛麻醉或全身麻醉),使肌肉松弛并使复位在无痛下进行。老年人或肌力弱者也可在止痛剂下(例如哌替啶 75~100mg)进行。习惯性脱位可不用麻醉。复位手法要轻柔,禁用粗暴手法以免发生骨折或损伤神经等附加损伤。

（2）手术复位：有少数肩关节脱位者需要手术复位。其适应证为肩关节前脱位并发肱二头肌长头肌腱向后滑脱阻碍手法复位者；肱骨大结节撕脱骨折，骨折片卡在肱骨头与关节盂之间影响复位者；合并肱骨外科颈骨折，手法不能整复者；合并喙突、肩峰或肩关节盂骨折，移位明显者；合并腋部大血管损伤者等。

（六）观察要点

（1）石膏固定者，观察末梢血液循环情况，肢端出现肿胀、麻木、皮肤发绀、皮温降低及疼痛，说明有血液循环障碍，应报告医生及时处理。

（2）牵引患者应观察是否为有效牵引，有无压迫神经的症状，保持患肢的功能位。

（七）护理指导

1.常规护理

（1）心理护理：给予患者生活上的照顾，及时解决患者的困难，给患者精神安慰，减轻紧张心理。

（2）活动指导

①抬高患肢，以利于静脉回流，减轻肿胀。

②指导患者进行正确的功能锻炼。

③协助医生及时复位，并向患者讲述复位后固定的重要性，防止习惯性脱位。

（3）疼痛的护理

①疼痛时给止痛剂，局部早期可冷敷，超过 24 小时局部热敷以减轻肌肉痉挛引起的疼痛。

②抬高患肢，保持功能位，以利消除肿胀。

③指导患者早期进行功能锻炼。

（4）手术护理：准备手术的患者，做好术前准备及术后护理。

2.健康指导

为了促进关节功能的早日恢复，应加强关节功能锻炼，避免发生再脱位。在关节脱位数日后，就要开始适当的关节周围肌肉的收缩活动和其他关节的主动运动。

四、肘关节脱位

（一）定义

肘关节脱位是肘部常见损伤，发生率仅次于肩关节脱位。多发生于青少年，男性多于女性。肘关节脱位主要由间接暴力所引起，分为后脱位、前脱位、侧方脱位及爆裂型脱位。发生脱位后需及早复位，延迟的复位会引起长期肘部肿胀和关节活动受限，还会因过度肿胀而减少前臂的血液循环，导致缺血性挛缩。

（二）病因及发病机制

1.直接暴力

较少见。跌倒时，肘关节屈曲，肘后部着地，暴力可引起尺骨鹰嘴骨折，并使尺、桡骨上部脱位至肱骨下端前方。偶尔可伴上尺桡关节分离，形成分离脱位。

2.间接暴力

跌倒时，肘关节伸直，手掌着地，暴力可使鹰嘴滑出鹰嘴窝，撕破关节囊后壁，尺、桡骨上部脱位至肱骨下端后方,尚可伴发向尺侧或桡侧的脱位。

(三)临床表现

前臂疼痛、肿胀、成角畸形、功能障碍,有时可触及骨擦感或假关节活动。

(四)辅助检查

X线检查示肱骨远端与桡、尺骨近端的关节对位关系发生分离。以肱骨远端为标准点,桡、尺骨近端向后上方移位为后脱位,向前下方移位为前脱位,向侧方移位为侧方脱位。肘关节后脱位最常见。

(五)治疗

闭合复位,在局部麻醉下,先纠正侧方移位,然后向前下方推出尺骨鹰嘴,在牵引下逐渐屈肘,出现弹跳感则说明已复位,此时肘关节可恢复无阻力的被动屈伸活动,最后用长臂石膏托在功能位制动3周,除去制动后,主动联系肘关节的伸屈活动。

(六)观察要点

观察患肢的血液循环、感觉、运动情况。

(七)护理指导

1.非手术治疗及术前护理

(1)心理护理:患者因脱位后关节活动受限可感到不安。及时给患者以精神安慰,减轻紧张心理。同时应向患者及家属说明关节脱位可伴软组织损伤,以引起他们对后期治疗的重视。

(2)饮食:进食易消化食物,补充维生素。

(3)体位:保持肩关节中立位。移动患者时需托扶患肢,动作要轻柔,避免引起疼痛。

(4)肿胀的护理:①早期冷敷,减轻损伤部位的出血和水肿;②24小时后热敷,以减轻肌肉的痉挛;③后期理疗,改善血液循环,促进渗出液的吸收。

(5)外固定护理:①经常查看固定位置有无移动,有无局部压迫症状;②让患者了解固定时限,一般为4周,如合并骨折可适当延长时间。若固定时间过长易发生关节僵硬、过短,损伤的关节囊、韧带得不到充分修复,易发生再脱位。

(6)警惕前臂缺血性坏死:因肘关节前方有血管、神经,肿胀后容易受压,需要随时调整外固定装置的松紧度。密切观察手的感觉、运动和循环情况,出现麻木、疼痛、发凉时,应及时报告医生处理。

(7)正确指导患者功能锻炼,预防关节僵硬、前臂旋转受限及骨化性肌炎。

①用石膏托将肘关节固定于90°,前臂固定于旋前、旋后中间位。固定期间可做伸指握拳等锻炼,同时在外固定保护下做肩、腕关节的活动。

②外固定去除后,练习肘关节的屈伸活动及肘关节周围肌力和前臂旋转。锻炼时应以主动锻炼为主。被动活动时应轻柔,以不引起剧烈疼痛为度;切忌粗暴,以免引起骨化性肌炎而加重肘关节僵硬。

2.术后护理

(1)心理、体位、饮食护理参见术前护理相关内容。

(2)用三角巾或前臂吊带固定患肩,避免前臂下垂。进行患手抓握练习,以促进血液循环,减轻水肿。

3.健康指导

(1)休息、饮食:保持患肩制动4周,注意补充维生素。

(2)功能锻炼:固定期间进行前臂屈伸、手指抓捏练习;4周后去除外固定,逐步活动肩关节。

(3)关节成形术后,3周左右拆除固定,加强伤肢功能锻炼。

(4)随诊:术后4周拍X线片复查。

五、髋关节脱位

(一)定义

髋关节脱位多由强大暴力所致,患者多为青壮年。根据脱位后股骨头的位置可分为前脱位、后脱位和中心脱位3种类型,以后脱位最常见。由于髋关节周围有强大的肌肉,因此,只有强大的暴力才会引起髋关节脱位。髋关节后脱位多由间接暴力引起;髋关节前脱位则以外力杠杆作用为主,前脱位偶尔能引起股动、静脉循环障碍,或伤及股神经;中心型脱位则由外侧暴力作用于大粗隆,或下肢呈外展屈曲姿势作用于膝部而致脱位。患者的预后与伤情、是否及时处理密切相关。

(二)病因及发病机制

(1)遗传因素:有学者认为先天性髋关节脱位是一种单基因或多基因的遗传性疾病。

(2)原发性髋臼发育不良及关节囊、韧带松弛是先天性髋关节脱位的主要发病原因。典型患儿,在胎儿期及出生后只有髋臼浅平、臼顶部发育不良、关节囊松弛等改变。随着年龄的增加,一部分患儿发展成为完全髋关节脱位。因此有学者认为髋臼发育不良、关节松弛是先天性、原发性改变,而髋关节脱位则是继发性改变,为髋臼发育不良的后果。

(3)机械因素:髋关节正常发育的前提是髋臼的正常发育,髋臼与股骨头保持良好的正常解剖关系。近年来,人们已开始注意到,胎儿在子宫内由于胎位异常或承受不正常的机械压力,可能改变甚至破坏了髋关节正常解剖关系,继而发生髋关节脱位。如臀位产的患儿先天性髋关节脱位的发病率高。

(三)临床表现

1.后脱位

(1)髋关节在屈曲内收位受伤史。

(2)髋关节疼痛,活动障碍等。

(3)脱位的特有体征:髋关节弹性固定于屈曲、内收、内旋位,足尖触及健侧足背,患肢外观变短。腹股沟部空虚,髂骨后可摸到隆起的股骨头。大转子上移,高出髂坐线。

(4)有时并发坐骨神经损伤,髋臼后上缘骨折。晚期可并发股骨头坏死。

2.前脱位

髋关节呈屈曲、外展、外旋畸形,患肢很少短缩,大粗隆亦突出,但不如后脱位时明显,可位于髂坐线之下,在闭孔前可摸到股骨头。

3.中心脱位

畸形不明显,脱位严重者可出现患肢缩短,下肢内旋内收,大转子隐而不现,髋关节活动障碍。临床上往往需经 X 线检查后,方能确定诊断。常合并髋臼骨折,可有坐骨神经及盆腔内脏器损伤,晚期可并发创伤性关节炎。

(四)辅助检查

X 线正侧位及斜位片可证实诊断,并显示有无合并骨折。近年来,CT 诊断逐渐用于髋部损伤,使诊断水平得以提高。

(五)治疗

新鲜髋关节脱位在麻醉下手法整复,复位后下肢皮套牵引 3 周,3 个月内不负重行走,以避免股骨头坏死的发生,手法复位多次未能整复者,宜早期开放复位。

(六)观察要点

(1)石膏托固定的患者,应抬高患肢,注意观察患肢末梢循环情况,定时按摩,防止压疮的发生。

(2)手术切开复位术后,注意观察患者的出血情况。有些髋关节脱位患者切开复位的同时还需要进行螺丝钉、钢针骨折内固定,手术比较大,术后应密切观察生命体征变化,尽早发现出血征象,及时处理。

(七)护理指导

1.非手术治疗及术前护理

(1)心理护理:患者意外致伤,常常自责,顾虑预后,易产生焦虑。应给予耐心开导,介绍治疗方法,并给予悉心照顾,以减轻或消除心理问题。

(2)牵引护理

①单纯髋关节前、后脱位:手法复位后,可用皮肤牵引固定 3～4 周,其中后脱位于轻度外展,前脱位于内收、内旋、伸直位。

②髋关节中心型脱位:股骨头突入盆腔明显者,在大粗隆侧方和股骨髁上纵向骨牵引同时进行,将患肢外展,做大牵引量骨牵引,争取 3 天内达到满意复位。髋臼粉碎骨折但股骨头未突入盆腔者,则在牵引下早期活动,以期用股骨头模造出适宜的髋臼,牵引持续 10～12 周。

(3)功能康复

①复位后在皮牵引固定下行双上肢及患肢踝关节的活动。

②3 天后进行抬臀练习。

③单纯髋关节前、后脱位,去除皮牵引后,用双拐练习步行。但 2～3 个月内患肢不负重,以免缺血的股骨头因受压而塌陷;中心型脱位,肢体完全负重宜在 4～6 个月后。

2.术后护理

①若伤口渗血过多,应及时更换敷料,保持干燥。

②伴有骨折的患者,维持股骨髁上牵引,外展中立位 6～8 周。

③伴有神经、血管损伤的患者,要经常观察血运、感觉、运动恢复情况。

3.健康指导

(1)休息、饮食:保持患肩制动 4 周,注意补充维生素。

（2）功能锻炼：固定期间进行前臂屈伸、手指抓捏练习；4周后去除外固定，逐步活动肩关节。

（3）随诊：术后4周拍X线片复查。

（4）每半年复查X线片，至少观察5年以上，预防创伤后股骨头坏死。

第三节　化脓性骨髓炎

一、急性血源性骨髓炎

化脓性骨髓炎是指骨膜、骨密质、骨松质与骨髓组织的化脓性细菌感染。按病程长短分为急性和慢性两种。急性骨髓炎以骨质吸收、破坏为主；慢性骨髓炎以死骨形成和新生骨形成为主。根据感染途径不同分为以下几类。

1.血源性

化脓性细菌通过循环在局部骨质发生病变，即为血源性骨髓炎。感染病灶常为扁桃腺炎、中耳炎、疖、痈等。

2.创伤性

系直接感染，由外伤引起的开放性骨折、伤口污染、未及时彻底清创而发生感染。

3.外源性

如脓性指头炎，若不及时治疗，可以引起指骨骨髓炎。

急性血源性骨髓炎是身体其他部位的化脓感染灶中的细菌经血液播散到骨膜、骨质和骨髓的急性炎症。多见于小儿，好发于长形管状骨干骺端，如股骨下端、胫骨上端，其次为肱骨下端和桡骨上端。

（一）病因

多由身体其他部位感染灶引发，主要致病菌为金黄色葡萄球菌，其次为乙型溶血性链球菌、白葡萄球菌、大肠杆菌等。

（二）病理生理

早期以骨质破坏为主，晚期以修复形成新生骨为主。基本病理变化是骨质破坏、骨吸收和死骨形成，同时出现反应性骨质增生。

（1）大量的菌栓停滞在长骨的干骺端，阻塞小血管，迅速发生骨坏死，并有充血、渗出、白细胞浸润，形成局限性骨脓肿。脓肿不断扩大并与周围的脓肿合并成更大的脓肿。

（2）髓腔内脓液增多后，脓液突破干骺端的坚质骨，沿哈佛斯管蔓延进入骨膜下间隙将骨膜掀起成为骨膜下脓肿，致外层骨密质缺血坏死形成死骨。

（3）脓液穿破骨膜流向软组织筋膜间隙而成为深部脓肿；穿破皮肤排出体外，形成窦道；进入骨髓腔，破坏骨髓组织、骨松质及内层骨密质的血液供应，形成大片死骨。穿入关节，引起化脓性关节炎。小儿骨骺板具有屏障作用，脓液一般不易进入邻近关节，但成人骺板已经闭合，脓肿可直接进入关节腔形成化脓性关节炎。

（4）骨组织失去血供后,部分骨组织因缺血而坏死。在周围形成炎性肉芽组织,死骨的边缘逐渐被吸收,使死骨与主骨完全分离。在死骨形成的过程中,病灶周围的骨膜因炎性充血和脓液的刺激而产生新骨,包围在骨干的外层,形成"骨性包壳",包壳上有数个小孔与皮肤窦道相通。包壳内有死骨、脓液和炎性肉芽组织,往往引流不畅,成为骨性无效腔。

（5）小片死骨可以被肉芽组织吸收,或为吞噬细胞所清除,也可经皮肤窦道排出。大块死骨难以吸收或排出,长期存留在体内,使窦道经久不愈合,疾病进入慢性阶段。

（三）临床表现

1.全身症状

起病急骤,全身中毒症状重,可出现寒战,高热至 39℃ 以上,有明显的毒血症症状。严重者可出现意识障碍,感染性休克。

2.局部症状

早期患处剧痛,局部皮温增高,有局限性压痛,肿胀并不明显。后期局部水肿,压痛更为明显,说明此处已形成骨膜下脓肿。往后疼痛减轻,为脓肿穿破后成为软组织深部脓肿,但局部红、肿、热、压痛则更加明显。各关节可有反应性积液。如向髓腔播散,症状更重,整个骨干都有骨破坏后,可导致病理性骨折。

（四）辅助检查

1.实验室检查

白细胞计数增高,可达 $10 \times 10^9/L$ 以上,中性粒细胞超过 90%,血培养阳性。

2.脓肿分层穿刺

脓肿部位穿刺,逐层深入,抽出脓液可涂片确诊,同时可做细菌培养和药敏试验。

3.影像学检查

X 线摄片早期不明显,一般发病 2 周后可见骨质破坏征象及骨膜反应。CT 检查可较早发现骨膜下脓肿。

（五）治疗原则

早诊断、早治疗,尽早控制感染。预防炎症扩散,应及时切开引流脓液;阻止急性骨髓炎转变为慢性骨髓炎。

1.非手术治疗

（1）加强支持疗法,提高机体的免疫力。

（2）早期联用大剂量有效抗生素。

（3）患肢制动。

2.手术治疗

尽早行开窗引流术,即在病灶处骨密质开窗减压,于窗洞内放置两根导管做持续冲洗及引流,近端导管滴入抗生素冲洗液,远端导管用负压吸引引流。引流管一般留置 3 周,当患者体温下降,引流液连续 3 次细菌培养均为阴性时即可拔管。

（六）护理评估

1.术前评估

（1）健康史：通过收集资料，评估以下内容：①基本资料；②原发性感染灶；③手术史、过敏史。

（2）身体状况：①急性骨髓炎局部症状；②急性骨髓炎全身表现。

（3）辅助检查：①白细胞计数、分类；②分层穿刺抽液的量和性状；③涂片检查是否发现脓细胞等。

（4）心理和社会支持状况：①患者对疾病的认知程度，对手术及手术治疗的恐惧、焦虑程度和心理承受能力；②亲属对患者的关心程度、支持力度，家庭对手术的经济承受能力。

2.术后评估

（1）手术伤口及引流情况：①局部引流管是否通畅；②引流液的颜色、性状、量等；③患肢制动固定效果。

（2）患肢感觉运动功能：有无改变。

（七）常见护理诊断/问题

（1）疼痛：与化脓性感染及手术治疗有关。

（2）体温过高：与化脓性感染有关。

（3）皮肤完整性受损：与化脓感染、溃疡、窦道有关。

（4）自理能力缺陷：肢体肿胀、疼痛及功能障碍有关。

（5）焦虑：担心疾病的疗效，疼痛导致。

（6）知识缺乏：缺乏疾病相关预防、康复方面的知识。

（八）护理指导

1.术前护理

（1）缓解疼痛

①抬高制动：患肢制动、局部用石膏托或皮牵引固定，缓解患肢疼痛，预防病理性骨质。抬高患肢维持功能位，减轻患肢水肿。

②分散注意力：各项护理操作动作轻柔，避免牵拉患肢，多和患者沟通，分散其注意力，缓解疼痛。

③遵医嘱用药：疼痛剧烈者，可遵医嘱适当止痛。

（2）降温：高热期间可采取物理降温，必要时可遵医嘱使用降温药，密切观察患肢体温变化。

（3）控制感染：根据细菌培养和药敏试验结果，及时调整抗生素用药，并观察用药后的不良反应。

（4）观察病情：密切关注患者生命体征及神智变化，观察伤口引流管及周围组织的变化情况。

（5）支持疗法：多卧床休息，鼓励患者多喝水，给予高热量、高蛋白、高维生素易消化食物，增强免疫力。

（6）术前护理：按骨科术前常规准备，保持窦道口及周围皮肤清洁，增强免疫力，必要时可输血。

2.术后护理

(1)保持有效引流

①正确连接:引流管连接一次性负压引流袋,引流袋低于床面(创口)50cm。

②引流液量和速度:每天滴入抗生素溶液 1500～2000mL,24 小时持续冲洗引流,术后 12～24 小时内应快速滴入,随后逐渐减慢至 50～60 滴/分。

③保持通畅:避免管道受压、扭曲、折叠。

④观察引流液:密切关注引出液体的颜色、性状、量。一旦管道梗阻,应调整引流管位置,加大负压或在严格无菌条件下进行加压冲洗。

⑤拔管指征:体温恢复正常,引流液透明清亮,连续 3 次细菌培养阴性,即可拔管。先拔滴入管,1～2 天后无异常后再拔引流管。

(2)切口护理:及时更换敷料,保持创口清洁、干燥,促进创面愈合。

(3)功能锻炼:急性炎症控制后,指导患肢早期进行功能锻炼,防止失用性肌萎缩和关节僵硬,但需注意锻炼强度,防止发生病理性骨折。X 线检查局部骨包壳坚固后患肢可负重运动。

3.健康教育

(1)向患者及家属解释长期彻底治疗的重要性,出院后仍需坚持服用抗生素,不可自行停药。

(2)指导患者按计划循序渐进地功能锻炼,避免出现病理性骨折。

(3)调整饮食,增强免疫力,促进伤口愈合。

(4)按时复查。

(九)护理评价

通过治疗与护理,了解患者是否:①疼痛得到缓解或消失;②体温恢复正常;③瘘口逐渐愈合;④可在协助下进行日常生活自理;⑤焦虑的情绪得到缓解或消除;⑥了解该疾病的康复知识,积极配合治疗。

二、慢性血源性骨髓炎

(一)定义

慢性血源性骨髓炎多因急性血源性骨髓炎诊断不及时或处理不当,或机体免疫力低下等因素导致病情继续发展演变而成。它是一个连续的过程,出现死骨、无效腔和窦道是慢性血源性骨髓炎的标志。80%致病菌为金黄色葡萄球菌,其次为溶血性链球菌、绿脓杆菌、变形杆菌和大肠杆菌等。

(二)病因及发病机制

感染由血源性微生物引起(血源性骨髓炎);从感染组织扩散而来,包括置换关节的感染,污染性骨折及骨手术,最常见的病原体是革兰阳性菌。革兰阴性菌引起的骨髓炎可见于吸毒者,镰状细胞血症患者和严重的糖尿病或创伤患者。真菌和分枝杆菌感染者病变往往局限于骨,并引起无痛性的慢性感染。危险因素包括消耗性疾病、放射治疗、恶性肿瘤、糖尿病、血液透析及静脉用药。对于儿童,任何引起菌血症的过程都可能诱发骨髓炎。

骨的感染伴发血管阻塞时,会引起骨坏死和局部感染扩散。感染可穿过骨皮质播散至骨膜下,并形成皮下脓肿,后者会自发性穿透皮肤引流。

(三)临床表现

绝大部分患者有急性骨髓炎病史。静息期可无全身症状,患肢局部增粗、变形,或有肢体不等长的畸形。皮肤色素沉着,间杂瘢痕,易形成慢性溃疡。窦道经久不愈,常有死骨排出,窦道口常有肉芽组织增生,流出恶臭脓液。急性发作时,局部有明显的红、肿、热、痛,体温可升高,原已闭合的窦道开放,流出大量脓液和死骨,之后炎症逐渐消退,窦道口再次闭合。慢性骨髓炎反复发作或长期流脓,可出现贫血、衰竭等慢性中毒性症状。

(四)辅助检查

1.X 线平片

可见骨质增厚、硬化,不规则骨腔和大小不等的死骨,整个长骨增粗,密度不均匀,有时有弯曲畸形。

2.CT 检查

因骨质浓白难以显示死骨者可做 CT 检查,CT 片可以显示脓腔与小型死骨。

3.窦道造影

应用碘水造影剂进行窦道造影,可了解窦道与骨腔及死骨的关系。

(五)治疗

慢性骨髓炎的治疗原则:保持引流通畅;消灭无效腔;清除死骨。

(六)观察要点

(1)观察患者生命体征情况。

(2)冲洗期间密切观察闭式灌洗引流管引流液的颜色、量、性状等。

(七)护理指导

1.营养护理

(1)慢性骨髓炎患者长期处于消耗状态,易致营养低下而消瘦、虚弱。应鼓励患者多食高蛋白、高热量、维生素丰富、易消化的食物。对于食欲差的患者,少食多餐,以利消化、吸收。加强口腔护理,适当给予消化酶制剂,可促进消化液的分泌,增加食欲。后期可鼓励患者多食一些滋补肝肾及补气养血食物,如鸡蛋、牛奶、瘦肉及动物肝肾等,忌食辛辣、生、冷、硬、腥等食物。制作时应注意营养素以及色、香、味的搭配,以增加食欲,增强机体免疫力。

(2)静脉输入新鲜血液,也可输入人血蛋白、氨基酸、脂肪乳剂等营养物质,增强机体免疫力。

2.心理护理

由于炎症反复发作,久治不愈,患者忧虑而致失眠。应经常与患者谈心,给予安慰和鼓励,使其树立战胜疾病的信心。同时帮助患者解决生活中的实际困难。向患者介绍病情及治疗方面的进展以及被治愈的病例,以减少疑虑,取得配合。

3.预防肌肉萎缩、关节挛缩

由于患者长期卧床,肢体缺乏活动可致肌肉失用性萎缩、关节挛缩甚至关节畸形,因此应重视功能锻炼。当肢体因固定而不能进行活动时则应练习肌肉的等长收缩,每日 100～500次,以感觉肌肉有轻微酸痛为度;按摩患肢;未固定的关节若无禁忌则应进行主动活动;做引体向上、抬臀和深呼吸活动,以促进血液循环,减少并发症。

4.健康指导

患者与家属应高度重视疾病的转归,预防复发。

(1)勇于面对现实,保持心情舒畅。

(2)加强营养。

(3)保证休息。

(4)坚持使用抗生素到临床症状消失 2～4 周,出现不适症状及时就诊。

(5)坚持功能锻炼。

第八章　儿科护理

第一节　概述

一、定义

儿科护理的目的是运用现代护理理论和技术、以家庭为中心的理念进行整体护理,以降低发病率及死亡率,保护小儿免受疾病和伤害,增强小儿体质,提高生命质量,保障小儿身心健康,使他们在德、智、体、美、劳方面得到全面发展,成为高素质的优秀人才,从而提高中华民族的整体健康水平。

二、范围

随着医学模式从生物模式向生物-心理社会模式的转变,儿科护理的服务对象和任务发生了明显的变化,从单纯照顾患儿的生活和疾病护理,发展到对所有儿童的护理,其研究范围非常广泛,一切涉及小儿时期健康和卫生的问题,包括小儿生长发育、小儿保健、小儿基础护理、小儿心理护理、小儿疾病防治和临床护理,均属于儿科护理的范围。服务场所从医院扩展到社区、家庭和学校。

（一）年龄范围

儿科护理的年龄范围一般指从精、卵细胞结合开始到青春期结束(18～20 周岁),但在临床上以出生至 14 周岁作为儿科就诊范围。根据我国卫计委的规定,以临床上的划分较为适用。

（二）内容范围

儿科护理是综合了自然科学和社会科学的一门应用学科,其范围甚广,包括小儿的生长发育监测、营养与喂养、保健、疾病预防和临床疾病护理等。实践证明,许多健康问题除了以护理专业理论为指导外,还需要与儿童心理学、社会学、教育学等多门学科密切协作才能得以解决,达到"增进健康、预防疾病、协助康复、减少痛苦、保障儿童健康成长"的目的。

儿科护理工作内容的范围包括医院、家庭、社区三部分。①医院:应体现对患儿的人文关怀,创造一个温馨、舒适,有利于患儿生理、心理发育的医疗护理环境,对住院患儿及时进行护理评估,根据护理诊断采取相应护理指导,对因慢性病长期住院的患儿尤其要重视心理护理,鼓励其树立战胜疾病的信心,促使患儿尽快恢复健康。②家庭:对患儿、家长及保育人员提供自我护理和家庭护理的相关知识,使家长及保育人员具有科学育儿的能力。③社区:主要涉及托幼机构、学校、儿童福利院等集体机构及散居小儿,对处于不同年龄阶段的儿童进行预防保健指导、计划免疫和健康监测,促进他们健康成长。

三、特点

(一)儿童解剖生理特点

1.特点

从出生到长大成人,儿童在外观上不断变化,各器官的发育亦遵循一定的规律。如体重、身高(长)、头围、胸围、臂围等的增长,身体各部分比例的改变,骨骼的发育,牙齿的萌出等。熟悉儿童的正常发育规律,才能做好保健护理工作。

2.生理生化特点

儿童生长发育快,代谢旺盛,对营养物质及能量的需要量相对成人多,但胃肠消化功能尚未成熟,故极易发生营养缺乏和消化紊乱;婴儿代谢旺盛而肾功能较差,容易发生水和电解质紊乱。

3.免疫特点

儿童免疫系统发育不成熟,防御能力差,故护理中应特别注意消毒隔离以及预防感染。

(二)儿童心理社会特点

不同年龄阶段儿童心理特征不同。儿童身心未成熟,缺乏适应及满足需要的能力,依赖性较强,合作性差,需要特别的保护和照顾;儿童好奇、好动、缺乏经验,容易发生各种意外伤害。同时儿童心理发育过程也受家庭、环境的影响。在护理中应以儿童及其家庭为中心,与儿童父母、幼教工作者、学校老师共同合作,根据不同年龄阶段儿童的心理发育特征和心理需求,提供相应措施,促使其心理健康发育。

(三)儿童临床特点

1.病理特点

由于儿童发育不够成熟,对同一致病因素的病理反应往往与成人有相当大的差异。如维生素 D 缺乏时,婴儿患佝偻病,而成人则表现为骨软化症。

2.疾病特点

儿童疾病种类及临床表现与成人有很大不同,如婴幼儿先天性疾病、遗传性疾病和感染性疾病较成人多见。此外,儿童病情发展过程易反复、波动、变化多端,故应密切观察才能及时发现问题,及时处理。

3.诊治特点

不同年龄阶段儿童患病有其特殊的临床表现,故在临床诊断中应重视年龄因素。以惊厥为例,发生在新生儿期,首先考虑产伤、缺血缺氧性脑病、颅内出血等;发生在婴儿期首先考虑手足抽搐症或热性惊厥;发生在年长儿的惊厥则要想到癫痫和其他神经系统疾病。因此,在诊治过程中,除详细向家属询问病史,还需严密观察病情,结合年龄和必要的辅助检查,才能早期做出确切的诊断和处理。

4.预后特点

儿童患病时虽起病急、来势凶、变化多,但如及时诊治,有效及护理得当,度过危险期后,往往好转恢复也快。儿童各脏器组织修复和再生能力较强,后遗症一般较成人为少。

5.预防特点

加强预防措施是使儿童发病率和死亡率下降的重要环节。由于开展计划免疫和加强传染病管理,已使许多儿童传染病的发病率和死亡率大大下降。因此,儿科医护人员应将照顾的焦点从疾病的治疗移至疾病的预防和健康的促进上。

四、小儿年龄分期

不同年龄时期的小儿在解剖、生理、病理、心理和社会行为等方面各具特点,为做好小儿保健工作,一般将小儿年龄分为如下 7 个时期。

(一)胎儿期

从精子、卵细胞结合至胎儿出生后脐带结扎为胎儿期,约 40 周(280 天)。临床上将胎儿期分为 3 个阶段。①妊娠早期:怀孕最初 12 周,受精卵到子宫着床,细胞不断分裂增长,各组织器官分化形成。②妊娠中期:13 周至 28 周,胎儿器官迅速发育,功能日趋成熟。临床上以胎龄 28 周为胎儿娩出后有无生存能力的界限。③妊娠晚期:29 周至胎儿出生。此期胎儿以肌肉发育和脂肪积累为主,体重增加快。

胎儿完全依赖母体生存,孕母的健康、营养、情绪、环境及疾病等对胎儿的生长发育影响极大。此期护理要点是加强孕期保健以及一些遗传性、先天性疾病的筛查。

(二)新生儿期

自胎儿出生脐带结扎至出生后满 28 天为新生儿期。出生不满 7 天为新生儿早期。胎儿离开母体后,生存环境发生了巨大变化,而生理调节及适应外界的能力差,故易发生体温不升、体重减轻、窒息、感染等,是发病率和死亡率最高的时期。此期护理要点是加强保暖、合理喂养、预防感染等。

胎龄满 28 周(体重≥1000g)至出生后足 7 天,称为围生期,此期包括胎儿晚期、分娩过程和新生儿早期,是小儿经历巨大变化和遭到最大危险的时期,死亡率最高。因此应加强围生期保健,重视优生优育等工作。

(三)婴儿期

出生至满 1 周岁为婴儿期。婴儿期为小儿出生后生长发育最迅速的时期,对营养需要量较大,但消化、吸收功能不完善,易发生营养和消化功能紊乱;自身免疫功能不成熟;来自母体的抗体在婴儿 6 个月后逐渐消失,故易发生感染性疾病。

此期护理要点是注意合理营养,提倡母乳喂养,及时添加辅食;完成基础免疫程序;预防感染;加强锻炼;培养良好的习惯及注重早期智力开发。

(四)幼儿期

1 周岁后到满 3 周岁为幼儿期。此期小儿体格生长减慢,智力发育迅速,特别是语言能力提高较快;活动范围扩大,缺乏识别危险的能力,最易发生意外创伤和中毒;乳牙出齐,饮食结构改变;自身免疫力仍低,易发生感染性疾病。此期护理要点是加强安全护理;促进言语和智力发育;合理喂养;加强预防接种;注意早期教育,培养良好的习惯。

(五)学龄前期

3周岁后到6~7岁(入小学前)为学龄前期。此期小儿生长速度进一步减慢,智力发育更趋完善,求知欲强,好问、好模仿;防范意识差,仍可发生意外伤害;发生感染性疾病的概率减小,但发生免疫性疾病如急性肾炎、风湿热等疾病的概率增大。

此期护理要点是加强学前教育,促进智力发育;培养良好的道德品质和生活习惯;预防免疫性疾病及意外伤害的发生。

(六)学龄期

从6~7岁后至青春期前为学龄期。此期小儿体格稳步增长,除生殖系统外各器官发育接近成人,智力发育更成熟,是学习的关键时期。

此期护理要点是接受科学文化教育,保证足够的营养和睡眠;保护视力和牙齿;注意坐、立、行的正确姿势;防止心理和行为问题。

(七)青春期

从第二性征出现到生殖功能基本发育成熟、身高停止增长的时期为青春期。女孩从11~12岁开始到17~18岁,男孩从13~14岁开始到18~20岁。此期体格发育再度加速,呈现第二个生长高峰;第二性征出现,生殖系统发育日趋成熟;神经内分泌调节功能不稳定,易出现心理和精神方面的异常。

此期护理要点是保证营养,增强体质,加强生理、心理卫生、性知识及法律教育,建立健康的生活方式。

五、儿科护士的角色及素质要求

儿科护士服务的对象是一个特殊的群体,他们的身心都很脆弱,儿科护士不仅担负有保护、促进小儿健康的重任,还肩负着教育小儿的使命,这就给儿科护士赋予多元化角色,并对其素质提出更高的要求。

(一)儿科护士的角色

1.护理活动执行者

儿科护士是护理活动执行者,是护理活动中最重要的角色。小儿机体各系统、器官的功能发育尚未完善,生活不能自理,儿科护士为小儿及其家庭提供直接照护,如给予药物、预防感染、保证营养摄取、提供心理支持和健康指导等,以满足小儿身心方面的需要。

2.护理计划者

为促进小儿身心健康发展,护士必须运用专业的知识和技能,评估患儿的健康状况,找出健康问题,制订系统全面、切实可行的护理计划,采取有效的护理指导,减轻小儿的痛苦,促进患儿康复。

3.健康教育者

小儿及其家长相对缺乏疾病预防等知识,护士要向小儿家长解释疾病诊断、治疗和护理过程,帮助小儿建立自我保护意识,传授疾病预防知识,改变小儿不良行为。

4.健康协调者

为促进儿童健康,护士需与有关人员及机构相互联系和协调,使儿童保健工作与有关的诊断、治疗、救助等能协调、配合,保证小儿获得最适宜的整体性医护照顾。如护士需与医生联络,讨论有关治疗、护理方案;与家长沟通,让家人共同参与小儿护理工作等。

5.健康咨询者

护士耐心倾听小儿及其家长的询问,关心他们在医院环境中的感受,触摸和陪伴小儿,解答他们的问题,提供有关治疗的信息,给予健康指导,帮助小儿及其家长找到满足生理、心理、社会需要最适宜的解决方法,以积极、有效的态度应对压力。

6.小儿及其家庭代言人

护士是小儿及其家庭权益的维护者,小儿不会表达或表达不清自己的意愿时,护士可作为其代言人给予解释或补充,维护小儿及其家庭的权益不受侵犯。护士需要评估有碍小儿健康的问题和事件,向医院行政部门或卫生行政单位提出改进的意见和建议。

7.护理研究者

护士应不断总结经验,积极开展护理研究工作,提高护理工作水平。

(二)儿科护士的素质要求

1.思想道德素质

(1)热爱护理事业,有责任感、同情心和敬业奉献精神。

(2)有诚实的品格、较高的慎独修养、高尚的道德情操,以理解、友善、平等的心态为小儿及其家庭提供帮助。

(3)具有崇高的职业道德和良好的工作作风,忠于职守,救死扶伤,廉洁奉公,实行人道主义。

2.科学文化素质

(1)具备一定的文化素养和自然科学、社会科学、人文科学等多学科知识。

(2)掌握一门外语及现代科学发展的新理论、新技术。

3.专业素质

(1)具有较系统的专业理论知识和较强的实践技能,操作技术精湛,动作轻柔、敏捷。

(2)具有敏锐的观察力和综合分析判断能力,树立整体护理观念,能用护理程序解决患儿的健康问题。

(3)具有开展护理教育和护理科研的能力,勇于创新,做到终身学习。

4.身体、心理素质

(1)具有健康的心理,宽容豁达的胸怀,健康的身体和良好的言行举止。

(2)具有较强的适应能力、良好的忍耐力及自我控制力,灵活敏捷。

(3)具有强烈的进取心,不断汲取知识,丰富和完善自己。

(4)具有与小儿及其家长成为好朋友的能力,同仁间团结协作。

第二节　新生儿呼吸窘迫综合征

新生儿呼吸窘迫综合征（RDS）又称新生儿肺透明膜病（HMD），系因肺表面活性物质不足以及胸廓发育不成熟导致，主要见于早产儿。

一、临床表现

多见于早产儿，生后4～6小时内出现逐渐加重的呼吸困难，呼吸逐渐增快（＞60次/分）。婴儿表现出吸凹——胸骨上、胸骨下、肋上缘、肋下缘、肋间隙，主要是因为胸壁顺应性大，胸壁肌力弱，肋骨含软骨较多的结构，肋弓弹性异常，导致肋间隙吸凹明显。判断RDS婴儿的表现见图8-2-1。随后几小时，呼吸频率继续增快（到80～120次/分），新生儿表现出疲劳，在RDS时，新生儿增加呼吸频率而不是增加呼吸深度。胸骨下缘吸凹更为明显，膈肌做功增加试图弥补萎陷的肺部。患儿伴有呻吟，以增加肺部呼气末压力从而保持肺泡扩张，进行短暂的气体交换。呼吸困难还可见到鼻翼扇动：右向左分流时出现面色青紫，供氧也不能缓解。缺氧严重时四肢肌张力低下。听诊肺部呼吸音减低，吸气时可闻及细湿啰音。生存3天以上的患儿恢复希望较大。本症也有轻型，起病较晚，可延迟至生后24～48小时，呼吸困难较轻，无呻吟，无右向左分流，3～4天后好转。

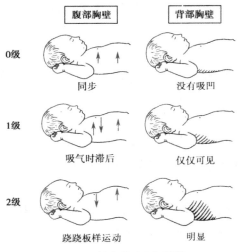

图 8-2-1　新生儿 RDS 表现

二、诊断检查

1.X 线检查

NRDS早期两侧肺野透亮度普遍减低，可见均匀分布的细小颗粒和网状阴影；支气管有充气征，严重时肺不张扩大至则整个肺，肺野呈毛玻璃样，支气管充气征明显，肺野呈"白肺"（图8-2-2）。

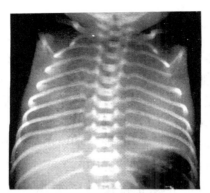

图 8-2-2 新生儿呼吸窘迫综合征 X 线变化

两肺野密度增高,呈"白肺",见支气管充气征,心脏及膈肌边缘不清

2.血气分析

PaO_2 下降,$PaCO_2$ 升高,pH 降低等。

三、治疗原则

RDS 的治疗包括了早产儿需要的一切处理。相关处理措施包括:①保持足够的通气,保证氧合,可使用持续气道正压通气(CPAP)或呼吸机;②保持酸碱平衡;③保持适中性温度环境;④保持足够的组织充盈和氧合;⑤预防低血压;⑥保持足够的液体量,电解质,呼吸增快时避免奶瓶或胃管喂养,防止吸入的危险。

RDS 患儿平稳的指标包括:①吸入空气即可或 $SpO_2 \geq 90\%$;②呼吸频率<60 次/分;③血 $pH \geq 7.35$。

四、患儿的护理和管理

护理 RDS 患儿应该包括对高危新生儿的所有观察和干预措施。另外,护士需要关注呼吸治疗相关的复杂问题,关注低氧血症和酸中毒对 RDS 患儿的威胁。护士需要掌握治疗患儿所需要的仪器,并能及时发现仪器功能上存在的问题。最重要的护理是持续观察和评估患儿对治疗的反应。因为患儿的病情变化非常快,氧浓度以及呼吸机参数的调整都要以血气分析的结果、$TcPO_2$ 和血氧饱和度的监测值为依据。

1.用氧的护理

护士需要对氧气用量进行管理,例如 FiO_2,应根据血氧饱和度和/或直接或间接的动脉血氧分压进行调整。采血可使用毛细管采后跟的静脉血进行 pH 和 $PaCO_2$ 的确定,但 PaO_2 不准确。持续血氧饱和度监测,至少每小时记录次。每次调整呼吸机参数后都需要监测血气分析结果。

2.保持呼吸道通畅

密切观察患儿血氧饱和度,适时吸痰,每次吸痰不超过 15 秒,吸痰会造成患儿的暂时缺氧,使其血氧饱和度降低,因此每次吸痰前后均应用呼吸机或复苏气囊辅助通气提高血氧饱和度。痰液黏稠时,应先予以雾化吸入,并配合翻身、拍背来降低痰液黏稠性,促进痰液稀释,使痰液易于吸出。

3.体位护理

有利于患儿开放气道的体位是侧卧位、垫小毛巾卷使头部抬高,或者给予仰卧位,肩下垫毛巾卷使颈部轻微拉伸,使头部处于鼻吸气的位置,颈部过度拉伸或过度屈曲时都会导致气道直径变小。同时可以给患儿使用水床,常规观察患儿的皮肤情况。

4.持续气道正压通气(CPAP)

(1)患儿在自主呼吸存在的情况下整个呼吸周期中接受高于大气压的气体,通过鼻塞或面罩等接专用装置提供 $2\sim8cmH_2O$ 的持续气道正压的氧疗方式。吸气时提供气流支持,呼气时则气体留存增加,维持呼气末正压,防止肺泡萎陷。适用于有自主呼吸、肺顺应性降低、肺泡功能残气量减少的患儿,如肺不张、呼吸暂停、呼吸窘迫综合征和肺水肿等。需设定呼吸末正压,范围为 $3\sim8cmH_2O$,气体流速可设定为患儿的 $3\sim5$ 倍每分通气量或者 $5L/min$ 左右。临床常用经鼻持续气道正压通气和鼓泡式持续气道正压通气。

(2)无创气道正压通气的护理干预

①维持持续正压:正压通气的关键是维持压力。根据患儿鼻孔大小选择尺寸合适的鼻塞,鼻塞固定松紧适宜。每班检查管道有无漏气,管道连接是否正确,避免打折挤压,保持气体在管道中流动的密闭性和通畅性。

②保持呼吸道通畅:注意气体湿化,湿化器内及时添加无菌蒸馏水,维持吸入气体适宜的温度和湿度,避免鼻孔干燥,及时清理分泌物以免气道堵塞。

③预防并发症

a.防止胃扩张:使用 CPAP 后可能会有较多的气体进入胃内,导致胃扩张。护理中需注意观察腹胀情况,但不能因此而停止喂养,需根据情况及时抽吸胃内空气减轻腹胀,或放置胃管排气,必要时可保持胃管持续开放。

b.防止鼻部压疮:若病情允许,每隔 $4\sim6$ 小时或按需松动鼻塞休息 $15\sim20$ 分钟,观察鼻中隔区域有无损伤,避免局部黏膜受压或变形。

c.气胸:病情突然恶化,持续呼吸困难,叩诊呈清音,心尖搏动最强点发生移动、患侧呼吸音降低,提示可能有气漏的发生,应注意复查胸部 X 线并根据情况处理。

5.气管插管的护理

采用经口或经鼻插管法,妥善固定气管插管以避免脱管,每班测量并记录置管长度,检查接头有无松脱漏气、管道有无扭转受压。湿化器内盛蒸馏水至标准线刻度处,吸入气体需用灭菌注射用水加温湿化,使吸入气体温度在 $36.5\sim37℃$,以保护呼吸道黏膜、稀释分泌物有利于分泌物排出。每次吸痰操作前后注意导管位置固定是否正确,听诊肺部呼吸音是否对称,记录吸痰时间、痰量、性状和颜色,必要时送检做痰培养。

6.使用 PS 的护理

通常于出生后 24 小时内给药,用药前彻底清除口、鼻腔及气道内的分泌物,摆好患儿体位,再将 PS 放置暖箱内溶解、经气道滴入,滴完后给予复苏气囊加压通气,充分弥散,必要时接呼吸机辅助通气,并严密监测血氧饱和度、心率、呼吸和血压变化。若患儿出现呼吸暂停、PaO_2 及心率下降应暂停注药,迅速给复苏气囊加压给氧,注意压力不可过大以免发生气胸,使药液快速注入肺内,直至恢复稳定。重新注药前须确定气管插管位置正确后再操作,使用后需记录 PS 批号。呼吸机辅助通气的患儿使用 PS 后需将呼吸机参数适当下调。

7.保证营养和热量供给

按医嘱予以静脉全营养液(TPN)治疗。采用 PICC 或者 UVC 输入 TPN(做好导管护理),微量注射泵控制输入速度。加强巡视,防止 TPN 渗出而引起皮肤坏死。

8.做好口腔护理

可采用无菌水进行口腔内清洁。严格执行消毒隔离规范,严格无菌操作。

第三节 新生儿高胆红素血症

一、胆红素代谢

新生儿出生后,50% 的足月儿及 80% 早产儿均有肉眼可见的黄疸,这与新生儿体内的胆红素代谢特点有关。当新生儿血中胆红素超过 5mg/dL,即可出现肉眼可见的黄疸。

(一)胆红素的不同存在形式

体内的胆红素因性质不同而具有不用的理化特性及作用。

1.未结合胆红素(UCB)

由血红蛋白分解而来的胆红素入血后,与血清清蛋白成可逆性联结,联结的这部分胆红素即为未结合胆红素,因其与重氮还原剂产生间接反应,故也称为间接胆红素。未结合胆红素为脂溶性,不溶于水,可进入细胞干扰细胞功能。可沉积于皮肤出现黄染。

2.游离胆红素(FB)

极少部分未与血清清蛋白联结的胆红素,因其呈现游离状态,故称为游离胆红素,又称未联结胆红素。游离胆红素可通过血-脑屏障进入脑基底核,导致急性胆红素脑病。

3.结合胆红素(CB)

未结合胆红素与肝脏内 Y、Z 蛋白结合后在肝脏内酶的作用下生成的胆红素葡萄糖苷酸称为结合胆红素。因其与重氮还原剂产生直接反应,故也称为直接胆红素。结合胆红素为亲水性,易随胆汁排出至肠道,可通过尿液及粪便排出体外。

4.血清总胆红素(TSB)

血清总胆红素是体内结合胆红素及未结合胆红素的总称。

(二)黄疸与胆红素血症相关概念

1.生理性黄疸

除外各种病理因素,由于新生儿胆红素代谢特点所导致的血清未结合胆红素升高出现的黄疸,也称为生理性高未结合胆红素血症。

2.病理性黄疸

由各种病理因素引起的血清胆红素升高出现的黄疸,称为病理性黄疸。分为高未结合胆红素血症和高结合胆红素血症。

3.高未结合胆红素血症

由于胆红素生成过多、肝脏对胆红素摄取、结合能力低下、肠肝循环增加所致的未结合胆红素增加为主的高胆红素血症也称为高间接胆红素血症。

4.高结合胆红素血症

由多种病因导致肝细胞和(或)胆道对正常胆汁分泌和(或)排泄功能障碍或缺损,伴结合胆红素增高而引起以阻塞性黄疸为主要表现的综合征。

5.肠肝循环

部分结合胆红素在肠腔内被肠道菌群中的酶(β葡萄糖醛酸苷酶)水解为未结合胆红素,由肠黏膜吸收重新回到肝脏,再次转化形成未结合胆红素,再经胆道排泄,如此循环往复,即为肠肝循环。

6.急性胆红素脑病

由于胆红素神经毒性所致的急性中枢神经系统损害。早期表现为肌张力减低、嗜睡、尖声哭、吸吮差,继而出现肌张力增高、角弓反张,激惹、发热、惊厥等,严重者可导致死亡。

7.核黄疸

出生数周后出现的胆红素神经毒性作用所引起的慢性、永久性损害及后遗症,包括锥体外系运动障碍、感觉神经性听力丧失、眼球运动障碍和牙釉质发育异常。

(三)新生儿胆红素来源及代谢过程

新生儿胆红素代谢包括胆红素的生成、释放入血液被运送至肝脏、在肝脏被代谢后进行排泄。

1.胆红素的来源

胆红素是一种四吡咯色素,它的前身为血红素或其他铁卟啉化合物。胆红素来源于体内衰老红细胞的血红蛋白、旁路性胆红素及其他途径。

(1)衰老红细胞的血红蛋白:衰老的红细胞被体内单核、吞噬细胞系统吞噬和破坏后,血红蛋白被分解成血红素、铁和珠蛋白。在血红素加氧酶的作用下转化为胆绿素,又在胆绿素还原酶等作用下转变为胆红素。1g血红蛋白可递解为34mg胆红素。约占体内总胆红素的75%~80%。

(2)旁路胆红素:是骨髓内一部分未发育成熟的网织红细胞和幼红细胞被分解而来。一般来讲,此来源的胆红素约占新生儿体内总胆红素来源的3%以下。

(3)其他:来源于肝脏和其他组织内含血红素的血色蛋白如肌红蛋白、过氧化物酶、过氧化物酶细胞色素等。此来源的胆红素约占新生儿体内总胆红素来源的20%。

2.胆红素在体内的代谢过程

(1)胆红素在体内的运输:从单核-吞噬细胞系统释放出的胆红素进入循环后,除极少数为游离外,大部分很快与清蛋白联结。这种与清蛋白联结的胆红素不但有利于体内运输,还可阻止胆红素透过半透膜如细胞膜、胎盘、胆囊、血-脑屏障。1g清蛋白可联结15mg胆红素。

(2)肝细胞对胆红素的摄取:胆红素通过血液循环被运送至肝脏。胆红素进入肝细胞的速度很快。胆红素进入肝细胞后即被胞浆内的两种受体蛋白即Y蛋白和Z蛋白所结合。

(3)肝细胞对胆红素的转化:肝细胞将摄取的胆红素在肝微粒体处通过一系列酶反应,形成结合胆红素,能溶于水,易通过胆汁排泄至肠道。不透过脂膜,故不能在肠黏膜处吸收,也不透过血-脑屏障和脑细胞膜。

(4)胆红素的排泄:结合胆红素约80%随粪便排出,10%～20%进入肠肝循环。

(四)新生儿胆红素代谢特点

新生儿由于胆红素生成增多,肝脏功能不成熟,肠肝循环等特点,容易导致胆红素浓度增高,发生黄疸。

1.胆红素生成增多

(1)胎儿期红细胞数量多,胎儿在子宫内处于相对低氧环境,红细胞生成增加。出生后血氧浓度升高,过多的红细胞被破坏,导致胆红素生成增多。

(2)红细胞寿命短:成人红细胞寿命约为120天,新生儿为70～90天,早产儿甚至低至40～60天,故生成胆红素的速度远远高于成人。

(3)旁路胆红素生成增多由于新生儿生后短期内停止胎儿造血,故此部分胆红素来源增加。

2.肝脏功能不成熟

(1)肝细胞摄取胆红素能力低下:早期新生儿肝脏内Y蛋白含量低,不能充分摄取胆红素。

(2)肝细胞结合胆红素的能力不足:新生儿肝酶系统发育不成熟,酶含量不足,活力低下,导致胆红素结合过程受限。

(3)肝细胞排泄胆红素的能力不足:当胆红素生成过多或其他阴离子增加时均会引起胆红素排泄发生障碍。

3.肠肝循环增加

(1)在肝脏内形成的结合胆红素具有不稳定性,随着胆汁排出,若十二指肠或空肠pH偏碱时,部分结合胆红素分解为未结合胆红素,迅速被肠黏膜吸收回到肝脏进入血液循环,使肠肝循环增加。

(2)新生儿胎粪排出延迟,也加重了胆红素的重吸收,使肠肝循环增加。

(3)结合胆红素在肠腔内可在肠道菌群作用下被还原成尿胆素原类化合物经肾脏或粪便排出体外,但新生儿肠道内菌群少,经上述过程排出体外的量少,增加了胆红素的重吸收,使肠肝循环增加。

新生儿摄取、结合、排泄胆红素的能力仅为成人的1%～2%。饥饿、缺氧、胎粪排出延迟、脱水、酸中毒、头颅血肿或颅内出血等均可使新生儿黄疸加重。

(五)新生儿黄疸的常见监测方法

1.血清胆红素(TSB)

TSB测定是诊断高胆红素血症的金标准。目前在新生儿黄疸的风险评估及处理中均按照TSB作为计算值,计量单位为$\mu mol/L$。

2.经皮胆红素水平(TcB)

TcB的测定系无创性检查,可动态观察胆红素水平变化,减少有创操作给患儿带来的痛苦,但在临床使用中应每日对仪器进行 POCT 质控,保证测量的准确性。TcB 测量的常规部位为前额(眉心)2 次、前胸(两乳头连线中点)2 次,取平均值。受新生儿接受光疗及皮肤色素等影响,TcB 结果不一定与 TSB 水平完全一致。另外值得注意的是在胆红素水平较高时测得的 TcB 值可能低于实际 TSB 水平,因此在 TcB 值超过小时胆红素列线图的第 75 百分位时建议测定 TSB。计量单位为 mg/dL,与 μmol/L 的换算关系为 1mg/dL=17.1μmol/L。临床为计算方便,常采用 1mg/dL≈17μmol/L 来进行单位换算。

3.肉眼评估

可根据黄疸出现在皮肤的部位进行肉眼估计血清胆红素值,具体见表 8-3-1。

表 8-3-1　黄疸程度的肉眼评估

黄疸部位	血清胆红素值(mg/dL)	血清胆红素平均值(mg/dL)
面颈部	5.9±0.3	6
躯干上半部	8.9±1.7	9
躯干下半部及大腿	11.8±1.8	12
上肢及膝盖以下	15±1.7	15
手足心	>15	>15

此外,也可测定呼出气一氧化碳(ETCOc)含量或血液中碳氧血红蛋白(COHb)水平作为胆红素值情况的参考,临床不常用。

二、高未结合胆红素血症

新生儿高胆红素血症以高未结合胆红素血症较为常见,新生儿高未结合胆红素血症是指由于胆红素生成过多、肝胆对胆红素摄取和结合能力低下、肠肝循环增加所致,临床表现为皮肤、巩膜黄染,粪便色黄,尿色正常,血清未结合胆红素升高等。

(一)临床表现

母乳喂养的新生儿出现黄疸,足月儿多见,黄疸在生理性黄疸期内(2 天~2 周)发生,但不随生理性黄疸的消失而消退。黄疸程度以轻度至中度为主,重度较少见,血胆红素浓度在 205.2~342μmol/L(12~20mg/dL),极少数可达到 342μmol/L(20mg/dL)以上。以未结合胆红素升高为主。患儿的一般状况良好。生长发育正常,肝脏不大,肝功能正常,HBsAg 阴性。目前母乳性黄疸分为早发型和迟发型两类。早发型母乳性黄疸与新生儿生理性黄疸比较,前者在出生后第 3~4 天胆红素的峰值可超过生理性的平均值。且黄疸消退时间较长。迟发型母乳性黄疸的出现时间稍晚,可在生理性黄疸减轻后又加重,即常在出生后 7~14 天出现,不论早发型或迟发型母乳性黄疸,一旦停喂母乳或改喂配方乳 48~72 小时,黄疸即可明显减轻,若再开始喂哺母乳,黄疸可重新出现,但不会达到原来的程度。

(二)治疗

本病确诊后无需特殊治疗,对于足月健康儿,一般不主张放弃母乳喂养,而是在密切观察下鼓励母乳少量多次喂哺。美国儿科协会(AAP)近年已制订母乳性黄疸的处理方法(表 8-3-2),确诊后无需特殊治疗,应在密切观察下给予少量多次喂奶,并监测血清胆红素浓度。

表 8-3-2 母乳性黄疸的处理原则

血清胆红素浓度	处理方法
<256.5μmol/L(15mg/dL)	边喂母乳,边光疗
>256.5μmol/L(15mg/dL)	暂停母乳 72 小时,改配方乳
>342μmol/L(20mg/dL)	停母乳,给予光疗

(三)护理指导

1.评估患儿

(1)病史的询问,新生儿的体格检查及实验室数据的收集在新生儿高未结合胆红素血症的评估中占有重要的作用(表 8-3-3)。

表 8-3-3 新生儿高未结合胆红素血症评估表

评估项目	评估内容
病史收集	围产期及分娩史
	家族史(兄弟姐妹有无疾病史)
	新生儿情况
体格检查	皮肤颜色是否苍白或苍黄
	有无瘀斑
	有无出血点及内出血
	有无先天性畸形
	有无肝脾肿大
实验室数据收集	母亲和新生儿的血型
	脐带血的库姆斯实验
	总胆和直胆计数
	全部血细胞计数、血细胞比容
	网织红细胞、血小板计数、白细胞分类
	尿液检查
	白蛋白
	胆红素
脓毒血症的评估	IgM 抗体测定
	尿巨细胞病毒测定
	病毒培养
其他	胆红素结合实验
	经皮胆红素测定

(2)评估新生儿黄疸进展状况。

皮肤:皮肤有无苍白、出血点、脓疱疹;脐部:有无红肿及分泌物;呼吸系统:有无呼吸困难、肺部啰音;消化系统:有无肝脾肿大;神经系统:出现神萎、激惹、凝视、肌张力降低、肌张力增高、生理反射减弱、生理反射消失,应警惕胆红素脑病的发生。

（3）正确区分高未结合胆红素血症和高结合胆红素血症。

2.母乳喂养的护理

（1）产妇的护理:分娩前向产妇及家属宣教母乳喂养的重要性,母乳喂养对产妇的预后、生理功能的恢复及新生儿免疫力的影响,鼓励产妇母乳喂养。确诊母乳性黄疸后,如果是轻度或中度的黄疸主张继续母乳喂养,当产妇采取乳房亲授喂养,可通过增加母乳喂养次数来增加母乳的摄入量,每天 8～12 次,不仅可预防早发型母乳性黄疸,增加喂奶次数也可刺激肠道蠕动,通过增加排便次数减少粪便中的胆红素吸收,给予肠道最佳的管理。初乳是天然的泻药,可以促进胎粪的排出,减少胆红素的吸收。

（2）新生儿的护理

①生后持续评估 4～14 天胆红素的指标,胆红素指标有一个逐渐地下降过程,对于大多数的新生儿,没有必要中断母乳,即使胆红素达到了光疗水平。

②观察黄疸的程度,可见性黄疸首先出现在头部和脸部,然后从头至尾进展。四肢的皮肤特别是在掌部及足底表面,最后被影响。轻者仅限于面颈部,重者可延及四肢躯干部和巩膜,粪便色黄,尿色正常。

③胆红素的测量:黄疸程度的判断不能仅依靠于视觉,应通过经皮胆或血清胆红素的测量。经皮胆红素（TcB）测量具有无创、操作简单等特点,测定部位包括额部（额眉弓连线中点上 1cm 皮肤）和胸部（胸骨平第二肋间水平皮肤）。测量时,探头面应与皮肤紧密垂直接触,不留空隙,待测试仪闪光,读取显示屏上的数据。

④新生儿在离开产院前,医院应为新生儿父母提供书面告知内容,包括黄疸疾病的介绍,新生儿黄疸监测的四个方面包括精神状况、喂养状况、皮肤的颜色、大便的颜色和新生儿黄疸监测的必要性。

3.出院前护理

护理人员应为每一例新生儿建立高胆红素血症的危险因素评估的记录,对于生后 72 小时即将出院的新生儿尤为重要。评估方法是出院前检测血清总胆红素（TSB）或 TcB,并把结果绘成曲线图。根据危险因素的评估,给予针对性的随访,减少严重高胆红素血症的发生。美国儿科学会最新新生儿黄疸诊疗指南中将胎龄≥35 周新生儿黄疸危险因素进行分类。

三、高结合胆红素血症

新生儿高结合胆红素血症是由于多种病因导致肝细胞和（或）胆道对正常胆汁的分泌和（或）排泄功能障碍或缺损,伴有结合胆红素增高。临床上黄疸出现较迟,但呈进行性,黄疸渐由淡黄转深黄,新生儿可因皮肤瘙痒而烦躁,可有肝脾肿大,血中以结合胆红素增多为主,尿色深黄,尿三胆阳性,粪呈淡黄色或陶土色,粪胆元阳性,临床以肝炎综合征为最常见。主要为肝损害,严重程度不等。

1.评估

（1）评估对象:生后 2 周出现黄疸的新生儿。

（2）评估内容：家族史、妊娠期、出生前后的病史、体格检查。一旦胆汁淤积伴有结合性胆红素增高就诊断确立，半乳糖血症、脓毒症、甲状腺功能减退、对胆道闭锁的评估也至关重要。胆道闭锁手术的成功也取决于其尽早地评估。

2.皮肤的观察与护理

黄疸是本病的主要症状，随着病情的好转，黄疸应逐渐减退，若是进行性加重或出现烦躁、嗜睡，应及时与医师联系，防止肝硬化的发生。由于血清胆红素的增高，经皮肤排泄刺激机体产生瘙痒，应保持患儿的皮肤清洁，床单位的整洁，及时修剪指甲，防止因皮肤抓伤引起的感染。

3.营养状况的观察及喂养护理

观察患儿的胃纳情况，皮下脂肪厚度情况，体重情况，采取合理饮食。合理饮食可促进肝细胞的再生和修复，有利于肝功能的恢复，延缓疾病的进展。对于拒乳、呕吐、腹泻等胃肠功能紊乱的新生儿还应加强口腔护理。

4.出血倾向的观察

注意前囟是否隆起，饱满，有无贫血貌。全身皮肤有无出血点，如发现针刺部位渗血不止，皮肤黏膜有出血点和瘀斑时，应及时与医生沟通。

5.大小便的观察

人巨细胞病毒（CMV）的感染可导致胆管完全闭塞，大便颜色变浅呈陶土色，小便颜色变黄。护理中应密切观察患儿的尿液的色、泽、量，并及时留取标本。

6.婴儿听力损害

早期干预除常规完成营养脑细胞药物的治疗外，可以给患儿定时播放音乐，或听母亲的心跳声，引导家属通过听觉刺激法，促进患儿残余听力的恢复。

7.感染的观察及预防

患儿免疫力低，对自身感染与交叉感染具有高度易感倾向。为预防感染应采取隔离措施，限制探视，医护人员接触患儿前后洗手，防止交叉感染。

8.并发症的护理

胆汁淤积症常见并发症为瘙痒、吸收障碍、营养不良。

（1）瘙痒：在新生儿中这一表现并不明显，多数发生在年长儿和成人。

（2）吸收的障碍：胆汁酸传输给肠道过少，形成胆汁淤积，导致脂肪和脂溶性维生素吸收不良。必需脂肪酸的缺乏导致长链甘油三酯摄入不足和吸收不良，表现为生长障碍、干燥鳞片状皮疹，血小板减少症和免疫功能受损。

（3）营养的管理：营养管理从最初的入院开始，包括生长参数的记录，入院时做好营养评估，每周测量体重和身高，记录体重年龄比和身高体重比。胆汁淤积性黄疸的患儿可给予中链脂肪酸（MCT）配方奶。中链脂肪酸更容易吸收，它是脂肪热量的更好来源。严重营养不良的胆汁淤积症患儿应该给予额外的卡路里以赶超生长，如果日间口服奶量不够，可以增加夜间肠道喂养，尽可能的全肠道喂养。

四、高胆红素脑病

新生儿胆红素脑病是指在新生儿期非结合胆红素在基底节和脑干的神经元沉积所导致的神经系统损伤的一组综合征。胆红素水平增高可造成早期神经功能障碍,如果未能及时治疗,可能造成永久性神经损伤。胆红素脑病和核黄疸分别用于描述胆红素中枢神经系统毒性的临床表现和病理改变。

(一)病因

高胆红素血症的严重程度、持续时间、白蛋白结合胆红素的能力、血脑屏障的完整性及神经元细胞损伤的易感性等因素,对于胆红素脑病的发生都是重要的。胎龄和体重越小,发生胆红素脑病的危险性越大。其他因素,如窒息、颅内出血、溶血可能与胆红素竞争白蛋白位点的药物,都会增加胆红素脑病的易感性。很难对所有的新生儿设定一个精准的安全胆红素水平,但胆红素脑病很少会发生在健康的、胆红素水平低于 $428\mu mol/L$ 的新生儿。胆红素脑病常常在生后 1 周发生,但也有可能延迟至 2~3 周。

(二)临床表现

1.警告期

活动减少、吸吮减弱、嗜睡、激惹、哭声改变等为先兆症状。一旦进入痉挛期,其预后往往不良。

2.痉挛期

四肢强直、双手握拳、两腿伸直交叉及高声尖叫,可伴有角弓反张、抽搐,出现呼吸困难或暂停。发热与抽搐同时发生。此期症状持续加重可导致死亡;存活的患儿进入恢复期,以后可能留下严重的后遗症。一般出现在生后 1 周,持续 2~3 个月。

3.恢复期

肌张力增高症状逐渐减轻,吃奶及对外界的反应逐渐恢复。

4.后遗症期

第一年常表现为角弓反张、肌肉强直、不自主运动及反复发作的抽搐。第二年不规则、不自主运动及肌张力减弱。到 3 岁时,大部分神经系统症状已经十分明显了,包括舞蹈手足徐动症,锥体外系症状,抽搐,智力障碍,构音障碍,高频失聪,斜视,眼球上转困难。

(三)治疗

(1)监测血清胆红素,全面评估患儿的临床状态,尽可能在神经可逆性损伤之前或早期进行积极干预治疗,包括光照疗法、药物疗法和换血疗法。

(2)对于出现急性胆红素脑病的患儿,在生命体征稳定 48 小时后采用脑细胞代谢激活剂和改善脑血流的药物及高压氧治疗,及时阻断神经细胞凋亡,恢复神经细胞能量代谢,促使神经细胞的修复与再生。

(3)根据 NBNA 评分,进行有目的、有计划的外界刺激,可使一些损伤的神经所支配的肌肉更协调地运动,调节肌张力,促进正常姿势出现,抑制异常姿势的形成。

(四)胆红素脑病的磁共振影像诊断

(1)累及部位:基底神经节区,特别是苍白球区,其次为丘脑下核群、海马。

（2）急性胆红素脑病常见双侧苍白球区对称性 T_1WI 高信号，T_2WI 等信号或稍高信号。早产儿的表现与足月儿相似。

（3）慢性胆红素脑病主要表现为苍白球对称性 T_2WI 上高信号，T_1WI 上无明显变化。

（五）护理指导

1.病情观察

观察黄疸出现的时间，黄疸色泽变化，了解黄疸的进展。区分生理性与病理性黄疸，密切观察患儿体温、脉搏、呼吸、吸吮力、肌张力和脐带、皮肤颜色及大小便情况。观察患儿皮肤颜色，贫血程度及肝脏大小变化，早期预防和治疗心力衰竭，同时注意观察黄疸患儿的全身症状，以便对重症患儿及早发现及时处理。

2.预防感染

新生儿免疫功能较差，易遭细菌等侵袭。严格无菌操作，尤其要防止交叉感染，医护人员接触患儿前后应洗手，各种治疗护理集中操作，防止皮肤破损后细菌侵入后引起感染，细菌毒素可加速红细胞的破坏并抑制葡萄糖醛酸转移酶的活性，使血中未结合胆红素浓度增高，因此要注意保护婴儿皮肤、脐部及臀部清洁，防止破损感染。

3.液体与营养

保证充足的水分和营养供应，特别是采用光疗时，为防止不显性失水，根据日龄及体重给予静脉液体输注，当奶量达到全肠内营养时不用再额外补充液体。

4.抚触护理

抚触护理能增加新生儿的食欲，加速肠道正常菌群生长，尿胆原生成增多，未结合胆红素生成减少，减少肠肝循环，同时使胆汁分泌增多，胆红素排泄增多，降低新生儿血中的胆红素含量。对防止早产儿胆红素脑病的发生，降低神经系统后遗症，提高新生儿生存率及生活质量均有着举足轻重的作用。抚触时从患儿头面部、胸部，再到腹部、四肢、背部进行有序抚触。如患儿烦躁、哭闹则停止抚触，待患儿情绪稳定后再抚触。护士可将抚触护理教会患儿母亲和家属，出院后可继续进行。

5.抽搐的护理

患儿抽搐时，记录抽搐持续的时间、频率及表现。抽搐时患儿常伴有 SpO_2 下降，及时给予氧气吸入，缓解缺氧的症状。对于抽搐持续状态的患儿，遵医嘱使用止痉药物，并评估患儿的止痉效果及呼吸系统有无抑制。保持环境安静，置暖箱，各种治疗护理集中操作，减少对患儿的干扰和刺激，诱发抽搐。

6.光疗的护理

光疗的护理工作很重要，护理工作的质量对光疗的效果产生直接的影响。

（1）光疗前的准备：任何新生儿光疗开始之前先进行实验室与体格检查评估，一旦光疗开始，每 4～12 小时监控血胆红素，因为视觉的评估不再可靠。新生儿溶血病还应检测血细胞比容。

①设备的检查：普通灯管式光疗设备使用前应检查灯管是否全亮并擦去灯管上的灰尘，使用前及使用中发现有不亮的灯管应及时调换。

②环境准备：暖箱内或光疗箱内光疗时，待灯下温度在 30℃时，将患儿放入，置远红外上

光疗时,设置肤温36.5℃后给予光疗。光疗前在患儿的四周围上白色床单,既可以增加光的反射又可避免患儿与周围物体的碰撞。

③患儿准备:光疗前,保持患儿皮肤清洁,根据患儿的疾病危重度选择擦身或沐浴,洗澡后不应扑粉,以免阻碍光线照射皮肤,患儿全身不要抹乳霜、油和任何液体防止光线的照射引起灼伤。患儿全身裸露,除会阴部给予大小合适的光疗尿布保护,尽可能多的暴露皮肤面积。光疗前剪短指甲,防止因哭闹或烦躁抓破皮肤。

④仪器准备:光疗过程中应给予患儿心电监护,监测生命体征,预防意外发生。

(2)光疗过程中的护理

①保证患儿安全:光疗箱内光疗时,患儿的肘部,踝部给予透明敷贴保护以防止患儿烦躁与物体产生摩擦。光疗对视网膜会产生毒性作用,新生儿在接受光疗时需佩戴合适的眼罩。光疗时,患儿应处于全程心电监护中,便于病情变化的观察。

②患儿体位的安置:光疗前,患儿应置于床中央,确保患儿的全身皮肤可以被照射。若患儿烦躁、移动体位,巡回时应及时纠正,并及时调整光疗灯的位置。护理中传统的概念认为,翻身可以增加胆红素的暴露,但最近有研究结果显示光疗时定时翻身,并不增加光疗效果。

③温度控制:当患儿面对光疗时,皮肤面积最大化的暴露,此时处于全身裸露状态,睡在暖箱内的新生儿,由于光疗照射在暖箱的有机玻璃上,环境温度升高,因此新生儿的体温需要更好的被监测。每4小时测量体温一次,测量体温时应关闭光疗灯,减少误差。肤温≥37.5℃时<38℃给予下调环境温度0.5℃,当肤温≥38℃,遵医嘱给予降温处理。

④保证体液的平衡:光疗下的足月儿及近足月儿易哭闹、出汗、显性失水增加,早产儿在光疗下的不显性失水造成的体液平衡失调对其影响更大,因此每4小时必须监测患儿的公斤体重尿量,必要时给予体液补足。传统的光疗会产生新生儿热环境的急速变化,增加外周血流速度和不显性水分丢失,但LED灯管的热量输出相对较低,引起不显性失水的可能性较低。有研究提出对于足月儿只要给予足够的奶量,额外的静脉补液通常是不需要的。

⑤病情的观察:光疗时,注意观察患儿的全身情况,有无抽搐、呼吸暂停及青紫的表现,对于烦躁的患儿应及时给予安抚及镇静防止意外的发生。观察时,应关闭光疗灯,结果更可靠。观察患儿的皮肤情况,如出现大面积的光疗皮疹或青铜征,通知医生考虑暂停光疗。

⑥胆红素监测:光疗能改变血胆红素的结果,当患儿接受光疗时,胆红素水平应该通过实时监测来评估光疗的效果,并决定是否需要换血。当护士抽取总胆红素时,应该关闭光疗灯。

(3)光疗后护理:光疗结束后应再次进行全身沐浴或擦身,并检查全身有无破损及炎症。如在暖箱内进行的光疗,患儿体温采用的是箱温控制,光疗停止后,应将暖箱温度上调同光疗前温度。光疗停止后,胆红素水平至少应随访24小时防止明显反弹的发生。

(4)光疗的并发症及其护理

①青铜症:患儿在皮肤、血清、尿液会出现深灰棕色的变色。这种现象的发病机制不是完全清楚,可能的原因是光疗后产生的胆红素分解产物在皮肤上沉积,仅发生在伴有胆汁淤积的新生儿中,当光疗停止或胆汁淤积解除后,着色消失。

②皮疹:罕见的紫癜和大疱爆发被报道在伴有严重胆汁淤积的新生儿给予光疗时。近来有研究指出给予密集型光疗有可能会增加学生时代黑色素痣的数量。光疗时,由于组胺的释

放,患儿的皮肤出现皮疹,暂停光疗后皮疹逐渐消退。

③不显性水分丢失和体温控制:传统的光疗会产生新生儿热环境的急速变化,会增加外周血流速度和不显性水分丢失。暴露在光疗下,特别是低出生体重新生儿和辐射床上新生儿,不显性失水明显增加,严重者可出现脱水。在暖箱或伺服控制器中心的新生儿会出现体温过高,在婴儿床的新生儿会出现肢端凉和紧张。光疗中的新生儿同样会表现出大便水分丢失的增加,或出现暂时性的乳糖不耐症。因此新生儿的体温、体重、摄入和排泄每班监测。当足月儿给予足够的喂养护理时,通常不需要给予额外的静脉补液。

④眼部损害:动物研究证明灯光存在潜在的视网膜毒性反应。新生儿在接受光疗时需佩戴合适的眼罩,完全覆盖但防止过多的压力在眼睛上,放置时避免把鼻子封住。每4小时去除眼罩并评估新生儿的眼睛,每次喂奶及家属探望时摘下眼罩,可以和患儿产生互动。

⑤发热:光疗灯管开启后会产生热能,患儿的体温会随着环境温度的上升而出现发热,因此,患儿应置于带有温度伺服器的暖箱或辐射台下光疗,每4小时测量体温,观察体温的变化,同时测量体温时应关闭光疗灯管,以防止灯管的照射引起的误差。

⑥腹泻:大便稀薄呈绿色,每日4～5次,主要原因与光疗分解产物经肠道排出时,刺激肠壁引起肠蠕动增加。注意观察患儿出入量的平衡,做好大便次数、形状、量的记录,观察有无脱水貌。大便后,及时更换尿布,涂抹鞣酸软膏,防止红臀的发生。

(5)情感支持:黄疸疾病及高胆红素血症的治疗会使家长感到不安或内疚。提供给家长和家庭始终一致的信息,心理支持十分必要,应该减轻父母的恐惧、内疚和害怕,同时帮助家庭度过他们的困难时刻。医护人员应强调高胆红素血症是每个新生儿生后的一个短暂现象,每个孩子都必须去适应。

家长经常会担心灯光会对新生儿的眼睛造成永久性的伤害。第一次使用光疗前,应向家长做好解释工作。暖箱,光疗灯会增加生理和情感的屏障,在父母和他的孩子之间产生分离感。父母亲可能会避免进入新生儿室与他们的孩子在一起,不情愿触碰或参与护理,因为他们害怕打断了孩子的光疗,潜在的妨碍了孩子的治疗进程。医护人员应该鼓励家长在光疗期间继续探视,在医护人员的指导下喂养和照护孩子。光疗休息时可以去除眼罩,让父母亲参与喂奶,与患儿有更多的社交活动和面对面交流。

7.换血的护理

(1)保持患儿安静:置患儿于舒适温暖的远红外线保暖台上;术前按医嘱使用镇静药镇静,以减轻因患儿哭闹不安给穿刺置管带来的难度;并准备好安慰奶嘴,如术中患儿觉醒,及时给予吸吮安慰,减少因饥饿带来的四肢乱动和哭闹;术中及时更换湿尿布,减少大小便对患儿的刺激,增加患儿的舒适感;有肢体约束带固定的患儿,应采用柔软的夹板棉垫,松紧适度。

(2)严格无菌操作:换血应在手术室内进行,保证环境的清洁无菌,换血前应准备好所需的药物和器械,检查各种导管和器械的完好,避免因准备不足而增加人员走动次数;换血时各管道连接严密,避免反复打开管道接头,最好采用全密封式换血,防止引起败血症的感染。

(3)严密观察病情变化:术中除常规监测患儿的生命体征外,还要注意患儿的意识变化、皮肤黄染的进展、四肢肌张力情况,有无四肢抽搐抖动等;及时抽血送血标本,动态监测胆红素值、血钙、血糖、血钾等,如检查提示低钙、低糖,每换血100mL按医嘱静脉注射葡萄糖酸钙和静脉注射 5%～10% 的葡萄糖 1～2mL。

（4）把好血液质量关：尽量使用 3 天内的新鲜血液,避免库血中的高血钾引起的心室纤维性颤动、心脏停搏。库存血未经逐渐复温而立即输入,可引起心血管功能障碍。换血时,使用带有加温功能的输液器,对血液进行加温 37～37.5℃。换血使用的输液泵要保证良好的运转功能,严密观察输入量与输出血量,换血前电子秤对血液收集袋去皮归零,每 30 分钟观察电子秤的数据,保证输入量与输出量相一致。换血中同时有持续静脉补液应尽量减慢流速,避免输液过量过速导致心力衰竭。

8.健康宣教

（1）做好患儿家属的健康教育,宣传新生儿黄疸的预防知识,了解患儿黄疸的情况和程度,取得家长的配合。

（2）确诊的胆红素脑病后期应尽早给予康复护理,脑组织在出生后 0～6 个月尚处于迅速生长发育阶段,异常姿势和运动尚未完全固定化,因此在这一时期及时干预,包括视觉、听觉、嗅觉、触觉、运动刺激。早期的干预及神经功能锻炼可促进脑结构发育和功能的代偿,对神经系统发育和智能成熟有重要的影响。所以,早期及时对患儿进行相关康复护理干预,对新生儿的神经系统发育和智能恢复具有重要的作用。

五、新生儿溶血病

新生儿溶血病（HDN）指由于孕妇和胎儿之间血型不合而产生的同族血型免疫疾病,可发病于胎儿和新生儿的早期。当胎儿从父方遗传下来的显性抗原恰为母亲所缺少时,通过妊娠、分娩,此抗原可进入母体,刺激母体产生免疫抗体,当此抗体又通过胎盘进入胎儿的血液循环时,可使其红细胞凝集破坏,引起胎儿或新生儿的免疫性溶血症。

在我国以 ABO 血型不合者占多数,其次为 Rh 血型不合者,其他如 MN 血型系统等相对少见。

（一）病因

1.ABO 新生儿溶血病

（1）ABO 血型系统引起的新生儿溶血病的比例比其他血型系统如 Rh 系统为多。

（2）ABO 新生儿溶血病是母子 ABO 血型不合引发的新生儿溶血病。主要是由于胎儿红细胞抗原 A 或 B 与来自母体的抗 A 或抗 B 抗体反应的结果;O 型人具有 IgG 抗 A（B）抗体的人数比 A 型或 B 型人具有 IgG 抗 B 或抗 A 抗体的人数明显为多。所以 ABO 新生儿溶血病以母亲为 O 型、子女为 A 型或 B 型的发病率为最高。

（3）A 型（或 B 型）母亲的抗 B（或抗 A）主要为 IgM,故很少引起新生儿溶血病。

2.ABO 系统外的新生儿溶血病

（1）Rh 不合新生儿溶血病一般在第二胎以后发病,且母亲多为 Rh 阴性而怀有 Rh 阳性的胎儿时发生。分娩时,少量的 Rh 抗原阳性的胎儿血液可以进入母体,刺激母体产生抗体。这种抗体在再一次怀 Rh 阳性胎儿时通过胎盘进入胎儿血液循环,使胎儿红细胞大量破坏而发生溶血,并引发贫血、水肿、肝脾大和出生后短时间内出现进行性高胆红素血症等临床表现。

（2）其他血型抗原系统：MN 等。

（二）病理及临床表现

（1）因红细胞破坏增加，多数溶血患儿生后 24 小时内出现黄疸且迅速加重。

（2）骨髓及髓外造血组织呈代偿性增生，肝脾肿大，镜检在肝、脾、肺、胰、肾等组织内可见散在髓外造血灶。

（3）Rh 溶血可引起胎儿重度贫血，继而导致心脏扩大、心力衰竭，还可导致血浆蛋白低下，全身苍白、水肿胸腔积液，腹水等。

（4）过高的未结合胆红素可透过血脑屏障，使基底核等处的神经细胞黄染、坏死，发生胆红素脑病。核黄疸多发生在基底核、海马沟回及苍白球、视丘下核、尾状核、齿状核等处，胆红素的神经毒性作用可引起慢性、永久性损害及后遗症，包括椎体外系运动障碍、感觉神经性听力丧失和牙釉质发育异常。

（5）并发症：胆红素脑病是新生儿溶血病最严重的并发症，早产儿更易发生，多于生后 4～7 天出现症状，临床分为 4 期：

①警告期：表现为嗜睡、反应低下、吸吮弱、拥抱反射减弱、肌张力降低等，偶有尖叫及呕吐，症状持续 12～24 小时。

②痉挛期：出现发热、抽搐及角弓反张（发热与抽搐多同时发生）。轻者仅有双眼凝视，重者出现肌张力增高、呼吸暂停、双手紧握、双臂伸直内旋。此期持续 12～48 小时。

③恢复期：吃奶及反应好转，抽搐次数减少，角弓反张逐渐消失，肌张力逐渐恢复至正常。此期约为 2 周。

④后遗症期：出现胆红素脑病四联症：a.手足徐动：经常出现不自主、无目的、不协调的动作；b.眼球运动障碍：眼球向上转动障碍，形成落日眼；c.听觉障碍：耳聋，对高频音失听；d.牙釉质发育不良：牙呈绿色或深褐色。此外，也可留有脑瘫、智能落后、抽搐、抬头无力等后遗症。

（三）辅助检查

1.检查母子血型

查母子 ABO 和 Rh 血型，证实有血型不合的存在。

2.确定有无溶血

溶血时红细胞和血红蛋白减少；网织红细胞增高；血清总胆红素及未结合胆红素明显增高。

3.致敏红细胞和血型抗体测定

改良直接抗人球蛋白试验，即 Coombs 试验，为新生儿溶血病的确诊试验。

4.头部 MRI 检查

有助于胆红素脑病的诊断。头部 MRI 表现为急性期基底神经节苍白球 T_1WI 高信号，数周后可改变为 T_2WI 高信号。

5.脑干听觉诱发电位（BAEP）

可见各波潜伏期延长，甚至听力丧失。早期改常变呈可逆性。

（四）诊断

1.产前诊断

凡既往有不明原因的死胎、流产、新生儿重度黄疸史的孕妇及其丈夫均应进行 ABO、Rh

血型检测。

2.出生后诊断

新生儿娩出后黄疸出现早且进行性加重,有母子血型不合,Coombs 或抗体释放试验中有一项阳性者即可诊断。

(五)治疗

1.药物疗法

药物加速胆红素的正常代谢和排泄。

(1)白蛋白:1g/kg 或血浆每次 10～20mL/kg,促进游离胆红素转化为结合胆红素,减少胆红素脑病的发生。

(2)静脉注射丙种球蛋白:1g/kg,6～8 小时内静脉滴注阻断溶血的过程,减少胆红素的形成。

(3)苯巴比妥:酶诱导作用,5mg/(kg·d),分 2～3 次口服,共 4～5 天,可以促使肝葡萄糖醛酸转移酶活性增高。

(4)维生素 B_2(核黄素):蓝光可分解体内维生素 B_2(核黄素),光疗超过 24 小时可引起维生素 B_2(核黄素)减少,因此,光疗时应补充维生素 B_2(核黄素),每日 3 次,5mg/次;光疗后每日 1 次,连服 3 日。

2.光照疗法

光照疗法变更胆红素排泄途径。

3.换血疗法

换血疗法机械性地去除胆红素、致敏红细胞和抗体。

(六)护理

1.护理评估

(1)评估患儿意识及精神状况,为患儿进行生命体征、体重的测量,了解患儿家属对疾病的认知情况。

(2)询问患儿的既往史:了解其母孕期健康状况,家族史、过敏史、分娩方式、患儿出生后有无窒息史、胎龄及出生体重等。

(3)评估患儿的营养状况、大小便情况、睡眠情况及皮肤完整性等。

(4)评估患儿的病情

①患儿的生命体征、有无嗜睡、发热、腹胀、呕吐、惊厥等,哭声有无异常及拥抱、吞咽、吸吮等反射有无异常。

②注意观察患儿的皮肤黄染程度,黄染程度变化的情况,随时给予评估,及时发现情况及时处理。

(5)了解患儿的相关检查及结果,主要用于诊断的实验室检查,包括胆红素、血红蛋白、红细胞计数、网织红细胞计数、脑电图等。

(6)心理-社会状况:了解患儿家属对患儿疾病拟采取的治疗方法、对治疗及可能导致并发症的认知程度、家庭经济承受能力,以提供相应的心理支持。

2.护理指导

（1）一般护理

①休息：保持病房安静，减少噪声，一切必要的治疗、护理操作集中进行，动作要轻、稳、准，尽量减少对患儿移动和刺激，静脉穿刺最好采用留置针，减少反复穿刺。

②监测体温的变化：维持蓝光箱的温度在29～31℃，每2小时给予患儿监测一次体温，并观察生命体征的变化，患儿体温若升高，应降低蓝光箱的温度，若体温持续高热，应考虑暂停光疗，待体温正常后再继续光疗。

③保证足够的水分及能量：由于在光照治疗下的患儿进入一个较封闭的环境，易哭闹、出汗，不显性失水增加约40%，而且，由于光照治疗分解产物经肠道排出时刺激肠壁，引起稀便，使水分丧失更多。

④加强皮肤护理：光疗时需要将患儿裸露于光疗箱内，防止哭闹时抓破皮肤。箱内四周用布类与周围的玻璃分隔好，以免患儿哭闹时撞到箱内硬物而损伤皮肤。

⑤预防呕吐：光疗下的患儿易哭闹及手足舞动，加上新生儿胃的解剖位置呈水平的关系，易造成呕吐，再者，患儿反射能力差，呕吐时的胃内容物易呛入气管，引起窒息，所以给予患儿喂奶时应采取头部抬高45°角，喂食的速度不能太快，进食后30分钟内给予患儿头部稍抬高。

⑥合理喂养：提早喂养有利于肠道菌群的建立，促进胎便排出，减少胆红素的肝肠循环，减轻黄疸的程度。

⑦预防感染：患儿免疫力低下，易受其他细菌感染，因此，在光疗中预防感染尤为重要。工作人员在接触患儿前后要洗手，有上呼吸道感染者尽量不要接触患儿，必须接触者需戴好口罩。做好患儿臀部、脐部护理，防止皮肤破损后细菌侵入引起感染。患儿使用的光疗暖箱要做好清洁和消毒工作。

（2）密切观察病情

①观察黄疸出现的时间、颜色、范围及程度，以协助医师判断病因，并评估血清胆红素浓度，判断其发展情况。

②监测生命体征：体温、吸吮能力、有无呕吐、肌张力和肝脏大小、质地变化等。

③观察大小便次数、量、性质、颜色的变化。有无大便颜色变浅，若胎便排出延迟，应给予患儿通便或灌肠，促进大便及胆红素的排出。

（3）用药护理

①合理安排补液计划，及时纠正酸中毒。根据不同补液内容调节相应的速度，切忌过快输入高渗性药物，以免血脑屏障暂时开放，使已与白蛋白联结的胆红素可进入脑组织。

②白蛋白心衰者禁用，贫血者慎用；使用过程中注意观察患儿有无寒战、发热、恶心、弥散性荨麻疹等不适反应。

③苯巴比妥不适用于急重症患儿，对确诊及高度怀疑溶血者应尽早使用免疫球蛋白。用药后注意观察患儿有无腹泻、恶心、呕吐、呼吸困难、皮疹等不良反应。

（4）心理护理：做好心理护理，多对患儿进行抚摸，给予一定的安慰，缓解家属焦虑及紧张情绪，使其配合治疗，促进患儿康复。

（5）健康教育：嘱家属继续观察患儿皮肤黄染的情况，患儿出院后以母乳喂养为主，要观察患儿是否出现母乳性黄疸,若肉眼观察不确定是否黄染应去医院测血微量胆红素。

告知家属消毒隔离的重要性,接触患儿前后要用流动水洗手。

指导家属如何观察患儿精神反应以及吃奶的情况,喂奶拍奶嗝后给予患儿右侧卧位。

指导家属如何给予患儿更换纸尿裤以及如何进行脐部护理。已发生核黄疸的患儿告知家属继续康复治疗,每月复查和随访。

参考文献

1.张玉侠.实用新生儿护理学手册.北京:人民卫生出版社,2019.

2.王世平,辛文琼,向波.小儿外科护理手册.北京:科学出版社,2019.

3.蔡威,张潍平,魏光辉.小儿外科学(第6版).北京:人民卫生出版社,2020.

4.宁宁,朱红,陈佳丽.骨科护理手册(第2版).北京:科学出版社,2020.

5.赵志荣,全小明,陈捷.骨科护理健康教育.北京:科学出版社,2018.

6.李宝丽,刘玉昌.实用骨科护理手册.北京:化学工业出版社,2019.

7.田姣,李哲.实用普外科护理手册.北京:化学工业出版社,2017.

8.李卡,许瑞华,龚姝.普外科护理手册(第2版).北京:科学出版社,2018.

9.束余声,王艳.外科护理学.北京:科学出版社,2020.

10.蔡卫新,贾金秀.神经外科护理学.北京:人民卫生出版社,2019.

11.石会乔,魏静,高彦华.外科疾病观察与护理技能.北京:中国医药科技出版社,2019.

12.陈茂君,蒋艳,游潮.神经外科护理手册(第2版).北京:科学出版社,2020.

13.高小雁.积水潭创伤骨科护理.北京:北京大学医学出版社,2014.

14.袁静.血液净化护理培训教程.杭州:浙江大学出版社,2019.

15.朱霞明,童淑萍.血液系统疾病护理实践手册.北京:清华大学出版社,2016.

16.沈霞.血液净化治疗护理学.北京:科学出版社,2020.

17.翟丽.实用血液净化技术及护理(第2版).北京:科学出版社,2020.

18.胡荣,史铁英.内科护理学(第3版).北京:人民卫生出版社,2019.

19.张小燕.心理与精神护理.北京:科学出版社,2019.